药物学基础

（供护理及相关专业用）

主　编　柴　颖

副主编　刘元素　江建国　管　姣　孙泽洪

编　者　（以姓氏笔画为序）

马　丹（盘州市人民医院）

刘　海（盘州市职业技术学校）

刘元素（盘州市职业技术学校）

江建国（盘州市职业技术学校）

孙泽洪（盘州市职业技术学校）

吴开金（盘州市职业技术学校）

汪德旭（盘州市职业技术学校）

张　瑶（盘州市职业技术学校）

柴　颖（盘州市职业技术学校）

管　姣（盘州市人民医院）

谭　颖（盘州市职业技术学校）

中国健康传媒集团

中国医药科技出版社

内 容 提 要

　　本教材内容包括总论和各论两部分，其中，总论部分主要介绍药物学概述、药物效应动力学、药物代谢动力学、影响药物作用的因素、药物分类与常见药物作用机制、合理用药、用药护理。各论部分为常见疾病药物基础及用药护理，包括传出神经系统药物基础及用药护理、心血管系统疾病药物基础及用药护理、血液系统疾病药物基础及用药护理等共11个项目35个任务。本教材是基于岗课赛证融通下，为护理专业学生编写的一本新形态教材，每个任务都立足岗位，选取各个临床科室中典型疾病，为学生创设临床护理情景，旨在通过完成任务来学习药物基础，并具备用药护理能力，使其成为高素质的护理人才。此外，还将护士资格考试和技能比赛中理论试题考点，与教材有机的融合为一体，将考点渗透到教材的学习中，并以表格的形式呈现出来。本书为书网融合教材，即纸质教材配套PPT课件、微课视频、习题等数字化资源，便教利学。

　　本教材主要供中等职业教育院校护理专业师生教学使用，也可作为相关专业工作人员的参考用书。

图书在版编目（CIP）数据

　　药物学基础 / 柴颖主编 . -- 北京：中国医药科技出版社，2024. 11. -- ISBN 978-7-5214-4943-3

　　Ⅰ. R9

中国国家版本馆CIP数据核字（2024）第015142号

美术编辑　陈君杞
版式设计　友全图文

出版　**中国健康传媒集团**｜中国医药科技出版社
地址　北京市海淀区文慧园北路甲22号
邮编　100082
电话　发行：010-62227427　　邮购：010-62236938
网址　www.cmstp.com
规格　787×1092mm $\frac{1}{16}$
印张　18 $\frac{1}{4}$
字数　428千字
版次　2025年1月第1版
印次　2025年1月第1次印刷
印刷　天津市银博印刷集团有限公司
经销　全国各地新华书店
书号　ISBN 978-7-5214-4943-3
定价　**63.00元**

获取新书信息、投稿、为图书纠错，请扫码联系我们。

数字化教材编委会

主　编　柴　颖

副主编　刘　海

编　者　（以姓氏笔画为序）

马　丹（盘州市人民医院）

刘　海（盘州市职业技术学校）

吴开金（盘州市职业技术学校）

张　瑶（盘州市职业技术学校）

柴　颖（盘州市职业技术学校）

管　姣（盘州市人民医院）

谭　颖（盘州市职业技术学校）

前言
PREFACE

在党的二十大会议精神的引领下，综合《国家职业教育改革实施方案》《职业教育提质培优行动计划（2020—2023年）》《关于推动现代职业教育高质量发展的意见》等相关文件精神，结合中等职业院校目前面临的实际情况，编写了本教材。

为达到中等职业教育护理专业人才培养方案中的相关要求，本教材在内容、结构等方面做了适当调整与创新。

内容方面，本教材做到了呈现形式、编排方式的创新。第一，呈现形式的创新。本教材利用表格的形式对知识点进行归纳，使学生通过归纳重点知识，达到对知识的理解与掌握、对比与剖析，同时提高学生对表格归纳整理的能力，从而提高学生的学习能力。并通过角色扮演的形式，培养学生关爱患者，以患者为中心的职业素养。第二，内容编排的创新。本教材以疾病用药进行编排，以典型病例—相关治疗药物—护理任务—任务实施为主线，将其贯穿药物知识学习的始终，重在提高学生对药物学知识学习和运用的能力。

结构方面，本教材属于新形态教材。第一，开辟了传统教材的新形态。将传统的章节板块改为护理岗位中典型病例的用药护理工作任务，体现了内容上的活页式新形态教材。整个过程以任务为主线，每一个任务中包括任务描述、任务要求、相关知识、任务实施、任务评价、课后习题。第二，增加了传统教材的新属性。本教材注重学生应用药物学理论知识解决用药护理问题的能力，使其具备用药护理技能和以患者为中心的职业素养。第三，赋予了传统教材的新定位。本教材采取实践思维的学习模式，旨在培养具有实践能力的技能型人才。第四，增加了传统教材表达形式的多样性。本教材配套了数字化资源，包括PPT课件、微课视频、习题等，使理论知识形象化、丰富化，便教利学。

本教材编写团队不仅包含护理专业一线教师，还吸收了医院医护人员，同时教材编写过程中得到了各位编者所在单位领导的支持和鼓励，在此一并表示衷心的感谢！限于编者的能力，书中存在不足之处在所难免，敬请各位专家、同仁、读者提出宝贵意见，使教材的修订更趋完善。

编 者

2024年10月

目录
CONTENTS

教案　　PPT

上篇　总　论

📖 **知识目标**

1.归纳并复述药物基本作用、药物在体内的过程、药物作用两重性、合理用药、用药护理。
2.熟悉药物、药物效应动力学、药物代谢动力学概念、特殊人群用药。
3.了解药物常见分类、药物在体内常见作用机制。

📖 **能力目标**

1.通过学习，具有解读药品说明书的能力。
2.通过学习，具有对患者进行用药护理的能力。

📖 **素养目标**

通过学习，树立合理用药的意识，并对实施用药护理工作产生职业认识，具备严谨细致的工作态度、关爱患者、医者仁心、甘于奉献的职业精神。

一、药物学概述

药物（drug）是指作用于机体，发挥预防、治疗、诊断等作用的化学物质。药物进入机体后，与机体发生相互作用。一方面，药物对机体产生药理作用，通过不同的作用机制达到预期的用药目的，同时产生不良反应，这方面的研究称为药物效应动力学，简称药效学；包括药物的药理作用、作用机制、临床应用、不良反应。另一方面，药物进入机体后，不同的机体产生不同的药理作用，例如，不同的人群服用同剂量、同一药物时，由于存在个体差异，会产生不同的药物疗效与不同程度的不良反应，这方面的研究称为药物代谢动力学，简称药动学；包括药物在体内的过程、血药浓度在体内的变化规律、药物吸收和消除等。

二、药物效应动力学

（一）药物基本作用及其类型

1.**药物基本作用**　指药物对机体功能活动的影响，从对机体生理功能方面来看，包括对机体各项生命活动或生理功能的增强或减弱。其中，增强机体各项生命活动或生理功能的称为兴奋作用，减弱机体各项生命活动或生理功能的称为抑制作用（表总–1）。

表总–1　药物的基本作用

基本作用	功能活动	举例
兴奋作用	增强	M受体激动药使腺体分泌增多；肾上腺素受体激动药使心脏兴奋，去甲肾上腺素升高血压等

续表

基本作用	功能活动	举例
抑制作用	减弱	镇静催眠药抑制中枢神经系统，产生抗焦虑、镇静、催眠、抗惊厥的作用；β 受体阻断药普萘洛尔抑制心肌 β₁ 受体，产生心脏抑制的作用

在一定条件下，药物的兴奋和抑制作用可以相互转化，例如过度兴奋会引起惊厥，长时间惊厥转为抑制，过度抑制引发麻痹。

2.药物作用类型 药物进入体内，与机体之间相互作用并相互影响，根据产生作用的部位、因果等进行分类，可分为局部作用和吸收作用、直接作用和间接作用以及药物的选择作用。具体分类方法及举例说明如表总–2所示。

表总–2 药物作用的类型

分类方法	类别	举例
根据药物是否进入血液分类	局部作用	碘酊、酒精的皮肤消毒作用；口服抗酸药的中和胃酸作用；外用药物的局部作用
	吸收作用	卡托普利的降血压作用；阿司匹林的解热镇痛作用
根据作用范围分类	选择作用	尼可刹米在治疗剂量时可选择兴奋延髓呼吸中枢，剂量过大时，药物的选择性降低、作用范围扩大，可广泛兴奋中枢神经系统，甚至引起惊厥
	普遍作用	
根据作用的先后因果关系分类	直接作用	强心苷作用于心肌，使心肌收缩力增强，增加衰竭心脏的排出量
	间接作用	强心苷在增强心肌收缩力的同时可反射性提高迷走神经的兴奋性，使心率减慢

（二）药物作用两重性 🇪 微课1

药物作用两重性是指药物在体内发挥预防和治疗疾病作用的同时，会产生对机体的危害。

1.药物治疗作用 包括对症治疗和对因治疗。对症治疗是用药之后能够缓解疾病产生的症状。例如，体温38.5 ℃以上时，服用布洛芬退热，可以使得机体的体温降低至正常；出现头痛、牙痛等钝痛时服用布洛芬胶囊可缓解疼痛；抗胆碱药苯海索可缓解帕金森病的肌肉震颤等。对因治疗是使用药物消除引起疾病的病因。例如，小儿在感染溶血性链球菌时，会引起扁桃体炎，此时可使用青霉素类药物杀灭溶血性链球菌；甲硝唑可治疗滴虫性阴道炎；左旋多巴在体内转化为多巴胺可治疗帕金森；金刚烷胺可用于病毒性流感等。

2.不良反应 指在药物应用时出现的不符合用药目的，给患者带来不适或痛苦的有害反应。包括副作用、毒性反应、过敏反应（变态反应）、继发反应、后遗效应、特异质反应、停药反应、药物依耐性（表总–3）。

表总–3 药物不良反应

不良反应类型	用药量	特征	举例
副作用	治疗量	药物本身固有，可预知，危害小	阿托品治疗内脏绞痛时，引起口干；阿司匹林抗血栓时，产生胃肠道不适
毒性反应	长期用药（慢性毒性）、大剂量用药（急性毒性）	危害严重，可预知，机体对药物高敏	四环素引起肝损害，沙利度胺引起海豹儿、致畸致癌致突变

续表

不良反应类型		用药量	特征	举例
过敏反应		与剂量无关	不可预知，过敏试验	青霉素引起过敏反应，甚至引发过敏性休克
后遗效应		治疗量	停药后，遗留药量产生的药理效应	巴比妥用药后，次晨出现乏力、头晕困倦等宿醉现象
继发反应		治疗量	继发于治疗作用之后的治疗矛盾	长期使用抗生素引发二重感染
停药反应		长期用药	突然停药后，病情加重	长期使用普萘洛尔，突然停药，引起心绞痛加剧
特异质反应		任何剂量	与剂量正相关，与遗传有关	先天性缺乏G-6-PD患者，服用磺胺药、阿司匹林等引起溶血反应
药物依赖性	生理依赖性	连续用药，产生继续用药的强烈欲望	成瘾性，停药后产生烦躁、出汗、惊厥等戒断症状	吗啡等阿片类药物，使用之后，易产生成瘾性
	精神依赖性		习惯性，停药后不产生烦躁、出汗、惊厥戒断症状	长期使用催眠药物，患者产生对药物的依赖性

药物像把双刃剑，在治疗疾病的同时也会给机体带来危害，因此作为医护人员，我们要熟练掌握药物药理作用，能正确、合理地使用药物防治疾病，减少药物的不良反应给患者带来的危害。值得关注的是，具有成瘾性的阿片类药物，合理用于临床时能减轻患者的痛苦，需要严格按照《麻醉药品管理办法》进行管理和使用；若非法流入市场使用则可成为危害人类的毒品，在危害个人身心健康的同时，还会危害家庭，危害社会。

（三）药物量效关系

药物的量效关系见图总-1。

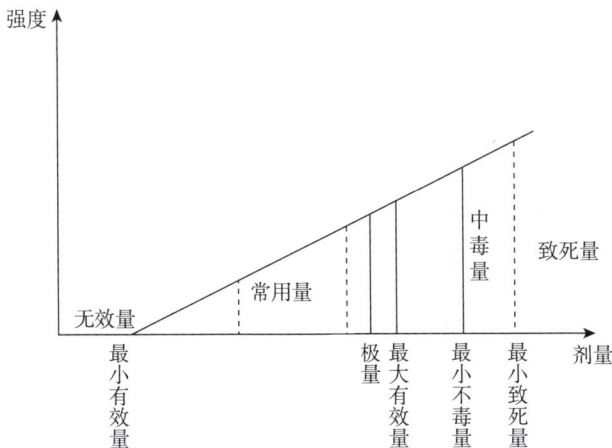

注释：①无效量：不能产生药物疗效的剂量，在体内药物浓度达不到有效浓度。

②最小有效量：刚好能产生药理效应的剂量，又阈剂量。

③极量：能引起最大效应而不发生中毒的剂量，又称最大治疗量（安全用药的极限）。

④最小中毒量：药物引起毒性反应的最小剂量。

⑤最小致死量：药物引起死亡的最小剂量。

⑥常用量：大于最小有效量而小于极量，疗效显著而安全的剂量范围。

⑦安全范围：将最小有效量与最小中毒间的剂量范围称为安全范围。该范围越大，药物就越安全。

图总-1 药物剂量与药物作用强度关系图

三、药物代谢动力学

(一)药物的跨膜转运

药物在体内的过程需要通过生物转运,转运方式包括主动转运和被动转运,与膜两侧的浓度梯度有关。

表总-4 药物跨膜转运

方式	特点	
主动转运	逆浓度差	需要载体
	消耗能量	饱和现象
	竞争性抑制现象	
被动转运	顺浓度差	不需载体
	不消耗能量	无饱和现象
	无竞争抑制现象	
	多数药物的转运方式	

(二)药物在体内的过程 📱微课2

药物在体内的过程包括吸收、分布、代谢、排泄(图总-2)。药物从给药部位进入血液循环的过程称为吸收;药物随着血液达到机体各组织器官称为分布;药物在酶的作用下,在体内发生的化学反应称为代谢,又称生物转化;药物从体内排出体外的过程称为排泄。

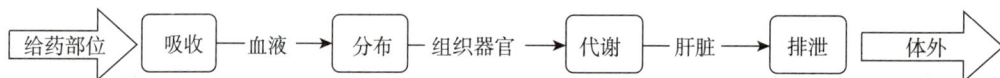

图总-2 药物在体内的过程

1.药物的吸收 指药物从给药部位进入血液的过程,药物吸收的快慢直接决定了药物起效时间的长短,药物吸收的多少直接决定了药物在体内的疗效,为了产生预期的用药效果,可以采用不用的给药途径,如口服给药、舌下给药、黏膜给药等(表总-5)。除静脉注射药液直接进入血液循环外,其他药物吸收顺序依次为:雾化吸入>肌内注射>皮下注射>直肠给药>口服给药>皮肤外敷。

药物进入体循环的速度和程度,用生物利用度来表示,计算公式为:生物利用度=(吸收进入体循环的药量/给药剂量)×100%。生物利用度是评价药物制剂质量和生物等效性的重要指标,也是选择给药途径的依据。

经消化道吸收的药物,经过门静脉进入肝脏,一部分药物被代谢灭活,使得进入体循环的药量减少、药效降低,这种现象称为首过消除。首过消除较多的药物不宜选择口服给药的方式,如硝酸甘油首过消除高达99%,因此选择舌下含服。

表总-5 药物在体内的吸收

吸收部位	特点及举例
口服	给药方便，吸收慢，存在首过消除，受胃肠pH、内容物影响，主要吸收部位在小肠
舌下	吸收面积小，吸收迅速，给药方便，避免首过消除，适用于脂溶性高的药物
直肠	肠黏膜吸收，起效快，避免首过消除
皮下、肌肉组织	吸收速度与血流量有关，静脉给药>肌内注射>皮下注射
皮肤	适于外用药物，发挥局部作用、脂溶性高的药物
黏膜	直肠、舌下、鼻黏膜给药
肺泡	吸收迅速，适于气体、挥发性液体、气雾剂

2. 药物的分布 指药物随着血液到达机体各组织器官的过程。影响药物分布的因素有很多，包括药物理化性质、体液的pH、药物与血浆蛋白的结合率等（表总-6）。

表总-6 药物在体内的分布

影响因素		特点及举例
药物理化性质	脂溶性药物	易透过毛细血管壁，由血液分布到组织。如硫喷妥钠脂溶性高，能迅速进入脑内产生麻醉作用，又能进入脂肪组织蓄积，苏醒快
	水溶性药物	不易透过毛细血管壁，难以进入组织，如甘露醇静滴后使组织脱水
体液pH	酸性药物	细胞外浓度高
	碱性药物	细胞内浓度高
血浆蛋白结合率		可逆性，暂时失去药理活性，分子体积增大，限制了转运、竞争现象。如抗凝血药华法林与解热镇痛药双氯芬酸同时应用，会导致抗凝作用增强或自发性出血
亲和力		抗疟药氯喹在肝中浓度高于血浆浓度700倍，碘在甲状腺中浓度高于血浆浓度25倍
组织器官血流量		心、肝、肺、肾、脑组织中药物分布快、药量多，肌肉、皮肤、脂肪中药物分布速度慢、药量少
体内特殊屏障	血-脑脊液屏障	阻碍大分子、水溶性或解离型药物进入脑组织，炎症使其通透性增加，药物易于进入脑组织
	胎盘屏障	所有能通过生物膜的药物都能穿过胎盘屏障
	血-眼屏障	眼部用药采用局部滴眼、眼周边给药（结膜下注射、球后注射、结膜囊给药）等方式，可提高眼内药物浓度，减少全身不良反应

3. 药物的代谢 指药物在酶的作用下，发生的化学反应。包括氧化、还原、水解反应和结合反应（表总-7）。药物的代谢需要酶的催化作用，催化药物的酶包括特异性酶和非特异性酶。特异性酶指催化特定物质的酶，例如胆碱酯酶水解乙酰胆碱。非特异性酶指的是具有广泛性催化作用的酶，指肝脏微粒体酶系统能催化数百种化合物，又称肝药酶，简称药酶。

表总–7 药物在体内的代谢

			特点及举例
概念			在酶的作用下，通过一系列化学反应，药物化学结构发生改变的过程
意义			促进排泄，减少药物在体内的蓄积
			在机体内转化为毒性低或无毒性的代谢产物，降低药物毒性
			改变药物活性，产生疗效
代谢方式			Ⅰ相反应：氧化、还原、水解反应，药物的官能团反应
			Ⅱ相反应：结合反应，药物与机体内的物质结合
主要部位			肝脏
酶	特异性酶		催化特定底物的代谢，如胆碱酯酶水解乙酰胆碱
	非特异性酶	肝药酶 药酶诱导剂	加速药物和自身的转化，产生耐受性的原因。如苯巴比妥、水合氯醛、卡马西平、苯妥英钠、利福平、乙醇、灰黄霉素等
		肝药酶 药酶抑制剂	减慢药物及自身的代谢，血药浓度升高，药效增强，引发毒性反应。如西咪替丁、异烟肼、氯霉素、泼尼松龙、甲硝唑、红霉素、阿司匹林等

4.药物的排泄 指药物从体内排出体外的过程，包括肾排泄、胆汁排泄、乳汁排泄、唾液腺排泄等，其中肾排泄是药物最主要的排泄方式。药物自胆汁排入十二指肠，在肠中经水解后重吸收，返回肝脏，发生肠肝循环。存在肝肠循环的药物，排泄减慢，药物在体内的作用时间延长。药物排泄的方式、特点见表总–8所示。

表总–8 药物在体内的排泄

排泄方式	特点及举例
肾排泄	排泄的主要方式
	肾小球滤过，肾小管的重吸收。如链霉素在肾小管中浓度高，有利于泌尿道感染的治疗；磺胺类药物可在肾小管中析出结晶，引起肾损害
	肾小管主动分泌排泄，存在竞争性抑制现象，如丙磺舒与青霉素同用时，通过竞争有机酸载体转运系统，可抑制青霉素主动分泌，提高青霉素血药浓度，提高抗菌作用
胆汁排泄	肠肝循环，可用来治疗胆道疾病，如红霉素、四环素、利福平等治疗胆道感染，考来烯胺（消胆胺）可阻断洋地黄毒苷的肠肝循环，用于洋地黄毒苷的中毒解救
其他排泄	乳汁排泄：如吗啡、氯霉素
	唾液腺排泄：如苯妥英钠，可引起齿龈增生
	汗液排泄：如氯化钠
	泪液排泄：如氯霉素、色甘酸钠、四环素类

（三）药动学相关参数和概念

1.时量关系和时效关系 时量关系是指药物在体内随着时间的改变，药物浓度的改变。以时间为横坐标、血药浓度为纵坐标，可以得出如图总–3所示的时量关系图。当纵坐标变为药物作用强度时，该图就表示时效关系图。

曲线与最小有效浓度相交的两个点将时量曲线划分为三个部分，三个部分所对应的区域分别为潜伏期、持续期、残留期。

（1）潜伏期　是指从给药到开始出药物疗效的时间。主要反映药物的吸收和分布的过程。

（2）持续期　是指从药物疗效出现到药物疗效作用消失的这段时间，反映维持疗效和基本疗效的时间。有药物的吸收过程，也有药物的消除过程。

（3）残留期　是指血药浓度降低到最小有效浓度以下直至药物完全消除的时期。

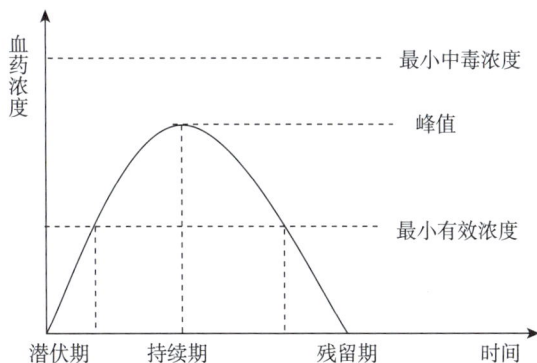

图总-3　非静脉给药的时量（时效）关系图

2.药物半衰期　指血浆中的药物浓度从峰值下降到一半所需的时间。它反映了药物在体内的消除速率，在临床用药过程中，药物的半衰期具有十分重要的意义。📱微课3

（1）药物分类的依据　很多药物分为长效、中效、短效。

（2）根据半衰期确定药物的给药间隔时间　半衰期长的药物，给药间隔时间长；反之，给药间隔时间短，给药间隔时间的错误会造成药物蓄积中毒或疗效弱。

（3）预测药物基本消除时间　停药4~5个半衰期，药物基本消除。

（4）预测药物达到稳态浓度的时间　以半衰期为给药间隔时间，经过4~5个半衰期后，药物达到稳态浓度（图总-4）。

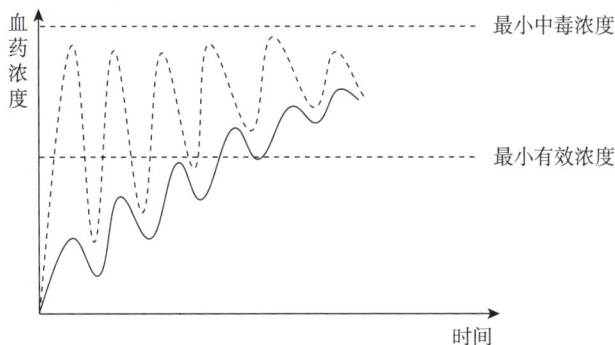

图总-4　稳态血药浓度

3.治疗指数（TI）　即药物的半数致死量（LD_{50}）与半数有效量（ED_{50}）的比值。治疗指数用来评价药物的安全性，一般情况下，治疗指数越大，药物的安全性越大。

四、影响药物作用的因素

药物进入体内后，与机体之间相互作用，药物对机体有作用，机体对药物也有影响，因此，影响药物作用的因素包括机体方面的因素和药物方面的因素。

（一）机体方面因素

包括用药患者的年龄、性别、病理、心理、遗传因素（表总-9）。

表总-9　机体方面影响药物作用的因素

因素		影响	举例
年龄	老年人	各器官消退，用药剂量约为成人的3/4	老年人使用中枢抑制药，作用增强
	儿童	尚未发育完善，易发生毒性反应	四环素牙、灰婴综合征
性别	女性	妊娠期	避免使用引起胎儿畸形或流产药物
		哺乳期	注意药物进入乳汁
		月经期	避免使用泻药和抗凝药
病理因素	改变药效学	强心苷增强衰竭心脏的收缩力，但不增加其耗氧量 强心苷增强正常心脏的收缩力，同时增加其耗氧量	
	改变药动学	肝肾功能不全患者，致药物在体内蓄积中毒	
心理因素		情绪乐观有利于提高机体的抗病能力	安慰剂能活动30%～50%的疗效
遗传因素	遗传变异	体内缺乏G-6-PD者，服用阿司匹林、磺胺类、维生素K、伯氨喹等药物时，会发生溶血反应	

（二）药物方面因素

包括药物结构、剂型、给药途径、给药时间、给药次数、联合用药等因素（表总-10）。

表总-10　药物方面影响药物作用的因素

因素	影响	举例
药物结构	多数结构相似的药物作用相似	苯二氮䓬类药物均具有镇静催眠抗焦虑作用
	少数结构相似的药物作用相反	维生素K和华法林结构相似，前者是促凝血，而后者是抗凝血
药物剂型	同一药物不同的剂型，生物利用度不同，药物疗效不同	注射剂比口服剂型吸收快，溶液剂比片剂、胶囊剂吸收快，吸收快的起效快，吸收慢的起效慢，但维持时间长
给药途径	给药途径的不同会产生不同的药用效果	硫酸镁口服利胆导泻，注射呈现抗惊厥。外敷可消肿
给药时间和次数	给药时间和次数视具体药物和病情而定。错误的给药时间和次数达不到治疗效果，并产生不良反应	抗哮喘药睡前半小时服用，降压药在早晨7～8点服用

续表

因素	影响	举例	
联合用药及药物相互作用药	提高疗效，减少不良反应，防止耐受性，耐药性的发生	配伍禁忌（降低疗效，产生毒性）	阿莫西林与氨茶碱还配伍产生沉淀，分解失效
		协同作用（药效增强）	吗啡与阿托品治疗胆绞痛，前者镇痛，后者解痉，增强疗效
		拮抗作用（药效减弱）	沙丁胺醇与普萘洛尔合用会使前者的扩张支气管作用减弱

五、药物分类与常见药物作用机制

（一）药物常见分类

1.根据药物临床应用分类 如降压药、降血糖药、抗贫血药等。

2.根据药物作用分类 如抗酸药、抑酸药、杀菌药、抑菌药、强心药等。

3.根据作用机制分类 如M受体阻断药、α受体激动药、血管紧张素Ⅰ转化酶抑制药、钙通道阻滞药等。

4.根据半衰期分类 如巴比妥类镇静催眠药分为长效类、中效类、短效类等。

5.根据化学结构来分类 如抗生素分为β-内酰胺类抗生素、大环内酯类抗生素、四环素类抗生素等。

此外，药物分类的依据还有很多，不同的研究领域，药物的分类也不同，如可按药物的来源分为天然药物、人工合成药物和生物技术药物；也可根据药的剂型分类，分为片剂、胶囊剂、注射剂、栓剂、气雾剂等；在药品的管理方面，可分为处方药与非处方药等。

（二）药物在体内常见作用机制

药物作用机制决定了药物的作用和药物不良反应，掌握药物的机制，能更好地指导有效、合理、安全地用药。药物的作用机制很多，包括作用于受体、作用于离子通道、作用于转化酶等，这里介绍药物受体机制。

1.概念 受体是存在于细胞膜、胞浆或细胞核内介导信号转导功能大分子蛋白质，能识别并结合配体，产生特定的生物效应。受体具有特异性、多样性、高敏性、饱和性、可逆性。

2.药物与受体的结合 药物与受体结合后，产生效应。必须具备两点：一是药物与受体结合的能力，即亲和力；二是药物与受体结合后产生效应的能力，即内在活性。

（1）受体激动剂 指既有亲和力，又有较强内在活性的药物。能兴奋受体，产生明显效应。例如，吗啡激动阿片受体，产生镇痛作用。

（2）受体阻断药 指有亲和力，但缺乏内在活性的药物。能与受体结合，不能兴奋受体，不产生效应，但能阻断激动剂和受体的结合，与激动剂有对抗作用。例如，纳洛酮本身无明显药理作用，但在体内与吗啡竞争同一受体，产生对抗吗啡的药理作用。

（3）受体部分激动剂 指与受体有一定亲和力，而内在活性较弱的药物。药物与受体结合后，只能产生较弱的效应，即使增加浓度，也不能达到完全激动剂的最大效应。因占领受体，并削弱激动剂的部分作用，即表现出部分阻断作用。所以，部分激动剂具有激动剂和拮抗剂的双重作用。例如，镇痛新可引起较弱的镇痛作用，但与吗啡合用，可以对抗吗啡镇痛效应的发挥。

3.受体调节

（1）受体脱敏　组织或细胞对激动药的敏感性和反应性下降。受体密度减小，受体下调。

（2）受体增敏　受体激动药水平降低或长期应用阻断药，受体敏感性增加。受体密度增加，受体上调。

六、合理用药

合理用药是用当代的、系统的、综合的医药学和管理学等知识来指导用药的过程，使药物治疗达到安全、有效、经济、适当的基本要求。合理用药可以体现最好的临床效益，控制用药风险，节约医药资源，体现"以人为本"的现代药物治疗学理念。

1.凭疾病指征用药，不能过度用药，防止药物滥用而造成不良后果。

2.注意病史和用药史，防止由于病史和用药史不明而导致药源性疾病发生。

3.个体化用药，根据患者的个体差异制定给药方案，达到用药个体化。

4.注意药物相互作用及影响药物的作用因素。

5.注意药物的不良反应。

6.根据药物及其制剂的药动学及药效学特点，合理选择（高效、低毒）和应用。包括合理的给药途径、恰当的剂量、准确的给药时间和间隔、适宜的疗程等。

七、用药护理　e 微课4

用药护理是指在疾病治疗中，护理人员遵医嘱，对患者实施的用药过程，包括用药前、用药中、用药后。通过用药前对患者进行全面的评估、监测和指导，确保用药时药物治疗的安全、有效与合理，以及用药后的观察与记录。

（一）用药前评估

1.评估患者　了解患者的病情、诊断结果、治疗方案和药物过敏史等，测量患者的生命体征，如体温、血压等，检查及询问患者的身体状况，如皮肤、胃肠道等。

2.准备药物　遵医嘱，准确无误备药，核对药物的名称、剂量、用法、有效期等，确保药物的质量和安全性。

（二）用药中实施与监测

1.实施用药　再次核对信息，包括药物信息、患者信息等。针对不同的药物，还要进行科学的用药宣教，例如，在使用钾盐注射时，告知患者钾盐会引起疼痛感，并通过减慢输注速度缓解痛感；使用酚酞后，尿液为红色，是因为酚酞在排泄时遇到碱性尿液会变为红色，属于正常现象，停药后会自行恢复，不必恐慌等。

2.观察患者　在实施用药护理过程中，需要观察患者用药后疗效和不良反应，及时发现问题并采取相应的措施。还需监测患者的生命体征、实验室检查指标等，评估药物治疗的效果和安全性。记录患者的用药情况，包括药物信息、用药方案、药物疗效与不良反应等，为医生调整治疗方案提供依据。

（三）用药后的指导和教育

需观察药物疗效及不良反应，还需向家属和患者说明药物的作用、不良反应、注意事项等，对患者进行用药宣教，指导患者正确储存和保管药物、按时服药、定期复查等，提高患者对药物的正确认识和用药依从性，确保药物治疗效果和用药安全性。

不同药物的临床应用和不良反应也不尽相同，部分不良反应对应的用药护理措施见表总-11。需结合临床实际，分析并挖掘用药护理过程。

表总-11 部分不良反应对应的用药护理措施

序号	不良反应	用药护理
1	恶心、呕吐、腹痛、腹泻等消化系统症状	可饭后给药减轻胃肠道反应
2	体位性低血压	用药后适当休息，缓慢改变体位
3	引起红细胞、白细胞或血小板等发生改变的血液系统反应	用药后需要检查血常规，监测相关参数的改变
4	用药中出现中枢抑制症状	在老年人用药时，更加需要注意
5	用药中出现过敏反应	用药前需要皮试，结果阳性才能用药，并备好肾上腺素及抢救设备，避免过敏性休克的发生
6	用药中出现肝毒性	监测患者的肝功能
7	用药中出现肾毒性	监测患者肾功能、尿量等
8	用药中出现低血糖反应	用药中需观察并谨防低血糖症状，告知随身携带糖块，严重的需要输注葡萄糖溶液
9	用药中若饮酒，出现双硫仑样反应	用药前询问患者饮酒或饮用含酒精饮料的情况，并告知用药期间（包括用药后）需要禁酒，否则会出现严重不良反应

书网融合……

习题

微课1

微课2

微课3

微课4

微课5

微课6

微课7

微课8

项目一　传出神经系统药物基础及用药护理

任务一　治疗重症肌无力药物基础及用药护理

教案　　　PPT

📖 知识目标

1.理解并解释拟胆碱药的作用、临床应用、不良反应和用药护理。
2.说出拟胆碱药物的分类与机制。
3.概述传出神经系统递质分类及药物的作用方式。

📖 能力目标

1.学会观察拟胆碱药的疗效和不良反应，能够正确指导患者合理用药，具备熟练的用药护理能力。
2.具备与患者进行用药沟通的能力。

📖 素养目标

通过任务实施中的角色扮演环节和用药清单的填写过程，培养学生具有关爱患者、甘愿奉献的职业精神，树立以患者为中心的护理职业意识，养成积极严谨的工作态度和医者仁心的职业品质。

一、任务描述

患者，男，42岁，近来出现四肢无力2月余，早晨起床症状较轻，午后无力症状加重，表现为全身无力，甚至出现眼睑无力现象，休息后无力症状可缓解。此类症状第一次发生，未用过药物治疗。到医院就诊，经检查，血清AChR为阳性，肌电图低频重复电刺激衰减20%，高频物递增。诊断为重症肌无力。

【相关治疗药物】

新斯的明：抑制胆碱酯酶，肌内注射，0.25～1mg，一日3次。

溴吡斯地明：抑制胆碱酯酶，口服，60～120mg，一日3～4次，餐前30分钟服用。

醋酸泼尼松：具有强大的抗炎和免疫抑制作用，是治疗重症肌无力的一线药物，1mg/kg,

每日清晨顿服，或者20mg/d清晨顿服，每3天增加5mg直至足量。通常2周起效，6~8周效果最为显著。

其他免疫抑制剂：硫唑嘌呤、吗替麦考酚酯、环孢素、他克莫司等，用于激素治疗效果不好、患者不耐受、禁用吗啡者。

【任务】

为了能正确地遵医嘱实施用药护理，护士应该熟悉每种药物的相关知识，具备扎实的理论基础。请通过角色扮演的方式，向"患者"实施用药护理。

1.向患者说明新斯的明的用药剂量、用药目的及注意事项。

2.遵医嘱，对患者实施新斯的明的用药护理过程。

3.在用药过程中充分体现关爱病人的职业情怀、护士对患者的人文关怀。

二、相关知识

（一）传出神经系统概述

传出神经系统通过神经末梢释放出神经递质，与其受体结合，影响和调节效应器，产生生理效应。释放出来的递质有乙酰胆碱（ACh）和去甲肾上腺素（NA）。乙酰胆碱释放出来与胆碱受体结合，产生相应的生理效应。去甲肾上腺素释放出来与肾上腺素受体结合，也产生相应的生理效应。当机体产生病变时，某种生理效应增强或减弱，就可以通过神经递质或受体的干预调节，从而达到治疗疾病的作用。

神经递质释放出来与相应的受体结合后，会产生相应的生理效应（图1-1-1），包括M样作用、N样作用、α样作用、β样作用（图1-1-1）。其具体产生的生理效应见表1-1-1和表1-1-2。

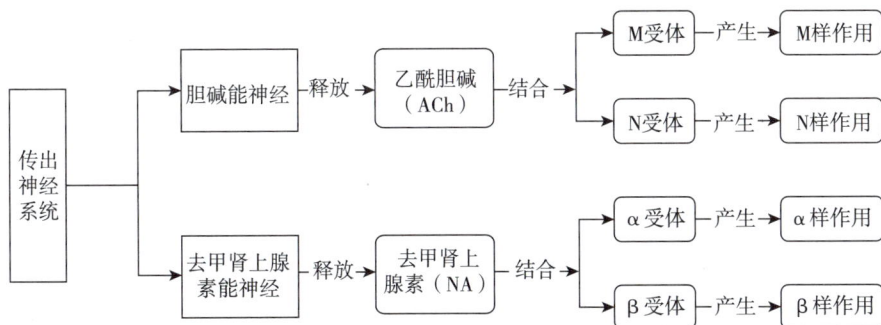

图1-1-1　传出神经系统

注：M受体是毒蕈碱型胆碱受体，包括M_1、M_2、M_3三个亚型；N受体是烟碱型胆碱受体，包括N_1、N_2两个亚型；α受体是α肾上腺素受体，包括α_1、α_2两个亚型；β受体是β肾上腺素受体，包括β_1、β_2、β_3三个亚型。

表1-1-1　胆碱受体分布与兴奋后效应

受体	分布	效应
M胆碱受体	心血管、胃肠、支气管、眼及腺体	心脏抑制、血管扩张、腺体分泌增加、胃肠和支气管平滑肌收缩、缩小瞳孔
N胆碱受体	N₁受体：分布神经节和肾上腺髓质	骨骼肌收缩、神经节兴奋、肾上腺髓质分泌增加
	N₂受体：分布骨骼肌	

表1-1-2　肾上腺素受体与兴奋后效应

受体	分布	效应
α受体	皮肤、黏膜、腹腔内脏血管、瞳孔、突触前膜	血管收缩、瞳孔扩大、血压升高、肾上腺素分泌减少等
β受体	β₁受体：主要分布于心脏	兴奋心脏、升高血压、舒张平滑肌（胃肠、支气管、膀胱、骨骼肌、冠状动脉血管）、影响代谢（糖原、脂肪分解）
	β₂受体：主要分布骨骼肌血管、冠状血管、腹腔内脏血管、支气管及胃肠平滑肌	

（二）作用于传出神经系统药物分类

药物进入机体后，作用于传出神经系统，通过作用于受体或是影响神经递质，发挥药理作用。根据药物作用机制的不同，可将作用于传出神经系统药物分为作用于胆碱的药物和作用于肾上腺素的药物；根据药物基本作用可分为拟似药和拮抗药，具体分类见表1-1-3。

表1-1-3　传出神经系统药物分类、机制及常用药物

分类			常用药物	机制
作用于胆碱受体药物	拟胆碱药（激动）	M受体激动药	毛果芸香碱	激动M受体
		M、N受体激动药	氨甲酰胆碱	同时激动M受体、N受体兴奋药
		N受体激动药	烟碱	激动N受体
		胆碱酯酶抑制药	毒扁豆碱、新斯的明、加兰他敏等	抑制胆碱酯酶
	抗胆碱药（阻断）	M受体阻断药	阿托品、东莨菪碱、山莨菪碱、哌仑西平	阻断M受体
		N受体阻断药	筒箭毒碱、琥珀毒碱、美加明、六甲双铵	阻断N受体
		胆碱酯酶复活药	碘解磷定、氯解磷定	复活胆碱酯酶
作用于肾上腺素受体药物	拟肾上腺素药（激动）	α受体激动药	去甲肾上腺素、间羟胺、去氧肾上腺素	激动α受体
		β受体激动药	异丙肾上腺素、多巴胺丁胺	激动β受体
		α、β受体激动药	肾上腺素、多巴胺、麻黄碱	同时激动α受体、β受体
	抗肾上腺素药（阻断）	α受体阻断药	酚妥拉明、妥拉唑啉、酚苄明	阻断α受体
		β受体阻断药	普萘洛尔、阿替洛尔	阻断β受体
		α、β受体阻断药	拉贝洛尔	同时阻断α受体、β受体

拟胆碱药

拟胆碱药包括胆碱受体激动药和胆碱酯酶抑制药，其中胆碱受体激动药根据受体的不同又分为M受体激动、N受体激动药，其作用机制都是激动受体。胆碱酯酶抑制药的机制有所不同，胆碱酯酶（Ach E）是存在于突触间隙，具有水解ACh的作用，通过抑制胆碱酯酶，使得乙酰胆碱水解减少，导致乙酰胆碱蓄积，从而出现拟似胆碱药的作用。根据胆碱酯酶活性恢复的程度分为易逆性胆碱酯酶抑制药和难逆性胆碱酯酶抑制药。易逆性胆碱酯酶抑制药有新斯的明、吡斯地明、毒扁豆碱等，又称可逆性胆碱酯酶抑制药。难逆性胆碱酯酶抑制药主要是指有机磷酸酯类，包括敌敌畏、乐果、对硫磷等。

毛果芸香碱 🅴 微课1

【药理作用】直接兴奋M受体，对眼和腺体作用最明显。激动位于瞳孔括约肌、睫状肌上的M受体，表现为睫状肌与瞳孔括约肌收缩，晶状体变厚、虹膜变平、瞳孔缩小，增加房水排出，降低眼压，引起缩瞳、降低眼内压和调节痉挛（视近物清楚，视远物模糊）的作用。

【临床应用】

1.用于急性、慢性闭角型青光眼、开角型青光眼、继发性青光眼等。与其他缩瞳剂、β受体阻断药、碳酸酐酶抑制药、拟交感神经药物或高渗脱水剂合用治疗青光眼。

2.眼底检查、验光或眼科手术后，用本品滴眼缩瞳，以抵消散瞳药的睫状肌麻痹或扩瞳作用。

3.用于白内障人工晶体植入手术中缩瞳。

【禁忌证】任何不应缩瞳的眼病（如虹膜睫状体炎、瞳孔阻滞性青光眼等）患者和对本品任何成分过敏者禁用。

【不良反应】

1.眼部反应，包括眼刺痛、烧灼感、结膜充血引起睫状体痉挛、浅表角膜炎、颞侧或眼周头痛、诱发近视。通常发生在治疗初期，并在治疗过程中消失。

2.对于特殊人群，如老年人和晶状体浑浊的患者在照明不足的情况下会有视力减退。

3.长期使用本品可出现晶状体浑浊。

4.偶见特别敏感的患者，局部常规用药（注射液）后出现流涎、出汗、胃肠道反应、支气管痉挛等毒蕈碱样中毒症状。

新斯的明 🅴 微课2

【药理作用】抑制胆碱酯酶活性而发挥完全拟胆碱作用，并能直接激动骨骼肌运动终板上烟碱样受体（N_2受体）。进入中枢神经系统的量很少，故主要表现为外周作用。对腺体、眼、心血管及支气管平滑肌作用较弱，对胃肠道和骨骼肌的作用较强，能促进肠平滑肌和胃收缩，促进肠道蠕动，促进肠内容物向下推进，增加胃酸分泌，增加骨骼肌紧张性。

【临床应用】手术结束时，用于拮抗非去极化肌肉松弛药的残留肌松作用；用于治疗重症肌无力、手术后功能性肠胀气及尿潴留等。

【禁忌证】过敏体质者、癫痫、心绞痛、室性心动过速、机械性肠梗阻或泌尿道梗阻及哮喘患者、心律失常、窦性心动过缓、血压下降、迷走神经张力升高的患者禁用。

【不良反应】本品可致药疹，大剂量时可引起恶心、呕吐、腹泻、流泪、流涎等，严重时可出现共济失调、惊厥、昏迷、言语不清、焦虑不安、恐惧甚至心搏骤停。剂量过大出现"胆碱能危象"，出现大汗、两便失禁、心动过缓、骨骼肌由兴奋转入抑制而导致肌无力症状加重、呼吸麻痹，可用阿托品对抗心动过缓。

有机磷酸酯类

【中毒机制】有机磷酸酯类进入机体，迅速与胆碱酯酶结合成为稳定而不易被水解的磷酰化胆碱酯酶，使胆碱酯酶失去活性，导致乙酰胆碱在体内大量堆积引起中毒。

【中毒表现与解毒方法】详见"项目十解救有机磷中毒的药物基础及用药护理"部分。

三、任务实施

【用药准备】根据任务内容和相关知识，请完成下面的用药实施清单。

用药前	评估准备	评估患者病史、用药史、各种检查结果等：
		准备药物和药物相关知识：
		调整自己工作状态，思考护士应具备的职业素养：
用药中	沟通观察实施	观察点：
		与患者进行一般性沟通和专业性沟通：
		实施用药过程：
用药后	观察宣教	观察患者的用药疗效和不良反应，以及病情变化：
		健康宣教：

【用药护理过程】学生分组，采用角色扮演方式，实施对"患者"的用药护理过程。

【用药评价】由"患者"进行评价。

序号	内容	评价
1	是否介绍药物名称（1～10分）	
2	是否说明用药目的（1～10分）	
3	是否说明用法用量（1～10分）	
4	是否说明用药注意事项（1～10分）	
5	是否能熟练实施用药护理过程（1～15分）	
6	是否与患者进行有效沟通（1～15分）	
7	是否进行药物、疾病的健康宣教（1～15分）	
8	是否体现良好的职业素养（1～15分）	
总分		

四、课后习题

习题

（一）单项选择题（每题只有一个最佳答案）

1. 毛果芸香碱用于滴眼后，对眼睛的作用是（　　）

　A. 缩小瞳孔、升高眼内压、调节痉挛

　B. 缩小瞳孔、降低眼内压、调节麻痹

　C. 缩小瞳孔、降低眼内压、调节痉挛

　D. 扩缩小瞳孔、升高眼内压、调节痉挛

　E. 缩小瞳孔、降低眼内压、调节痉挛

2. 毛果芸香碱的作用机制是激动以下哪一受体（　　）

　A. 瞳孔括约肌上的M受体　　　　　　B. 括约肌上的α受体

　C. 睫状肌上的N受体　　　　　　　　D. 睫状肌上的α受体

　E. 虹膜括约肌上的N受体

3. 关于毛果芸香碱的叙述，正确的是（　　）

　A. 毛果芸香碱为M受体激动药　　　　B. 可抑制胆碱酯酶活性

　C. 可导致视近物模糊而视远物清楚　　D. 不易透过角膜，对眼的作用很弱

　E. 可用于治疗重症肌无力

4. 有关新斯的明的叙述，错误的是（　　）

　A. 对骨骼肌的兴奋作用最强

　B. 可用于术后腹气胀和尿潴留

　C. 为难逆性胆碱酯酶抑制药

　D. 剂量过大出现的不良反应可用阿托品对抗

　E. 禁用于支气管哮喘患者

5. 新斯的明禁用于（　　）

　A. 胆碱能危象　　　　　　B. 重症肌无力　　　　　　C. 机械性肠梗阻

D.水钠潴留　　　　　　　　E.高血压

6.新斯的明下列哪项作用最明显（　　）

　　A.对骨骼肌的兴奋作用　　B.对心脏作用　　　　　　C.对腺体的作用

　　D.对眼睛的作用　　　　　E.对胃肠道平滑肌的作用

7.患者，男，31岁。腹部手术后发生尿潴留，应用下列哪个药物缓解尿潴留症状（　　）

　　A.卡巴胆碱　　　　　　　B.乙酰胆碱　　　　　　　C.毛果芸香碱

　　D.新斯的明　　　　　　　E.肾上腺素

8.患者，女，43岁。因呼吸困难入院，诊断为重症肌无力，应选用下列何药治疗（　　）

　　A.乙酰胆碱　　　　　　　B.M受体激动药　　　　　C.毛果芸香碱

　　D.新斯的明　　　　　　　E.毒扁豆碱

9.患者，男，59岁。因青光眼入院，应选用下列何药治疗（　　）

　　A.乙酰胆碱　　　　　　　B.毛果芸香碱　　　　　　C.新斯的明

　　D.阿托品　　　　　　　　E.吡斯的明

（二）配伍选择题（从共用选项中选择一个最佳答案）

（10～14题共用答案）

　　A.有机磷酸酯类　　　　　B.阿托品　　　　　　　　C.毛果芸香碱

　　D.氯解磷定　　　　　　　E.新斯的明

10.腹气胀和尿潴留可选用（　　）

11.青光眼可选用（　　）

12.大剂量新斯的明产生的不良反应可选用（　　）对抗

13.属于胆碱酯复活药的是（　　）

14.属于难逆性胆碱酯酶抑制药的是（　　）

任务二　治疗腹部痉挛性疼痛药物基础及用药护理

教案　　PPT

📖 知识目标

1.理解并解释阿托品的作用、临床应用、不良反应和用药护理。

2.说出抗胆碱药物的分类与机制。

3.比较M受体阻断药与N受体阻断药的作用、临床应用、不良反应和用药护理。

📖 能力目标

1.学会观察阿托品的疗效和不良反应，能够正确指导患者合理用药，具备熟练的用药护理能力。

2.具备分析药物和使用药物的能力，能将药物知识向患者解释清楚和药物使用宣教的能力。

素养目标

培养关爱患者、甘愿奉献的职业精神，树立以患者为中心的护理职业意识，养成积极严谨的工作态度和医者仁心的职业品质。

一、任务描述

患者，女，23岁，由于工作繁重，导致饮食不规律，近日出现腹痛，排便时有腹痛症状，持续1周，不见好转，到医院就医，诊断为腹部痉挛性疼痛。

【相关治疗药物】

硫酸阿托品注射液：0.5mg，肌内注射。

山莨菪碱：5～10mg 口服，一日3次。

【任务】

为了能正确地遵医嘱实施用药护理，护士应该熟悉每种药物的相关知识，具备扎实的理论基础。请通过角色扮演的方式，向"患者"实施用药护理。

1.向患者说明阿托品用药剂量、用药目的及注意事项。

2.遵医嘱，对患者实施阿托品的用药护理过程。

3.在角色扮演实施用药过程中，充分体现关爱患者的职业情怀、积极向上的工作态度、护士对患者的人文关怀。

二、相关知识

抗胆碱药，与胆碱受体结合，但不产生或极少产生拟胆碱样作用，抑制Ach或胆碱受体激动药与胆碱受体结合，从而产生拮抗胆碱作用的药物。按照拮抗的受体不同分为M胆碱受体阻断药和N胆碱受体阻断药。

M胆碱受体阻断药选择性地阻断 M 胆碱受体，发挥抑制腺体分泌，松弛胃肠、膀胱、输尿管等平滑肌，扩大瞳孔，升高眼内压，调节麻痹等作用。代表药物有阿托品、东莨菪碱、山莨菪碱等。临床上常用于缓解胃肠绞痛；膀胱刺激症状；全身麻醉前给药；治疗严重盗汗和流涎症；治疗虹膜睫状体炎、验光配镜；治疗缓慢型心律失常；治疗感染性休克、解救有机磷酸酯类中毒等。用药过程中，常见副作用有口干、视物模糊、心悸、皮肤潮红、排尿困难等。大剂量可出现中枢兴奋症状，如烦躁不安、谵妄、幻觉等。严重中毒时可由兴奋转为抑制，出现昏迷和呼吸麻痹等。

N胆碱受体阻断药又分为为N_1胆碱受体阻断药（神经节阻滞药）和 N_2胆碱受体阻断药（骨骼肌松弛药）。

N_1胆碱受体阻断药选择性地阻断神经节细胞的 N_1胆碱受体，阻断交感神经和副交感神经的传出冲动，产生自主神经阻滞作用，表现为血压下降、心率减慢等。代表药物有美加明等。临床用于高血压危象、外科手术中的控制性降压等。用药过程中，可引起体位性低血压、尿潴留、便秘等。

N_2胆碱受体阻断药能选择性地阻断骨骼肌运动终板突触后膜的N_2胆碱受体，使骨骼肌松弛。代表药物有琥珀胆碱、筒箭毒碱等。临床常用于麻醉辅助用药，使肌肉松弛，便于手术操作。用药过程中，可引起呼吸肌麻痹、血钾升高、恶性高热等严重不良反应。

使用抗胆碱药时，应严格掌握适应证和禁忌证，根据患者的具体情况合理选择药物，并注意观察不良反应的发生。

胆碱受体阻断药分类及常见药物见图1-2-1。

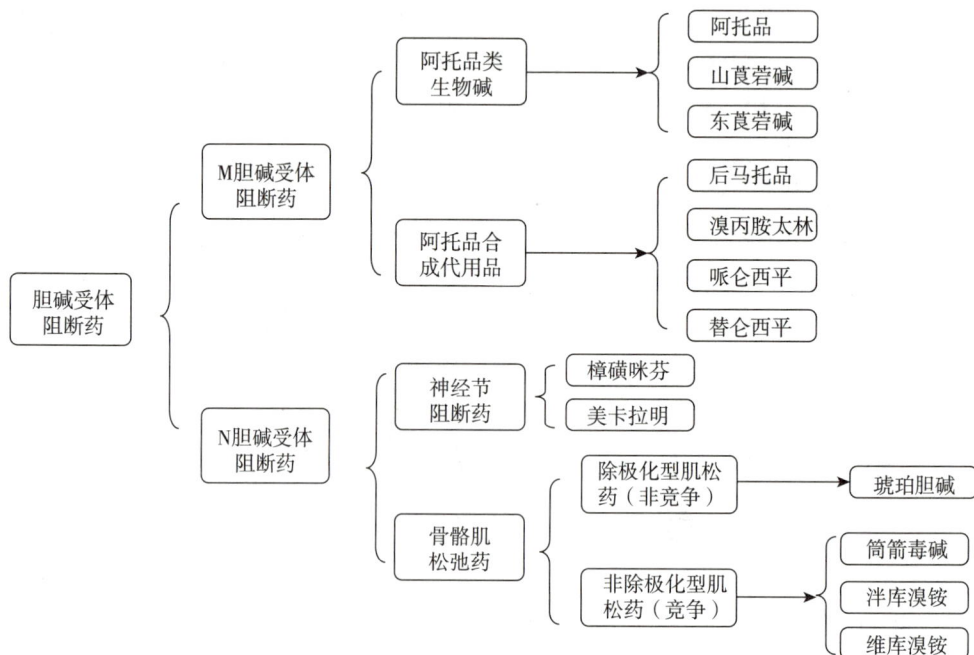

图 1-2-1　胆碱受体阻断药分类及常用药物

（一）M受体阻断药

阿托品 🅔微课3

阿托品拮抗M受体，产生抗胆碱作用，可透过血-脑屏障、胎盘屏障，通过肝细胞酶的水解代谢。

【药理作用】

1.松弛胃肠平滑肌　针对痉挛状态的平滑肌，松弛作用明显，对胃肠平滑肌松弛作用强于尿道和膀胱平滑肌，强于胆管、输尿管和支气管平滑肌。

2.抑制腺体分泌　对汗腺和唾液腺效果显著，小剂量即可出现口干、皮肤干燥，随着剂量的逐渐增大，出现呼吸道腺体抑制、胃酸分泌抑制。

3.对眼作用　与毛果芸香碱相反，产生扩大瞳孔、升高眼压、调节麻痹的作用。

4.兴奋心脏　解除迷走神经对心脏的抑制，产生心率加快、房室传导加快的作用。

5.大剂量扩张血管　扩张微血管，解除微小血管的痉挛状态，改善微循环。

6.大剂量对抗M样症状　大剂量可以缓解M受体过度兴奋，对抗M样症状。

7.兴奋中枢 随着剂量增大，出现延髓呼吸中枢兴奋。治疗剂量时无明显的中枢兴奋，大剂量时出现中枢兴奋，产生幻觉、定向障碍、运动失调、惊厥等症状，严重时转为抑制，出现昏迷、呼吸麻痹，甚至死亡。

【临床应用】

1.用于各种内脏绞痛，如胃肠绞痛及膀胱刺激症状；对胆绞痛、肾绞痛的疗效较差。

2.用于迷走神经过度兴奋所致的窦房阻滞、房室阻滞等缓慢型心律失常，也可用于继发性窦房结功能低下而出现的室性异位节律。

3.解救有机磷酸酯类中毒，主要对抗产生的M样症状。

4.用于全身麻醉前给药、严重盗汗和流涎症。

5.治疗感染性休克。

【禁忌证】青光眼、前列腺肥大、高热者禁用。

【不良反应】不同剂量所致的不良反应不同：0.5mg，轻微心率减慢，略有口干及少汗；1mg，口干、心率加速、瞳孔轻度扩大；2mg，心悸、显著口干、瞳孔扩大，有时出现视物模糊；5mg，上述症状加重，并有言语不清、烦躁不安、皮肤干燥潮红、排尿困难、肠蠕动减少；10mg以上，上述症状更重，脉速而弱，中枢兴奋现象严重，呼吸加快加深，出现谵妄、幻觉、惊厥等，严重中毒时可由中枢兴奋转入抑制，产生昏迷、呼吸麻痹等。最低致死剂量，成人为80～130mg，儿童为10mg。

阿托品相关药物知识见表1-2-1。

表1-2-1 阿托品药物知识归纳

药物名称	药理作用	临床应用	不良反应	注意事项及用药护理
阿托品	（1）抗胆碱作用：①抑制腺体分泌；②眼的作用；散瞳、升高眼内压、调节麻痹；③缓解平滑肌痉挛（2）对心血管作用：较大剂量可解除迷走神经对心脏的抑制，心率及传导加快	（1）麻醉前给药（2）眼科方面的应用（3）缓解内脏绞痛（4）治疗缓慢型心律失常（5）解救有机磷酸酯类中毒：阿托品可迅速解除有机磷中毒的M样症状	副作用较多，口干、视物模糊、心悸、皮肤干燥潮红、排尿困难	（1）青光眼、前列腺肥大及幽门梗阻等患者禁用（2）口干时可用冷开水含漱；体温高于38℃、心率超过100次/分、眼压偏高、排尿不畅患者慎用

莨菪碱类抗胆碱药物，包括山莨菪碱和东莨菪碱，具体的药理作用、临床应用、不良反应如表1-2-2所示。

表1-2-2 莨菪碱类抗胆碱药对比

药物名称	药理作用	临床应用	不良反应
山莨菪碱	解除血管、内脏平滑肌痉挛，选择性较高，作用较强	治疗内脏绞痛、感染性休克、血管痉挛性疾病，如脑血栓、脑血管痉挛等	与阿托品相似，毒性小
东莨菪碱	抑制腺体分泌、扩瞳、调节麻痹作用强于阿托品；中枢以抑制为主，表现为镇静催眠；防晕，止吐；抗震颤麻痹作用	麻醉前给药优于阿托品；防治晕动病、妊娠呕吐；震颤麻痹；有机磷酸酯类中毒	嗜睡等中枢抑制的不良反应，其余与阿托品相似

阿托品用途广泛，在用药过程中，不良反应较多，为了减少不良反应，在临床上常采用阿托品的合成代用品。人工合成扩瞳药，主要有后马托品、托吡卡胺，用于眼底检查及验光配镜。人工合成解痉药，主要有溴丙胺太林、哌仑西平、贝那替嗪等，用于胃及十二指肠溃疡的治疗，贝那替嗪可用于伴焦虑的消化性溃疡者。

（二）N受体阻断药

N受体阻断药阻断N受体，主要产生的作用是肌肉松弛，也称为肌松药。分为去极化型肌松药和非去极化型肌松药，琥珀胆碱为去极化型肌松药，肌松作用迅速而短暂，用于气管内插管、气管镜、食管镜、胃镜检查的肌肉松弛。泮库溴铵为人工合成的非去极化型肌松药，最常用的肌松药，用于全麻时的气管插管及手术中的肌肉松弛，过量中毒时可用新斯的明解救。

罗库溴铵

罗库溴铵属于非去极化的肌松药，起效快。与运动终板处N受体结合，产生肌松作用，用于全身麻醉辅助用药，常规诱导麻醉期间的气管插管，维持手术中的骨骼肌松弛。常见不良反应是注射部位的疼痛、神经-肌肉阻滞作用的延长、过敏反应、支气管痉挛，以及生命体征的改变，如低血压、心动过速。

琥珀胆碱

琥珀胆碱属于去极化型的肌松药，静脉注射后，先引起短暂的肌束震颤，然后出现肌肉松弛作用，大剂量使用可导致心率减慢。用于全身麻醉时气管插管和术中维持肌松。在去极化时，细胞内钾离子迅速外流，导致高钾血症，可产生严重的室性心律失常甚至心搏骤停。此外，还包括心动过缓、眼压升高、高热、术后肌痛、肌张力增强的不良反应。用药过程中需要备好人工呼吸机和抢救设施设备，避免药物剂量过大引起的呼吸机麻痹。

三、任务实施

【用药准备】根据任务内容和相关知识，请完成下面的用药实施清单。

用药前	评估准备	评估患者病史、用药史、各种检查结果等：
		准备药物和药物相关知识：
		调整自己工作状态，思考护士应具备的职业素养：

续表

用药中	沟通观察实施	观察点：
		与患者进行一般性沟通和专业性沟通：
		实施用药过程：
用药后	观察宣教	观察患者的用药疗效和不良反应，以及病情变化：
		健康宣教：

【用药护理过程】学生分组，采用角色扮演方式，实施对"患者"的用药护理过程。

【用药评价】由"患者"进行评价。

序号	内容	评价
1	是否介绍药物名称（1~10分）	
2	是否说明用药目的（1~10分）	
3	是否说明用法用量（1~10分）	
4	是否说明用药注意事项（1~10分）	
5	是否能熟练实施用药护理过程（1~15分）	
6	是否与患者进行有效沟通（1~15分）	
7	是否进行药物、疾病的健康宣教（1~15分）	
8	是否体现护士良好的职业素养（1~15分）	
总分		

四、课后习题

习题

（一）单项选择题（每题只有一个最佳答案）

1.阿托品对下列哪种平滑肌解痉效果最好（   ）

    A.子宫平滑肌   B.胃肠道平滑肌   C.胆道平滑肌

    D.瞳孔括约肌   E.支气管平滑肌

2.阿托品对眼睛的作用是（   ）

    A.扩瞳，升眼压，调节麻痹   B.扩瞳，升眼压，调节痉挛

    C.扩瞳，降眼压，调节麻痹   D.扩瞳，降眼压，调节痉挛

    E.缩瞳，升眼压，调节麻痹

3.泮库溴铵中毒可用( )解救

A.新斯的明 B.琥珀胆碱 C.毒扁豆碱

D.毛果芸香碱 E.溴丙胺太林

4.关于阿托品的叙述，下列错误的是( )

A.用于感染性休克 B.用于麻醉前给药

C.可用于治疗缓慢型心律失常 D.用于治疗青光眼

E.治疗胆绞痛常与哌替啶合用

5.大剂量阿托品治疗感染性休克的理论依据是( )

A.兴奋心脏，增强心肌收缩力 B.扩张血管，改善微循环

C.扩张支气管，解除呼吸困难 D.兴奋心脏，增加心排出量

E.兴奋大脑皮层，使患者苏醒

6.有中枢抑制作用的M胆碱受体阻断药是( )

A.哌仑西平 B.后马托品 C.东莨菪碱

D.山莨菪碱 E.溴丙胺太林

7.阿托品作为麻醉用药，是因为( )

A.增强麻醉效果 B.兴奋呼吸 C.防治低血压

D.肌松作用 E.减少呼吸道腺体分泌

8.下列阿托品不良反应中，错误的是( )

A.口干 B.畏光 C.体温升高

D.缩瞳 E.视物模糊

9.下列具有抗帕金森病震颤麻痹的药物是( )

A.阿托品 B.山莨菪碱 C.东莨菪碱

D.哌仑西平 E.溴丙胺太林

10.下列有关东莨菪碱的叙述，错误的是( )

A.麻醉前给药 B.中枢兴奋

C.可用于晕动病和帕金森病 D.抑制唾液分泌作用强

E.青光眼患者禁用

11.关于山莨菪碱的叙述，正确的是( )

A.对眼和腺体的作用强 B.晕动病 C.可用于感染性休克

D.常用于麻醉前给药 E.可用于抗帕金森病

12.患者，男，30岁。因房室传导阻滞入院，应选用下列何药治疗( )

A.琥珀胆碱 B.吡斯的明 C.溴丙胺太林

D.阿托品 E.泮库溴铵

13.患者，女，62岁。严重腹泻、高热、昏睡，入院诊断为感染性休克，应选用下列哪种药物治疗( )

A.山莨菪碱 B.溴丙胺太林 C.哌仑西平

D.新斯的明 E.泮库溴铵

14.患者，女，63岁。因长期咳嗽入院，需要进行气管镜检查，插管前，应选用下列哪
　　一种药物（　　）

　　A.琥珀胆碱　　　　　　　B.东莨菪碱　　　　　　　C.山莨菪碱

　　D.溴丙胺太林　　　　　　E.新斯的明

（二）配伍选择题（从共用选项中选择一个最佳答案）

（15~18题共用答案）

　　A.阿托品　　　　　　　　B.东莨菪碱　　　　　　　C.溴丙胺太林

　　D.后马托品　　　　　　　E.琥珀胆碱

15.用于预防晕动病的是（　　）

16.用于治疗窦性心动过缓的是（　　）

17.用于气管镜检查，起到肌松作用的是（　　）

18作为人工合成扩瞳药，用于成年人验光的是（　　）

任务三　抢救青霉素过敏药物基础及用药护理

教案　　　PPT

📖 知识目标

　　1.理解并能解释肾上腺素、去甲肾上腺素、异丙肾上腺素的药理作用、临床应用、不良
反应和用药护理。

　　2.说出拟肾上腺素药物的分类与机制、不同类型休克的原因及常用治疗方案。

　　3.比较麻黄碱、多巴胺的作用、临床应用和不良反应。

📖 能力目标

　　1.学会观察肾上腺素的疗效和不良反应，能够正确指导患者合理、安全用药，具备熟练
的用药护理能力。

　　2.具备分析药物和使用药物的能力，能将药物知识向患者解释清楚和用药宣教的能力。

📖 素养目标

　　培养关爱患者、甘愿奉献的职业精神，树立以患者为中心的护理职业意识，养成积极
严谨的工作态度和医者仁心的职业品质。

一、任务描述

　　患者，女，25岁，因"咳嗽、多痰"就诊。经检查诊断为肺炎链球菌感染，引发肺炎，
入院治疗。遵医嘱，使用青霉素治疗，在青霉素皮试过程中，患者出现胸闷、心慌、面色
苍白、出汗症状，医生护士立即进行抢救治疗。

【相关治疗药物】

肾上腺素：缓解过敏性休克的心搏微弱、血压下降、呼吸困难等症状，0.1%大腿中部外侧肌内注射0.5ml。

地塞米松：10～20mg，静脉注射。

补充血容量：0.9%氯化钠溶液500ml快速滴入，继而选用5%葡萄糖溶液，总液量3000～4000ml/d；或者使用羟乙基淀粉。

血管活性药物：去甲肾上腺素或多巴胺。去甲肾上腺素起始剂量为每分钟0.04～0.2μg/kg，逐渐增至有效剂量，可达每分钟0.2～0.5μg/kg。多巴胺开始初始剂量为每分钟1～5μg/kg，10分钟以内每分钟1～4μg/kg的速度递增，以达到最大疗效，最大治疗量为每分钟5～20μg/kg。

抗过敏：氯苯那敏10mg，或者异丙嗪0.025～0.05g，肌内注射。

缓解支气管痉挛：氨茶碱0.25g加入40ml 5%葡萄糖溶液中静脉推注。

【任务】

为了能正确地遵医嘱实施用药护理，护士应该熟悉每种药物的相关知识，具有扎实的理论基础。请通过角色扮演的方式，向"患者"实施用药护理。

1.说明肾上腺素用药剂量、用药目的及注意事项。

2.遵医嘱，对患者实施肾上腺素的用药护理过程。

3.在角色扮演实施用药过程中，充分体现关爱患者的职业情怀、积极向上的工作态度、护士对患者的人文关怀。

二、相关知识

（一）拟肾上腺素药

拟肾上腺素药物，根据药物作用的受体不同，将药物分为α受体激动药、β受体激动药、α和β受体激动药物，其作用机制和常用药物如表1-3-1所示。

表1-3-1　拟肾上腺素药物分类、机制和主要作用

分类	作用机制	常用药物	主要药理作用
α、β受体激动药物	激动α和β受体	肾上腺素、麻黄碱、多巴胺	激动心肌、窦房结、传导系统的β受体，兴奋心脏；激动血管平滑肌的α受体，血管收缩；激动血管、支气管平滑肌上的β受体，血管、支气管舒张
α受体激动药	激动α受体	去甲肾上腺素、间羟胺	激动血管上的α受体，强烈收缩血管
β受体激动药	激动β受体	异丙肾上腺素、多巴酚丁胺	激动心脏上的$β_1$受体，兴奋心脏；激动血管上的$β_2$受体，外周血管扩张

肾上腺素 ❷微课4

肾上腺素口服易被灭活失效，不宜口服，皮下注射由于局部血管收缩，吸收缓慢，肌

内注射较快。可透过胎盘，不易透过血–脑屏障。

【药理作用】

1.兴奋心脏　激动心肌、传导系统和窦房结的 β 受体，使心肌收缩力增强，使心排血量增加、传导加速和心率增快，强效心脏兴奋。

2.舒缩血管　激动皮肤、黏膜、内脏 α 受体，血管收缩；激动骨骼肌和冠状动脉血管的 $β_2$ 受体，血管扩张。

3.影响血压，小剂量收缩压升高，舒张压不变或稍降低；大剂量收缩压、舒张压均升高。对血压的影响呈现双相反应，先升后降，其中，升压是因为激动 α 受体，降压是因为激动 β 受体。

若先使用 α 受体阻断药（如酚妥拉明），则取消了肾上腺素的收缩血管作用，升压作用不会产生，只有 β 受体激动产生的降压作用，这个现象称为"肾上腺素升压作用的翻转"。

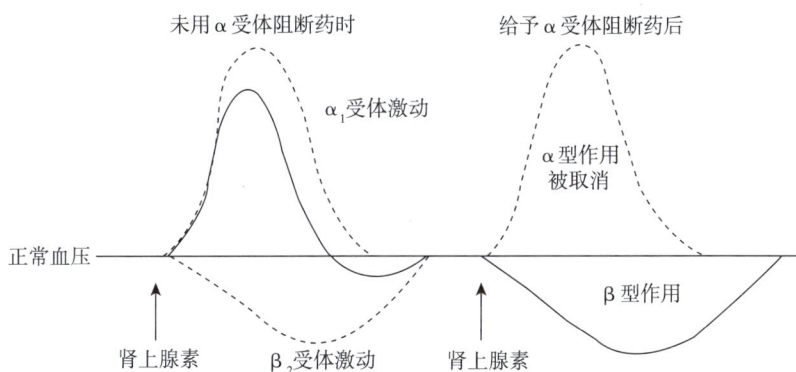

未用α受体阻断药时　　给予α受体阻断药后

$α_1$受体激动　　　　α型作用被取消

正常血压

肾上腺素　　　$β_2$受体激动　　　肾上腺素　　　β型作用

图 1–3–1　肾上腺素升压作用的翻转

4.对平滑肌的影响　激动支气管平滑肌 $β_2$ 受体，舒张支气管；激动肥大细胞上的 $β_2$ 受体，减少过敏介质的释放；激动支气管黏膜血管 $α_1$ 受体，消除局部水肿；激动胃肠平滑肌 $β_1$ 受体，张力降低，自发性收缩频率和幅度减少；激动膀胱逼尿肌的 β 受体，逼尿肌舒张；激动膀胱三角肌和括约肌 α 受体，括约肌收缩。

5.影响代谢　肝糖原分解增加，血糖升高，甘油三酯酶分解脂肪，升高游离脂肪酸。

6.大剂量兴奋中枢

【临床应用】

1.用于各种原因引起的心搏骤停和进行心肺复苏的抢救。心肺复苏新三联针：肾上腺素 1mg、阿托品 1mg、2% 盐酸利多卡因 100mg。

2.用于因支气管痉挛所致严重呼吸困难，治疗支气管哮喘。

3.可迅速缓解药物等引起的过敏性休克。肾上腺素激动心肌上的 $β_1$ 受体；激动血管上的 α 受体；激动支气管上的 $β_2$ 受体，兴奋心脏，升高血压，舒张支气管，消除黏膜水肿，缓解呼吸困难，是过敏性休克的首选药。

4.与局麻药联合使用，收缩血管，延长浸润麻醉用药的作用时间，延缓局麻药吸收，降低局麻药毒性，但对于指（趾）端、阴茎手术禁用，会造成局部组织缺血坏死。

5.局部止血，牙龈、鼻腔局部出血时，可利用肾上腺素进行局部止血，可用浸有1：1000肾上腺素的棉球塞至局部达到止血的效果。

【禁忌证】高血压、器质性心脏病、冠状动脉疾病、糖尿病、甲状腺功能亢进症、洋地黄中毒、外伤性及出血性休克、心源性哮喘等患者禁用。

【不良反应】可见心悸、头痛、烦躁、震颤、四肢发凉，大剂量出现心律失常、血压剧增引发脑淤血，严重者产生心室颤动而造成猝死。

去甲肾上腺素

去甲肾上腺素皮下注射易发生局部组织缺血坏死。临床上一般采用静脉滴注的方式给药。药物主要在肝脏内代谢，经肾排泄。去甲肾上腺素主要激动 α 受体，对心肌的 β 受体有微弱的激动作用。

【药理作用】

1.收缩血管　作用于血管上的 α 受体，除冠脉外，几乎所有的小动脉和小静脉都呈现较强的收缩作用，对皮肤黏膜血管收缩作用最强，对肾血管收缩作用次之。

2.升高血压　全身小动脉与小静脉收缩，外周阻力增加，血压升高。

【临床应用】

1.治疗休克　对抗各种休克出现的低血压症状，增加重要器官的血液供应，但出血性休克禁用。不宜长时间使用，避免组织缺氧缺血，造成坏死。

2.治疗上消化道出血　用于食管静脉扩张破裂而引起的出血及胃出血。去甲肾上腺素 1～3mg 稀释后口服，产生局部作用，对胃管及胃黏膜血管进行局部收缩，达到止血效果。

异丙肾上腺素

异丙肾上腺素口服无效，舌下给药、气雾吸入或注射均能快速起效。作用于 β_1 及 β_2 受体，呈现兴奋心脏、松弛支气管平滑肌及扩张骨骼肌血管的作用。

1.心血管系统　激动心肌 β_1 受体，加快心率，加速传导，与肾上腺素相比不易引起心律失常。激动血管上的 β_2 受体，血管扩张，由于心脏兴奋和外周血管舒张，收缩压升高、舒张压略降。大剂量注射，引起明显的血压下降。临床用于治疗二至三度房室传导阻滞，静滴给药时要根据心率调整滴速，使心率维持在 60～70 次/分。还可以用于抢救心搏骤停，适用于心室自身节律缓慢、房室传导阻滞、窦房结功能衰竭并发的心搏骤停。

2.呼吸系统　激动支气管 β_2 受体，松弛支气管平滑肌，解除支气管痉挛，对 α 受体无作用，因此不能收缩支气管黏膜血管，不能消除支气管黏膜水肿，临床可用于治疗支气管哮喘，舌下或气雾吸入可迅速控制急性发作，长期反复使用可产生耐受性。

用药过程中，常见心悸、头晕、皮肤潮红等副作用，当治疗支气管哮喘时，若患者存在缺氧状态，此时大剂量用药会加大心肌耗氧量，出现心肌梗死、心律失常，甚至室性心动过速及室颤，应谨慎用药。禁用于冠心病、心肌炎、甲状腺功能亢进患者。

肾上腺素、去甲肾上腺素和异丙肾上腺素对比结果见表1-3-2。

表1-3-2　肾上腺素、去甲肾上腺素和异丙肾上腺素对比归纳

药物名称	药理作用	临床应用	不良反应	注意事项及用药护理
肾上腺素	①兴奋心脏；②舒缩血管；③影响血压；④舒张支气管；⑤促进代谢	①新三联用于抢救心搏骤停；②首选治疗过敏性休克；③支气管哮喘急性发作；④少量［1：(20万～50万)］与局麻药配伍使用，减少吸收中毒和延长局麻作用时间；⑤局部止血	①心悸、烦躁、面色苍白和出汗；②大剂量快速可致心动过速、搏动性头痛、血压剧升，有发生脑出血的危险	①治疗过敏性休克时，最适合的注射部位为大腿外侧；②不得在手指、脚趾、手部、足部注射，避免血管收缩导致组织坏疽；重复注射时亦不得在同一部位注射；③对于存在禁忌证的患者，在生命危险时，可以不作为禁忌证；④与局麻药配伍使用时，总量不得超过0.3mg，浓度控制在2～5μg/ml
去甲肾上腺素（NE）	①收缩血管；②升高血压	①对抗休克早期的低血压症状；②抢救α受体阻断药物中毒引起的低血压；③稀释口服，可使食管、胃黏膜血管收缩止血	①长期大剂量使用或者药液外漏可引起局部缺血坏死；②大剂量长时间滴注使肾血管收缩，少尿、无尿、肾实质缺血性损伤，造成急性肾衰竭	①严禁皮下或肌内注射，采用静脉滴注；②高血压、动脉粥样硬化、冠心病、器质性心脏病、少尿或无尿休克患者禁用；③用药过程中注意观察患者检测肾功能和尿量，当尿量少于25ml/h时，立即减量或停药，用甘露醇脱水利尿
异丙肾上腺素	①兴奋心脏；②舒张血管，收缩压和舒张压均降低；③舒张支气管平滑肌；④影响代谢	①舌下气雾吸入控制支气管哮喘的急性发作；②舌下给药治疗Ⅱ、Ⅲ度房室传导阻滞；③抢救心搏骤停；④感染性休克，扩张血管，降低舒张压，增加心输出量，改善微循环灌注	①心悸、头痛、头晕，皮肤潮红，易产生耐受性；②大剂量用于缺氧状态的支气管哮喘患者时，出现心肌梗死、心律失常，严重者出现室性心动过速及室颤而死亡	①口服无效，注射、气雾吸入、舌下含服吸收较快；②冠心病、心肌炎、甲状腺功能亢进患者禁用；③用药时要监测心率

麻黄碱

麻黄碱口服易吸收，药物可通过血-脑屏障，作用缓和持久，短期反复用药可产生快速耐受现象。麻黄碱激动α受体和β受体，也能促进神经末梢释放去甲肾上腺素，药理作用为兴奋心脏，心肌收缩力增强，心排出量增加，心率变化不大；缓慢升高血压；缓慢持久地舒张支气管平滑肌；兴奋中枢作用显著，如兴奋、不安、失眠。

临床上，麻黄碱用于预防支气管哮喘发作和缓解轻度哮喘发作，对急性重度哮喘发作效果不佳；治疗蛛网膜下隙麻醉或硬膜外麻醉引起的低血压及慢性低血压症；治疗各种原因引起的鼻黏膜充血、肿胀引起的鼻塞。常用感冒药（如新康泰克、白加黑、克咳胶囊等）含有麻黄碱成分，可以缓解鼻塞、流鼻涕的症状，常作为复方感冒药的组分之一。

麻黄碱与冰毒在化学结构上较为相似，不法分子易通过简单的化学反应将其转化为毒品，此外，过量使用含麻黄碱会导致心悸、失眠、血压升高等不良反应。麻黄碱属于易制毒化学品，《易制毒化学品管理条例》等相关法律法规对麻黄碱类物质进行管理，国家对其生产、经营、购买、运输和进口、出口实行分类管理和许可制度。一方面，为了防止麻黄

碱流入非法渠道被用于制造毒品，严格限制其销售数量，以降低被不法分子大量获取的风险。另一方面，通过规范销售环节，要求药品零售企业在销售含麻黄碱类复方制剂时，严格执行处方药与非处方药分类管理有关规定，查验购买者的有效身份证件并登记相关信息等措施，共同确保麻黄碱类物质在合法、安全、可控的范围内使用。

多巴胺

多巴胺口服无效，一般静脉滴注给药。激动 α 受体、β 受体，心肌收缩力增强，小剂量激动多巴胺 D_1 受体，血管舒张大剂量激动血管 α_1 受体，血管收缩，血压升高，改善肾功能。治疗剂量的多巴胺能激动多巴胺受体，使肾血管扩张，肾血流量和肾小球滤过率增加，抑制肾小管重吸收，排钠利尿。剂量和浓度过大时，激动肾血管 α_1 受体，肾血管收缩，肾血流量减少。临床上常用于抗休克和急性肾损伤。不良反应较轻，恶心、呕吐，大剂量时可出现心动过速、心律失常、肾血管收缩、肾功能下降。嗜铬细胞瘤、心动过速者禁用，高血压及器质性心脏病者慎用。

（二）休克

休克是机体遭受强烈的致病因素侵袭后，由于有效循环血量锐减，组织血流灌注广泛、持续、显著减少，致全身微循环功能不良、生命重要器官严重障碍的综合症候群。休克按病因分类见表1-3-3。

表1-3-3　休克按病因分类

类别	病因
低血容量性休克	大量失血、严重脱水、烧伤等导致血容量急剧减少
感染性休克	由严重感染引起，常见的病原体有细菌、病毒、真菌等
心源性休克	因心脏功能受损，如心肌梗死、心律失常、心脏瓣膜病等导致心脏泵血功能下降
过敏性休克	接触过敏原后，机体发生强烈的过敏反应，导致血管扩张、毛细血管通透性增加，有效循环血量减少
神经源性休克	如剧烈疼痛、脊髓损伤等原因引起血管运动中枢抑制，周围血管扩张，有效循环血量相对不足

休克早期，患者表现为精神紧张、兴奋或烦躁不安，面色苍白、皮肤湿冷，心率加快，脉压减小，尿量减少等。休克中期，患者表情淡漠、反应迟钝，皮肤发绀、四肢冰冷，脉搏细速，血压下降，少尿或无尿。休克晚期，患者出现昏迷，全身皮肤黏膜明显发绀，四肢厥冷，脉搏摸不清，血压测不出，无尿，可并发多器官功能衰竭。休克治疗原则包括一般紧急治疗、补充血容量、处理并控制病因、纠正酸碱平衡失调、应用血管活性药物、防治并发症（表1-3-4）。

表1-3-4　休克治疗原则、护理要点及常用药物

治疗原则	护理要点及常用药物
一般紧急治疗	①保持呼吸道通畅，给予吸氧。头和躯干抬高20°～30°，下肢抬高 15°～20°，以增加回心血量。建立静脉通道，快速补充血容量；②监测生命体征，包括心率、血压、呼吸、体温等

续表

治疗原则	护理要点及常用药物
补充血容量	纠正休克的关键措施 ①生理盐水：用于补充细胞外液丢失，恢复有效循环血量 ②林格氏液：含有多种电解质，更接近人体生理状态，可用于扩容 ③血浆：含有各种凝血因子和蛋白质，可提高血浆胶体渗透压 ④白蛋白：可增加血浆胶体渗透压，维持血容量 ⑤右旋糖酐：分为中分子右旋糖酐、低分子右旋糖酐和小分子右旋糖酐。中分子右旋糖酐可提高血浆胶体渗透压，扩充血容量；低分子右旋糖酐可改善微循环，防止 DIC
积极处理原发病	针对不同病因进行治疗，如控制感染、治疗心脏疾病、抗过敏等
纠正酸碱平衡失调	碳酸氢钠等，用于纠正代谢性酸中毒
应用血管活性药物	①血管收缩剂：去甲肾上腺素、多巴胺等。去甲肾上腺素主要用于感染性休克，可收缩血管；升高血压；多巴胺小剂量时可扩张肾、肠系膜等血管，增加尿量，大剂量时可收缩血管；升高血压 ②血管扩张剂：酚妥拉明、山莨菪碱等。酚妥拉明可扩张小动脉和小静脉，改善微循环；山莨菪碱可解除血管痉挛，改善微循环
防治并发症	防治多器官功能障碍综合征（MODS）、弥散性血管内凝血（DIC）等

三、任务实施

【用药准备】根据任务内容和相关知识，请完成下面的用药实施清单。

用药前	评估 准备	评估患者病史、用药史、各种检查结果等：
		准备药物和药物相关知识：
		调整自己工作状态，思考护士应具备的职业素养：
用药中	沟通 观察 实施	观察点：
		与患者进行一般性沟通和专业性沟通：
		实施用药过程：
用药后	观察 宣教	观察患者的用药疗效和不良反应，以及病情变化：
		健康宣教：

【用药护理过程】学生分组，采用角色扮演方式，实施对"患者"的用药护理过程。

【用药评价】由"患者"进行评价。

序号	内容	评价
1	是否介绍药物名称（1～10分）	
2	是否说明用药目的（1～10分）	
3	是否说明用法用量（1～10分）	
4	是否说明用药注意事项（1～10分）	
5	是否能熟练实施用药护理过程（1～15分）	
6	是否与患者进行有效沟通（1～15分）	
7	是否进行药物、疾病的健康宣教（1～15分）	
8	是否体现护士良好的职业素养（1～15分）	
总分		

四、课后习题

习题

（一）单项选择题（每题只有一个最佳答案）

1.各种原因所致心搏骤停的首选药物是（　　）

    A.肾上腺素　　　　　　　　B.多巴胺　　　　　　　　C.异丙肾上腺素

    D.去氧肾上腺素　　　　　　E.去甲肾上腺素

2.能翻转肾上腺素升压作用的药物是（　　）

    A.阿托品　　　　　　　　　B.酚妥拉明　　　　　　　C.去甲肾上腺素

    D.间羟胺　　　　　　　　　E.多巴胺

3.青霉素等药物引起的过敏性休克，首选何药抢救（　　）

    A.多巴胺　　　　　　　　　B.去甲肾上腺素　　　　　C.肾上腺素

    D.丙肾上腺素　　　　　　　E.间羟胺

4.肾上腺素对心脏的作用是（　　）

    A.激动 α 受体，使心率加快、传导加快、收缩力加强

    B.阻断 α 受体，使心率减慢、传导减慢、收缩力减弱

    C.激动 β 受体，使心率加快、传导加快、收缩力加强

    D.阻断 β 受体，使心率加快、传导减慢、收缩力减弱

    E.激动 α 受体和 β 受体，使心率加快、传导加快、收缩力减弱

5.休克中作为血管活性药物的是（　　）

　　A.生理盐水　　　　　　　　B.去甲肾上腺素　　　　　　C.糖皮质激素

　　D.林格氏液　　　　　　　　E.白蛋白

6.防治蛛网膜下隙麻醉、硬膜外麻醉引起的低血压最好选用（　　）

　　A.多巴胺　　　　　　　　　B.去甲肾上腺素　　　　　　C.肾上腺素

　　D.麻黄碱　　　　　　　　　E.间羟胺

7.用于治疗房室传导阻滞的药物是（　　）

　　A.新斯的明　　　　　　　　B.肾上腺素　　　　　　　　C.麻黄碱

　　D.异丙肾上腺素　　　　　　E.去甲肾上腺素

8.去甲肾上腺素静滴外漏，可用哪种药物缓解（　　）

　　A.生理盐水　　　　　　　　B.普鲁卡因溶液封闭　　　　C.酚妥拉明

　　D.去氧肾上腺素　　　　　　E.普萘洛尔

9.下列药物中，对β受体作用微弱是（　　）

　　A.去甲肾上腺素　　　　　　B.异丙肾上腺素　　　　　　C.肾上腺素

　　D.多巴胺　　　　　　　　　E.麻黄碱

10.下列关于肾上腺素的描述，错误的是（　　）

　　A.在局麻药中加入肾上腺素，可以降低毒性，延长局麻作用时间

　　B.肾上腺素可兴奋心脏、升高血压、舒张支气管，是过敏性休克的首选药

　　C.肾上腺素用药过程中，降低血糖、升高游离脂肪酸

　　D.肾上腺素对血管呈现收缩和舒张的作用

　　E.肾上腺素对血压呈现出先升后降的双相反应

11.患者，男，56岁。有肝硬化史，6年前呕血，确诊为肝硬化、胃底食管静脉曲张、
　　脾大，给予止血和脾切除术治疗，好转出院。2小时前突感腹胀，继而出现呕鲜血
　　约1500ml。检查血压90/60mmHg，神志清，贫血貌。该患者除给予输液、输新鲜血
　　外，还应选用下列何种止血措施（　　）

　　A.垂体后叶素口服　　　　　　　　B.肾上腺素肌内注射

　　C.去甲肾上腺素稀释后口服　　　　D.去氧肾上腺素静脉滴注

　　E.凝血酶静脉滴注

12.为了延长局麻药的作用时间和降低毒性，可与下列哪个药物合用（　　）

　　A.肾上腺素　　　　　　　　B.异丙肾上腺素　　　　　　C.麻黄碱

　　D.去甲肾上腺素　　　　　　E.多巴胺

13.下列哪个药物可以和利尿药合用，治疗急性肾功能衰竭（　　）

　　A.麻黄碱　　　　　　　　　B.肾上腺素　　　　　　　　C.去甲肾上腺素

　　D.多巴胺　　　　　　　　　E.阿托品

（二）配伍选择题（从共用选项中选择一个最佳答案）

（14~15题共用答案）

　　A.多巴胺　　　　　　　　　B.麻黄碱　　　　　　　　　C.间羟胺

　　D.去甲肾上腺素　　　　　　E.异丙肾上腺素

14.静滴漏出可导致局部组织缺血坏死的药物是（　　）

15.具有中枢兴奋作用的 α、β 受体激动药是（　　）

（16~18题共用答案）

    A.急性肾衰竭   B.房室传导阻滞   C.过敏性休克

    D.腰麻所致低血压   E.嗜铬细胞瘤

16.麻黄碱可用于防治（　　）

17.多巴胺可用于治疗（　　）

18.多巴胺禁用于（　　）

任务四　治疗高血压合并冠心病药物基础及用药护理

教案　　PPT

📖 知识目标

1.理解并解释 β 受体拮抗药的药理作用、临床应用、不良反应和用药护理。

2.对比分析并整理 α 受体拮抗药的药理作用、临床应用、不良反应和用药护理。

3.说出常见的抗肾上腺素药物的分类及机制。

📖 能力目标

1.学会观察抗肾上腺素药物的疗效和不良反应，能够正确指导患者合理、安全用药，具备熟练的用药护理能力。

2.具备分析药物和使用药物的能力，以及将药物知识向患者解释清楚和用药宣教的能力。

📖 素养目标

培养关爱患者的职业情怀，积极向上的工作态度，甘于奉献的敬业精神，以及尊重患者、关注患者的人文关怀素养。

一、任务描述

患者，男，42岁，有高血压病史10年，近日出现心悸，到医院就医。经查体，医生诊断为高血压合并冠心病。

【相关治疗药物】

美托洛尔：口服，25~50mg，2次/日。

比索洛尔：口服，初始剂量2.5mg，1次/日；常规剂量5mg，1次/日，最大剂量每日不超过10mg。

阿替洛尔：口服，初始剂量 $6.25 \sim 12.5 \, mg$，2 次/日，按需要及耐受量渐增至 $50 \sim 100 \, mg/d$。

普萘洛尔：口服，初始剂量 $10 \, mg$，一日 $3 \sim 4$ 次，可单独使用或与利尿剂以及地平类合用。剂量应逐渐增加，一日最大剂量 $100 \, mg$。

拉贝洛尔：妊娠合并高血压者的首选口服降压药物，$100 \, mg$，一日 $2 \sim 3$ 次，维持剂量为 $200 \sim 600 \, mg$，2 次/日。饭后服，极量 $2400 \, mg/d$。

【任务】

为了能正确地遵医嘱实施用药护理，护士应该熟悉每种药物的相关知识，具有扎实的理论基础。请通过角色扮演的方式，向"患者"实施用药护理。

1. 说明美托洛尔用药剂量、用药目的及注意事项。

2. 遵医嘱，对患者实施美托洛尔的用药护理过程。

3. 在角色扮演实施用药过程中，充分体现关爱患者的职业情怀、积极向上的工作态度及对患者的人文关怀。

二、相关知识

（一）抗肾上腺素药物

抗肾上腺素药又称肾上腺素拮抗药，通过阻断肾上腺素受体而产生作用。根据阻断的受体不同，分为 α 受体阻断药、β 受体阻断药，α、β 受体阻断药。抗肾上腺素类药物的分类、机制、常用药物如表 1-4-1 所示。

表 1-4-1　抗肾上腺素药物分类与机制

分类	作用机制	常用药物
α 受体阻断药	阻断 α 受体	酚妥拉明、妥拉唑林、酚苄明、哌唑嗪、育亨宾
β 受体阻断药	阻断 β 受体	普萘洛尔、噻吗洛尔、吲哚洛尔、美托洛尔
α、β 受体阻断药	阻断 α 和 β 受体	拉贝洛尔

酚妥拉明

【药理作用】阻断 α 受体，对 α_1 与 α_2 受体均有作用。

1. **扩张血管**　阻断血管 α_1 受体，直接扩张血管，外周阻力明显降低，血压下降。同时，增加血容量，增加组织血流量，改善微循环，改善内脏血流灌注，解除微循环障碍。

2. **拟胆碱作用**　兴奋胃肠平滑肌，增加胃酸分泌。

3. **兴奋心脏**　由于阻断去甲肾上腺素能神经末梢突触前膜的 α_2 受体，促进去甲肾上腺素的释放；阻断血管 α_1 受体，血压下降，反射性兴奋交感神经，导致心收缩力加强、心率加快，心排血量增加。

【临床用途】

1. 控制嗜铬细胞瘤患者可能出现的高血压危象，用于嗜铬细胞瘤的诊断性检查、鉴别诊断、术前准备、控制高血压危象。

2.皮下浸润注射，用于预防去甲肾上腺素静滴外漏后出现的皮肤缺血坏死。

3.用于心力衰竭、急性心肌梗死，减轻心脏负荷。

4.用于雷诺病、血栓闭塞性脉管炎等外周血管痉挛性疾病。

5.用于感染性休克、心源性休克、神经源性休克。

6.酚妥拉明可用于诊治阳痿。酚妥拉明通过阻断阴茎海绵体和血管中的 α 受体，使血管平滑肌松弛，从而扩张血管，增加阴茎海绵体的血液灌注量，促进阴茎勃起。

【不良反应】胃肠道反应和心血管反应，常见直立性低血压、心动过速、心律失常、鼻塞、恶心、呕吐；少见晕厥、乏力；罕见心绞痛、心肌梗死、神志模糊、头痛、共济失调、言语含混。一旦发生体位性低血压，取头低足高位平卧，视情况给予去甲肾上腺素升压，禁用肾上腺素。

【禁忌证】对本品过敏者、低血压、冠心病、心肌梗死、胃炎、消化性溃疡、严重动脉硬化及肾功能不全者禁用。

（二）β 受体阻断药 🇪微课5

β 受体阻断药是一类能选择性地与 β 受体结合，从而阻断神经递质和儿茶酚胺对 β 受体的激动作用的药物。

在临床上广泛应用于心血管疾病的治疗，如高血压、冠心病、心律失常等。

【药理作用】

1.β 受体阻断作用 抑制心脏、降低血压、收缩支气管、减少肾素释放、影响代谢。

（1）抑制心脏 阻断心肌上的 $β_1$ 受体，拮抗交感神经兴奋和儿茶酚胺作用，心肌收缩力减弱、心排血量减少、心肌耗氧量降低、心率减慢、传导减慢。

（2）收缩支气管平滑肌 阻断支气管平滑肌的 $β_2$ 受体，使支气管平滑肌收缩，呼吸道阻力增加，诱发或加重支气管哮喘。

（3）肾素释放减少 阻断肾小球旁器细胞的 $β_1$ 受体，减少肾素分泌，引起血压下降。

（4）影响代谢 能抑制脂肪、糖原分解，与 α 受体阻断药合用，可拮抗肾上腺素升高血糖作用。

2.内在拟交感活性 吲哚洛尔等某些 β 受体阻断药对 β 受体具有部分激动作用，称为内在拟交感活性。由于此作用较弱，通常被 β 受体阻断作用掩盖。

3.膜稳定作用 普萘洛尔等某些 β 受体阻断药大剂量时具有膜稳定作用，降低细胞膜对离子的通透性，体现局麻作用和奎尼丁样作用。这一作用所需药物浓度高于临床有效浓度几十倍，且在临床治疗剂量时，β 受体阻断药剂也有抗心律失常作用，因此，认为在常用量时，膜稳定作用无临床意义。

4.其他 噻吗洛尔可降低眼压，美托洛尔、普萘洛尔、吲哚洛尔、纳多洛尔等具有抑制血小板聚集作用。

【临床用途】

1.治疗快速型心律失常，针对交感神经兴奋性过高、甲状腺功能亢进症等引起的窦性心动过速疗效好。

2.治疗心绞痛有较好的疗效，减少心绞痛发作次数，降低心肌梗死复发率和猝死率。

3.治疗伴随心排血量高、肾素水平高的高血压，临床使用中常作为一线降压药。

4.可改善慢性心力衰竭心脏的舒张功能，恢复心肌对内源性儿茶酚胺的敏感性。

5.辅助治疗甲状腺功能亢进症降低基础代谢率，减慢心率，控制激动不安等症状，抑制 T_4 转变为 T_3，作为甲状腺功能亢进症的辅助治疗。

6.噻吗洛尔可用于治疗青光眼。

【禁忌证】支气管哮喘、二至三度房室传导阻滞、心源性休克、窦性心动过缓、重度心力衰竭等禁用。哺乳期妇女、充血性心力衰竭、肝功能不全、甲状腺功能低下、雷诺综合征、肾功能低下者慎用。

【不良反应】

1.消化道反应　常见恶心、呕吐、轻度腹泻等。

2.心脏反应　可出现窦性心动过缓、房室传导阻滞、心功能不全等。用药前和用药中监测心率的变化，心率不得低于50次/分。

3.外周血管收缩和痉挛　可出现四肢发冷、皮肤苍白、发绀等症状或间歇性跛行，甚至引起脚趾溃疡和坏死。

4.诱发或加重支气管哮喘　禁用于伴有支气管哮喘的患者。

5.存在反跳现象　长期应用，突然停药，可使病情加重。故长期用药者不宜突然停药。

抗肾上腺素药物相关知识见表1-4-2。

表1-4-2　抗肾上腺素药物归纳

药物名称	药理作用	临床应用	不良反应	注意事项及用药护理
酚妥拉明	舒张血管，血压下降；兴奋心脏，加快心率，增加心排出量	外周血管痉挛性疾病、鉴别诊断肾上腺素嗜铬细胞瘤、休克、去甲肾上腺素静滴外漏、难治性充血性心力衰竭、阳痿	（1）心血管反应：静脉给药可引起心率加快、心律失常、心绞痛（2）胃肠反应：腹痛、腹泻、呕吐	冠心病、溃疡病患者慎用。患者服药后卧床休息30分钟，以免发生体位性低血压，一旦发生，取头低足高位，用去甲肾上腺素解救
β 受体阻断药（洛尔类）	（1）β受体阻断作用：①抑制心脏；②收缩支气管平滑肌；③减少肝肾血流量；④抑制肾素分泌、糖原及脂肪分解。（2）内在拟交感活性膜稳定作用	快速性心律失常；心绞痛和心肌梗死；高血压；充血性心理衰竭；辅助治疗甲状腺功能亢进症	恶心呕吐腹泻等消化道症状；心脏抑制；诱发或加重支气管哮喘；外周血管收缩和痉挛；反跳现象	严重心功能不全、窦性心动过缓、重度房室传导阻滞和支气管哮喘者禁用。心肌梗死及肝功能不全者慎用。用药剂量个体化，从小剂量逐渐增加，心率低于50次/分时，报告医生。不能突然停药。普萘洛尔不易睡前服用

三、任务实施

【用药准备】根据任务内容和相关知识，请完成下面的用药实施清单。

用药前	评估准备	评估患者病史、用药史、各种检查结果等：
		准备药物和药物相关知识：
		调整自己工作状态，思考护士应具备的职业素养：
用药中	沟通观察实施	观察点：
		与患者进行一般性沟通和专业性沟通：
		实施用药过程：
用药后	观察宣教	观察患者的用药疗效和不良反应，以及病情变化：
		健康宣教：

【用药护理过程】学生分组，采用角色扮演方式，实施对"患者"的用药护理过程。

【用药评价】由"患者"进行评价。

序号	内容	评价
1	是否介绍药物名称（1~10分）	
2	是否说明用药目的（1~10分）	
3	是否说明用法用量（1~10分）	
4	是否说明用药注意事项（1~10分）	
5	是否能熟练实施用药护理过程（1~15分）	
6	是否与患者进行有效沟通（1~15分）	
7	是否进行药物、疾病的健康宣教（1~15分）	
8	是否体现护士良好的职业素养（1~15分）	
总分		

四、课后习题

习题

(一)单项选择题(每题只有一个最佳答案)

1.下列药物可诱发或加重支气管哮喘的是(　　)

　　A.肾上腺素　　　　　　　　B.异丙肾上腺素　　　　　　C.普萘洛尔

　　D.酚妥拉明　　　　　　　　E.间羟胺

2.酚妥拉明临床应用不包括(　　)

　　A.血管痉挛性疾病　　　　　B.心搏骤停　　　　　　　　C.抗休克

　　D.嗜铬细胞瘤诊断　　　　　E.心力衰竭

3.酚妥拉明可使肾上腺素的升压作用(　　)

　　A.明显增强　　　　　　　　B.不变　　　　　　　　　　C.减弱

　　D.翻转　　　　　　　　　　E.随剂量改变

4.应用β受体阻断药,应密切监测心率不得低于(　　)

　　A.50次/分　　　　　　　　B.55次/分　　　　　　　　C.60次/分

　　D.80次/分　　　　　　　　E.70次/分

5.下列对洛尔类药物描述错误的是(　　)

　　A.抑制心脏　　　　　　　　　　　　　　　　B.可用于甲亢辅助治疗

　　C.存在反跳现象　　　　　　　　　　　　　　D.松弛支气管平滑肌

　　E.常用量时,膜稳定作用无临床意义

6.患者,男,56岁。静滴去甲肾上腺素对抗低血压,用药过程中发现给药部位皮肤苍白,皮温下降,可用何种药物缓解(　　)

　　A.麻黄碱　　　　　　　　　B.异丙肾　　　　　　　　　C.普萘洛尔

　　D.酚妥拉明　　　　　　　　E.洛尔类

7.患者,女,32岁。左足受外伤,感左足趾麻木疼痛。逐渐左大趾皮色发紫,疼痛加剧,经诊断为血栓闭塞性脉管炎,采用防寒保暖等措施,可给予何种药物治疗(　　)

　　A.酚妥拉明　　　　　　　　B.多巴胺　　　　　　　　　C.阿托品

　　D.麻黄碱　　　　　　　　　E.普萘洛尔

(二)配伍选择题(从共用选项中选择一个最佳答案)

(8~9题共用答案)

　　A.前列腺增生　　　　　　　B.支气管哮喘　　　　　　　C.甲状腺功能亢进症

　　D.室性心律失常　　　　　　E.有机磷酸酯类中毒

8.肾上腺素的禁忌证包括(　　)

9.美托洛尔的禁忌证包括(　　)

(10~12题共用答案)

　　A.阻断β受体

　　B.阻断α受体

　　C.阻断α、β受体

D.具有内在拟交感活性的 β 受体阻断药

E.能降低眼压的非选择性 β 受体阻断药

10.噻吗洛尔的药理作用是(　　)

11.普萘洛尔的药理作用是(　　)

12.拉贝洛尔的药理作用是(　　)

书网融合……

微课1　　　　　微课2　　　　　微课3　　　　　微课4　　　　　微课5

项目二　中枢神经系统药物基础及用药护理

任务一　治疗失眠障碍药物基础及用药护理

教案　　PPT

知识目标

1. 理解并解释苯二氮䓬类药物的作用、临床应用、不良反应和用药护理；硫酸镁的作用、临床应用、给药途径、中毒症状及解救。
2. 对比分析并整理巴比妥类药的作用特点、临床应用、不良反应和中毒的解救措施。
3. 说出其他解热镇痛药物的作用特点和临床应用。

能力目标

1. 学会观察解热镇痛的疗效和不良反应，能够正确指导患者合理、安全用药，具备熟练的用药护理能力。
2. 具备与患者进行用药沟通、用药宣教的能力。

素养目标

培养关爱失眠患者的医者仁心职业情怀；树立积极的工作态度，养成关注和尊重失眠患者的职业医师；培养甘于奉献的敬业精神，形成良好的人文关怀职业素养。

一、任务描述

患者，女，45岁，近半年来出现失眠，到医院就医，患者主诉：每周3～4天失眠，整夜睡不着，睡不好，并担心忧虑，精神状态不好，入睡困难，易醒。医生拟诊断为失眠障碍。

【相关治疗药物】

短效、中效的苯二氮䓬类药物：硝西泮（硝基安定）、奥沙西泮等、三唑仑、阿普唑仑、咪达唑仑。

褪黑色素受体激动剂：雷美替胺。

具有镇静作用的抗抑郁药：曲唑酮、米氮平、氟伏沙明、多塞平，适用于伴有抑郁或焦虑的失眠患者。

非苯二氮䓬类药物：唑吡坦、佐匹克隆、扎来普隆。

【任务】

为了能正确地根据医嘱实施用药护理，护士应该熟悉每种镇静催眠药的相关知识，具有扎实的理论基础。请通过角色扮演的方式，向失眠"患者"实施用药护理。

1.向患者说明地西泮的名称、剂量、用药目的及注意事项。

2.对患者实施地西泮用药护理过程。

3.在用药过程中充分体现关爱失眠患者的医者仁心职业情怀，护士对患者的人文关怀。

二、相关知识

镇静催眠药是有效改善睡眠、提高睡眠质量的药物，可避免失眠对人体的严重危害。镇静和催眠不同作用的体现，依靠药物剂量的不同进行控制，最小剂量用药时产生抗焦虑作用，剂量增大出现镇静作用，大剂量用药时产生催眠作用，部分药物还具有抗惊厥的作用。本类药物属于第二类精神药品，为处方药范畴，临床应用广泛，但存在药物滥用的潜在危害。常用的镇静催眠药包括苯二氮䓬类、新型非苯二氮䓬类、巴比妥类与其他类。具体分类如表2-1-1所示。

表2-1-1 镇静催眠药物分类和机制

分类		常用药物	作用机制
苯二氮䓬类	长效类	氟西泮（氟安定）、氯氮䓬（利眠宁）	促进γ-氨基丁酸（GABA）与受体结合，氯离子通道开放频率增加，氯离子内流增多，神经细胞膜超极化，中枢抑制
	中效类	硝西泮（硝基安定）、奥沙西泮等	
	短效类	三唑仑、阿普唑仑、咪达唑仑	
巴比妥类	长效类	苯巴比妥	促进GABA与受体结合，氯离子通道开放时间延长，氯离子内流增多，神经细胞膜超极化，中枢抑制
	中效类	异戊巴比妥	
	短效类	司可巴比妥	
	超短效类	硫喷妥钠	
其他类		水合氯醛	—
新型非苯二氮䓬类		佐匹克隆、唑吡坦、扎来普隆、丁螺环酮	—

地西泮 e 微课1

口服吸收快而完全，生物利用度约76%，肌内注射20分钟内起效，静脉注射1~3分钟起效，地西泮及其代谢物脂溶性高，容易穿透血-脑屏障，可通过胎盘，可分泌入乳汁。本品主要在肝脏代谢，存在肠-肝循环，长期用药有蓄积作用，停药后消除较慢，可滞留在血液中数日甚至数周。

【药理作用】

1.抗焦虑、镇静、催眠、抗惊厥 不同剂量可引起中枢神经系统不同部位的抑制，小剂量产生镇静作用，使患者安静，消除激动、焦虑不安等；中等剂量引起近似生理性睡眠；大剂量时则产生抗惊厥作用。

2.抗癫痫　详见本项目任务二。

3.中枢性肌肉松弛　降低骨骼肌张力,具有较强的肌肉松弛作用。

【临床应用】

1.治疗焦虑症、失眠症。

2.治疗癫痫持续状态的首选药。

3.抗惊厥,用于子痫、破伤风、小儿高热所致惊厥。

4.静注可用于全麻的诱导和麻醉前给药。

【禁忌证】妊娠期妇女、新生儿、青光眼、重症肌无力、驾驶员、高空作业和机械操作者禁用。

【不良反应】

1.中枢神经系统症状　常见的不良反应有嗜睡、头晕、乏力等;大剂量可有共济失调、震颤;罕见的有皮疹、白细胞减少。个别患者发生兴奋、多语、睡眠障碍,甚至幻觉,停药后,上述症状很快消失。

2.耐受性和依赖性　长期连续用药可产生依赖性和依赖性,停药可能发生撤药症状,表现为激动或忧郁。

3.急性中毒　过量使用或快速静脉注射,可导致急性中毒,表现为抑制呼吸和循环功能,严重者可导致呼吸、心搏骤停。解毒措施:洗胃、对症治疗、应用苯二氮䓬受体拮抗剂氟马西尼解救。

氟马西尼

氟马西尼是苯二氮䓬受体阻断药,特异性阻断苯二氮䓬类药物的中枢神经作用,可用于苯二氮䓬类过量所致昏迷的诊断和治疗。若反复使用本品后,清醒程度及呼吸功能尚未显著改善,则考虑为苯二氮䓬类药物以外的其他原因,作为苯二氮䓬类药物过量时中枢作用的特效逆转剂。主要不良反应为恶心、呕吐、烦躁、焦虑等,有癫痫病史者可诱发癫痫。长期应用苯二氮䓬类药物者应用该药可诱发戒断症状,缓慢注射5mg地西泮或5mg咪达唑仑后,戒断症状消失。

巴比妥类

巴比妥类镇静催眠药是一类弱酸性药物,口服、注射后均易被吸收,可进入胎盘屏障,脂溶性高的药物,如硫喷妥钠易通过血－脑屏障;脂溶性低的药物,如苯巴比妥不易通过血－脑屏障。在体内主要在肝代谢,经肾排泄。根据作用维持时间长短可分为长效、中效、短效和超短效药物,长效药物有苯巴比妥、戊巴比妥;中效药物有异戊巴比妥;短效药物为司可巴比妥;超短效药物是硫喷妥钠。

【作用与用途】

1.镇静催眠　安全性差,易发生依赖性,故已少用。

2.抗惊厥　用于小儿高热、破伤风、子痫、脑膜炎、脑炎及中枢兴奋药引起的惊厥。

3.抗癫痫　苯巴比妥具有抗癫痫作用,常用于治疗癫痫大发作和癫痫持续状态。

4.麻醉及麻醉前给药　硫喷妥钠可用作静脉麻醉和诱导麻醉。其他巴比妥类可作麻醉前给药，以消除患者术前的恐惧情绪。

5.增强其他中枢抑制药作用 镇静剂量的巴比妥类与解热镇痛药合用，可增强后者的镇痛作用，因此各种复方镇痛药物中常含有巴比妥类。

【不良反应及防治】

1.后遗效应 服药后次晨可出现头晕、困倦、嗜睡、精神不振及定向力障碍等，即"宿醉"现象。

2.耐受性与依赖性 长期服用，产生精神依赖性和身体依赖性，并在停药后出现戒断症状，表现为激动、失眠、焦虑，甚至惊厥。

3.急性中毒 大剂量服用或静脉注射过快可导致急性中毒，主要表现为昏迷、呼吸抑制、血压下降、体温降低等，呼吸衰竭是致死的主要原因。

解救措施如下。①排除毒物：口服未超过3小时者，可用温生理盐水或1：5000～1：2000的高锰酸钾溶液洗胃，然后再用硫酸钠（禁用硫酸镁）导泻。静脉滴注碳酸氢钠或乳酸钠碱化血液、尿液，以加速毒物排泄。也可用利尿药或甘露醇促进药物的排泄。②对症疗法和支持疗法：保持呼吸道通畅，吸氧或人工呼吸，必要时行气管切开或气管插管，使用呼吸兴奋剂或升压药，以维持呼吸和循环功能。严重者可进行血液透析。

4.其他 少数患者可出现荨麻疹、血管神经性水肿、药物热等过敏反应，偶见剥脱性皮炎等较严重的变态反应。

地西泮、巴比妥类药物特点见表2-1-2。

表2-1-2 地西泮、巴比妥类药物基础归纳

药物名称	药理作用	临床应用	不良反应	注意事项及用药护理
地西泮（安定）	抗焦虑作用；镇静催眠；抗惊厥、抗癫痫；中枢性骨骼肌松弛	治疗焦虑症的常用药，优于巴比妥类等镇静催眠药；临床上最常用的催眠药；各种类型的癫痫；静注安定是治疗癫痫持续状态的首选药物；临床上可用于缓解脑血管意外等中枢神经病变所致的肌僵直	嗜睡、乏力、头晕等中枢抑制症状，长期用药产生耐受性和依赖性，突然停药反跳现象；急性中毒昏迷、呼吸循环抑制	小剂量短期给药或间断按需给药，停药时逐渐减量，不可突然停药；静脉注射应缓慢，不超过5mg/min，口服给药视患者服下后离开，避免药物囤积发生意外；急性中毒后，用氟马西尼解救
巴比妥类	镇静催眠作用；抗惊厥作用；麻醉作用	安全性不及苯二氮䓬类药物，且易产生依赖性，临床上已很少用于镇静催眠；治疗癫痫大发作和癫痫持续状态；硫喷妥钠作静脉麻醉和基础麻醉	①后遗效应；②耐受性与依赖性；③急性中毒；④少数过敏反应	①急性中毒处理：排除毒物：0.9%氯化钠溶液、1：2000高锰酸钾、利尿药、甘露醇；②支持和对症治疗：保持呼吸通畅，使用呼吸兴奋药、升压药

丁螺环酮

属于新型非苯二氮䓬类镇静催眠药物。具有抗焦虑作用，无镇静、肌肉松弛、抗惊厥作用，口服吸收完全，首过消除明显，在肝中代谢。临床用于各种类型的焦虑症，不良反应有头晕、头痛、胃肠功能紊乱，无显著依赖性。

佐匹克隆

佐匹克隆又称唑吡坦，是新型快速催眠药，可以缩短睡眠潜伏期，减少觉醒次数，提高睡眠质量。适用于各种类型失眠症，长期用药突然停药，会出现戒断症状。

水合氯醛

口服吸收迅速，15分钟起效，催眠作用持续6～8小时，无后遗效应，可用于顽固性失眠或对其他催眠药效果不佳的失眠症。大剂量用药，具有抗惊厥作用，可用于小儿高热、子痫以及破伤风所致的惊厥。口服引起恶心、呕吐及上腹部不适，故胃炎、胃溃疡患者不宜口服，可稀释后口服或直肠给药。剂量过大时，对心、肝、肾等脏器有损害，故心、肝、肾功能严重障碍者禁用。久用可产生耐受性和成瘾性。

不同类型失眠症的药物选择见表2-1-3。

表2-1-3 不同类型失眠症的药物选择

失眠类型	首选药物
紧张	氯美扎酮
入睡困难	艾司唑仑、扎来普隆
焦虑型、夜间醒来次数较多或早醒者	氟西泮或三唑仑
原发性失眠	唑吡坦、艾司佐匹克隆
自主神经功能紊乱，内分泌平衡障碍及精神神经失调所致的失眠	谷维素

三、任务实施

【用药准备】根据任务内容和相关知识，请完成下面的用药实施清单。

用药前	评估准备	评估患者病史、用药史、各种检查结果等：
		准备药物和药物相关知识：
		调整自己工作状态，思考护士应具备的职业素养：
用药中	沟通观察实施	观察点：
		与患者进行一般性沟通和专业性沟通：
		实施用药过程：

续表

| 用药后 | 观察宣教 | 观察患者的用药疗效和不良反应，以及病情变化： |
| | | 健康宣教： |

【用药护理过程】学生分组，用角色扮演方式，实施对失眠症"患者"的用药护理过程。

【用药评价】由"患者"进行评价。

序号	内容	评价
1	是否介绍药物名称（1～10分）	
2	是否说明用药目的（1～10分）	
3	是否说明用法用量（1～10分）	
4	是否说明用药注意事项（1～10分）	
5	是否能熟练实施用药护理过程（1～15分）	
6	是否与患者进行有效沟通（1～15分）	
7	是否进行药物、疾病的健康宣教（1～15分）	
8	是否体现护士良好的职业素养（1～15分）	
总分		

四、课后习题

习题

（一）单项选择题（每题只有一个最佳答案）

1.下列关于巴比妥类药物的描述，错误的是（　　）

　　A.苯巴比妥既抗癫痫又抗惊厥　　　　B.呼吸中枢麻痹是中毒致死的主要原因

　　C.常用于镇静催眠　　　　　　　　　D.硫喷妥钠主要用作静脉麻醉

　　E.可用利尿药加速巴比妥类药物排泄

2.下列关于地西泮的描述，错误的是（　　）

　　A.常用于治疗焦虑症　　　　　　　　B.中毒解救药物用于氟马西尼

　　C.癫痫持续状态的首选药　　　　　　D.不能用于高热惊厥

　　E.促进GABA与受体结合产生中枢抑制作用

（二）综合分析选择题（每题只有一个最佳答案）

（3～4题共用题干）

患者，男，62岁。焦虑失眠症伴有腰肌劳损、肌强直等表现。

3.患者可选用下列哪个药物治疗（　　）

　　A.司可巴比妥　　　　　　B.艾司唑仑　　　　　　C.劳拉西泮

　　D.地西泮　　　　　　　　E.苯巴比妥

4.最佳服药时间为（　　）

  A.晨起   B.每餐前   C.晚饭后

  D.中午   E.睡前半小时

（5～6题共用题干）

患者，女，38岁。近一段时间睡眠困难、易醒，初诊为失眠症。

5.该患者需药物治疗，可选用下列何药（   ）

  A.地西泮   B.苯妥英钠   C.司可巴比妥

  D.普萘洛尔   E.硫喷妥钠

6.应用地西泮治疗时，下列哪项是错误的（   ）

  A.静脉缓慢注射

  B.长期用药者逐渐减量停药

  C.地西泮过量中毒选用氟马西尼进行解救

  D.长期用药无蓄积作用

  E.破伤风抗惊厥时需要较大剂量，缓慢静注

（7～8题共用题干）

  患者，男，6岁，学生。于半个月前游玩时，不慎碰破腿部皮肤，未处理、自行凝血。1天前出现厌食、多汗、头痛，继而不能起坐和张口，呈苦笑面容，颜面苍白，诊断为破伤风。

7.应选用下列何种药物消除患儿的惊厥症状（   ）

  A.硫喷妥钠   B.地西泮   C.苯妥英钠

  D.青霉素   E.巴比妥

8.上题选用的抗惊厥药不能用于下列何种情况（   ）

  A.焦虑症   B.失眠症   C.高热惊厥

  D.癫痫持续状态   E.静脉麻醉

（三）配伍选择题（从共用选项中选择一个最佳答案）

（9～10题共用答案）

  A.苯巴比妥   B.硫喷妥钠   C.氟西泮

  D.水合氯醛   E.唑吡坦

9.具有宿醉现象的镇静催眠药是（   ）

10.主要用做静脉麻醉的药物是（   ）

任务二   治疗癫痫大发作药物基础及用药护理

教案

PPT

📖 知识目标

1.理解并解释苯妥英钠的药理作用、临床应用、不良反应和用药护理。

2.对比分析并整理其他抗癫痫药、抗惊厥药的作用特点、临床应用、不良反应。

3.说出抗癫痫药的用药原则。

📖 能力目标

1.学会观察抗癫痫药、抗惊厥药的疗效和不良反应，能够正确指导患者合理、安全用药，具备熟练的用药护理能力。

2.具备与患者进行有效用药沟通、用药宣教的能力。

📖 素养目标

培养关爱癫痫患者的医者仁心职业情怀、积极向上的工作态度、关注和尊重癫痫患者的人文关怀品质，以及甘于奉献的护士敬业精神。

一、任务描述

患者，男，25岁，有癫痫病史，2年未发作，一周前出现癫痫发作，持续时间2分钟，安静后好转，到医院就医，进行头皮脑电图检查，出现癫痫样放电现象。

【相关治疗药物】

卡马西平：对复杂部分性和继发性强直阵挛发作有较好疗效，加重失神和肌阵挛发作。成人初始剂量200～400mg，1～2次/日，一周后逐渐加量，3～4周达到治疗剂量10～20mg/kg。

丙戊酸钠：全面性发作首选，也可用于部分性发作。15mg/（kg·d）或600～1200mg/d，分2～3次服。

苯妥英钠：对全面性强直阵挛发作和部分性发作有效，可加重失神和肌阵挛发作。成人200～300mg/d，加量时要慎重。

苯巴比妥：广谱，常作为小儿癫痫药物，对全面性强直阵挛有较好疗效，也用于部分性发作。常规剂量为成人60～90mg/d，小儿每日2～5mg/kg。

乙琥胺：用于癫痫小发作。

地西泮：用于癫痫持续状态和严重复发性癫痫，开始缓慢静脉注射10～20mg，每间隔10～15分钟可按需增加，甚至达最大限量。儿童首次剂量为0.25～0.5mg/kg，一般不超过10mg。

【任务】

为了能正确地根据医嘱实施用药护理，护士应该熟悉抗癫痫药物的基础知识，具有扎实的理论基础。请通过角色扮演的方式，向癫痫"患者"实施用药护理。

1.向癫痫患者说明苯妥英钠的剂量、用药方法、用药目的及注意事项。

2.对患者实施苯妥英钠用药护理过程。

3.在用药过程中充分体现关爱癫痫患者的医者仁心职业情怀及护士对癫痫患者的人文关怀。

二、相关知识

抗癫痫药

抗癫痫药是指能抑制脑细胞异常放电的产生或扩散，从而阻止运动、感觉、意识或精神失常发生的一类药物。根据癫痫发作的临床表现可分为局限性发作和全身性发作，包括强直阵挛性发作（大发作）、复合性局限性发作（精神运动性发作）、单纯性局限性发作（局部性发作）、失神性发作（小发作）、肌阵挛性发作和持续状态。

根据抗癫痫药物的作用机制不同，将抗癫痫药物分为钠通道调节剂、GABA调节剂、兴奋性氨基酸受体阻断药和兴奋氨基酸释放的调节剂等（表2-2-1）。

表2-2-1　抗癫痫药物分类

分类依据	类别	代表药物
依据药物的作用机制分类	钠通道调节剂	苯妥英钠、卡马西平、拉莫三嗪、唑尼沙胺、雷利托林、瑞玛西胺、氟桂利嗪、利鲁唑、丙戊酸钠和托吡酯、奥卡西平、登齐醇、萘咪酮
	GABA调节剂	丙戊酸钠（可增强GABA合成酶谷氨酸脱氢酶活性）、苯二氮草类药物（GABA激动剂）、氨己烯酸（GABA代谢抑制剂）、托吡酯（GABA受体增强剂）
	兴奋性氨基酸受体阻断药和兴奋氨基酸释放的调节剂	托吡酯
	与乙琥胺有关的抗失神发作药物	三甲双酮
	其他	非尔氨脂、加巴喷定和左乙拉西坦作用机制仍未完全清楚

苯妥英钠 🔵微课2

苯妥英钠又称大仑丁，具有强碱性，不宜肌内注射。本品为零级药动学的典型药物，应用一定剂量后肝代谢能力达饱和，此时即使增加很小剂量，也会造成血药浓度非线性急剧增加，有中毒危险，须监测血药浓度。有效血药浓度为10～20mg/L。每日口服300mg，7～10天可达稳态浓度。血药浓度超过20mg/L时易产生毒性反应，出现眼球震颤；超过30mg/L时，出现共济失调；超过40mg/L，时往往出现严重毒性作用。因此，应根据患者用药后疗效、毒性反应及血药浓度调整剂量。

【药理作用】苯妥英钠主要具有抗癫痫作用和抗心律失常作用。

1.抗癫痫作用　对高频异常放电神经元的Na^+有显著阻滞作用，使神经细膜稳定，提高兴奋阈，减少病灶高频异常放电及其扩散。

2.抗心律失常作用　促K^+外流，缩短动作电位时程（APD）和有效不应期（ERP），抑制钙离子内流、降低心肌自律性。对心房、心室的异位节律点有抑制作用，提高房颤与室颤阈值。

3.抗神经痛及骨骼肌松弛作用　稳定细胞膜作用及降低突触传递作用。

4.其他　抑制皮肤成纤维细胞合成（或分泌）胶原酶，加速维生素D代谢，引起淋巴结肿大，抗叶酸作用，抑制造血系统。可引起过敏反应。

【适应证】

1.适用于治疗全身强直阵挛发作、复杂部分性发作（精神运动性发作、颞叶癫痫）、简单部分性发作（局限性发作）和癫痫持续状态，对小发作无效甚至加重。

2.用于治疗三叉神经痛、隐性营养不良型大疱性表皮松解、发作性舞蹈手足徐动症、发作性控制障碍（包括发怒、焦虑和失眠的兴奋过度等的行为障碍疾病）、肌强直症及三环类抗抑郁药过量时心脏传导障碍等。

3.用于洋地黄中毒所致的室性及室上性心律失常，并做为首选药。

【禁忌证】对乙内酰脲类药有过敏史或患阿－斯综合征、二至三度房室传导阻滞、窦房结阻滞、窦性心动过缓等心功能损害者禁用。

【不良反应】

1.常见齿龈增生，儿童发生率高，应注意口腔卫生和按摩齿龈，停药3~6个月可自行消失。

2.长期服用后或血药浓度达30μg/ml可能引起恶心、呕吐甚至胃炎，饭后服用可减轻。

3.神经系统反应，大剂量常见眩晕、头痛，严重时可引起眼球震颤、共济失调、言语不清和意识模糊，调整剂量或停药可消失。

4.影响造血系统，导致粒细胞和血小板减少，罕见再生障碍性贫血，常见巨幼细胞贫血，可用叶酸加维生素B_{12}防治。

5.引起过敏反应，常见皮疹伴高热，罕见严重皮肤反应，如剥脱性皮炎、多形糜烂性红斑、系统性红斑狼疮、致死性肝坏死和淋巴系统霍奇金病等。一旦出现症状，立即停药并采取相应措施。

6.儿童长期服用，可加速维生素D代谢，造成软骨病或骨质异常；妊娠期妇女服用偶致畸胎；可抑制抗利尿激素和胰岛素分泌使血糖升高；有致癌的报道。

卡马西平

卡马西平具有抗惊厥、抗癫痫、抗神经性疼痛、抗躁狂－抑郁症、改善某些精神疾病的症状、抗利尿等作用。临床上常用于治疗癫痫、三叉神经痛和舌咽神经痛、预防或治疗躁狂－抑郁症、中枢性部分性尿崩症。治疗尿崩症时可单用或合用氯磺丙脲、氯贝丁酯。

常见神经系统的不良反应有头晕、共济失调、嗜睡、疲劳。过敏者、有房室传导阻滞、血清铁严重异常、骨髓抑制、肝卟啉病、严重肝功能不全等病史者禁用。

苯巴比妥

苯巴比妥（鲁米那）具有镇静催眠、抗癫痫作用，大剂量产生麻醉作用，过量可麻痹延髓呼吸中枢而致死。临床可治疗各型癫痫，可用于新生儿癫痫与儿童癫痫。

常见嗜睡、眩晕、头痛、乏力、精神不振等。

扑米酮

扑米酮在体内经肝代谢为苯巴比妥和苯乙基丙二酰胺，两者均有抗癫痫作用。对除小发作以外的所有发作均有效，主要用于其他药物不能控制的大发作。常见不良反应有嗜睡、镇静、眩晕和共济失调等，偶可发生巨幼细胞贫血、白细胞减少和血小板减少等。

乙琥胺

乙琥胺为治疗小发作首选药，毒性低，常见胃肠道反应、中枢神经系统症状，偶见粒细胞缺乏和再生障碍性贫血。

丙戊酸钠

丙戊酸钠为广谱抗癫痫药。常见不良反应为消化道反应，饭后服用可减轻；长期服用偶见胰腺炎及急性肝坏死；可使血小板减少，引起紫癜出血，出血时间延长，应定期检查血项；对肝功能有损害，引起血清碱性磷酸酶和转氨酶升高，服用2个月要检查肝功能；偶见过敏、听力下降、可逆性听力损坏。

抗癫痫药的治疗原则

1.抗癫痫药从小剂量开始，逐渐增加，直到控制癫痫不发作、不良反应轻或无，即为最低有效剂量。

2.联合治疗，在单药治疗无效时才能考虑两种或两种以上的抗癫痫药联合治疗。

3.用药前、用药后应检查肝肾功能和血尿常规，至少持续半年，同时监测血药浓度。

4.增减、换药与停药应谨慎，服用几种抗癫病药物时，不能同时停药，应先停一种，无不良反应时再停另一种。停药前应有缓慢减量的过程，一般不少于1～1.5年。一般来说，全面强直-阵挛性发作、强制性发作、阵挛性发作完全控制4～5年后，失神发作停止半年后，可考虑停药。避免在患者的青春期、月经期、妊娠期等停药。

5.抗癫痫药应长期规律用药。

硫酸镁

注射使用硫酸镁后，具有抗惊厥、抗肌肉痉挛、降低血压的作用。镁离子能抑制中枢神经系统，抑制神经-肌肉接头Ach的释放，降低运动神经终板对Ach的敏感性，产生镇静和松弛骨骼肌的作用。同时还能舒张血管平滑肌，缓解外周血管的痉挛。注射时作为抗惊厥药使用，用于妊娠期高血压疾病、小儿惊厥、子痫及先兆子痫引起的惊厥、破伤风引起的惊厥。血镁浓度过高可引起血管扩张、血压下降，主要用于高血压危象的治疗。但同时镁离子浓度过高可引起呼吸抑制、腱反射消失、心脏抑制、血压骤降甚至死亡。静脉注射氯化钙可对抗镁离子的作用。

口服硫酸镁后，药物不吸收，在肠道内形成高渗而减少水分吸收，肠内容积增大，刺激肠壁，导致肠蠕动加快，产生导泻作用。

常见出汗、口干、潮热等副作用，快速滴注可产生恶心、呕吐、心慌、头晕、低血压，偶见眼球震颤。大剂量使用，肌腱反射消失、呼吸抑制，血镁浓度达6mmol/L时，可发生呼吸停止、心律失常和心脏传导减慢，浓度进一步升高导致心搏骤停。出现急性中毒可用钙剂解救，常用的是10%葡萄糖酸钙注射液10ml。

苯妥英钠、卡马西平、硫酸镁的药物特点见表2-2-2。

表2-2-2　苯妥英钠、卡马西平、硫酸镁药物知识归纳

药物名称	药理作用	临床应用	不良反应	注意事项及用药护理
苯妥英钠（大仑丁）	①抗癫痫；②减少外周神经疼痛；③阻滞钠通道，抗心律失常	首选治疗癫痫大发作，小发作无效；治疗三叉神经痛、坐骨神经痛；用于强心苷中毒引起的心律失常	局部刺激性；神经系统反应；造血系统影响（巨幼细胞贫血）；过敏反应如皮疹较常见；齿龈增生；女性多毛症	强碱性、刺激性大，不宜肌内注射，粗大静脉给药，饭后给药；苯妥英钠为肝药酶诱导剂，联合用药时应注意调整合用药物的剂量；长期使用，应酌情补充维生素D、四氢叶酸制剂；尿液呈红色
卡马西平	①抗癫痫；②减少外周神经疼痛；③抗狂躁抑郁	广谱抗癫痫药，精神运动性发作为首选；治疗三叉神经痛，疗效优于苯妥英钠；对狂躁症、抑郁症治疗作用明显	头晕、眩晕、恶心、呕吐、共济失调，皮疹、心血管反应，一周左右逐渐消失；治疗浓度和中毒浓度接近，应控制剂量	青光眼、心血管严重疾病、老年患者慎用，心、肝、肾功能不全者及妊娠初期和哺乳期妇女禁用；做好血药浓度监测，特别是在与其他药物合用时
硫酸镁（抗惊厥药）	导泻利胆（口服导泻作用强大迅速）抗惊厥（注射后骨骼肌松弛）、降血压、消炎去肿（局部热敷）	①口服：用于急性便秘、促进肠内毒物排出、口服33%硫酸镁可用于阻塞性黄疸和慢性胆囊炎；②注射：用于破伤风和子痫所致的惊厥、高血压脑病、高血压危象、妊娠期高血压疾病；③局部热敷：50%硫酸镁溶液可消炎去肿	口服过量可引起恶心、呕吐、腹痛、腹泻	用药期间，应注意纠正水、电解质平衡失调；妊娠期和月经期妇女、急腹症患者禁止口服；肾功能不全者慎用；充血性心衰和水肿患者禁用

三、任务实施

【**用药准备**】根据任务内容和相关知识，请完成下面的用药实施清单。

用药前	评估准备	评估患者病史、用药史、各种检查结果等：
		准备药物和药物相关知识：
		调整自己工作状态，思考护士应具备的职业素养：
用药中	沟通观察实施	观察点：
		与患者进行一般性沟通和专业性沟通：
		实施用药过程：

续表

| 用药后 | 观察宣教 | 观察患者的用药疗效和不良反应，以及病情变化： |
| | | 健康宣教： |

【用药护理过程】学生分组，用角色扮演方式，实施对癫痫"患者"的用药护理过程。

【用药评价】由"患者"进行评价。

序号	内容	评价
1	是否介绍药物名称（1～10分）	
2	是否说明用药目的（1～10分）	
3	是否说明用法用量（1～10分）	
4	是否说明用药注意事项（1～10分）	
5	是否能熟练实施用药护理过程（1～15分）	
6	是否与患者进行有效沟通（1～15分）	
7	是否进行药物、疾病的健康宣教（1～15分）	
8	是否体现护士良好的职业素养（1～15分）	
总分		

四、课后习题

习题

（一）单项选择题（每题只有一个最佳答案）

1.首选用于治疗强心苷所致心律失常的抗癫痫药是（　　）

    A.丙戊酸钠 　　　　　　　　B.苯巴比妥 　　　　　　　　C.乙琥胺

    D.卡马西平 　　　　　　　　E.苯妥英钠

2.下列关于苯妥英钠描述，错误的是（　　）

    A.苯妥英钠阻滞钠通道 　　　　　　　　B.可治疗各型癫痫

    C.用药期间须监测血药浓度 　　　　　　　　D.治疗量无镇静催眠作用

    E.强碱性刺激性强

3.下列关于苯妥英钠不良反应的处理，正确的是（　　）

    A.青少年易出现齿龈增生时，注意口腔清洁，停药可消失

    B.苯妥英钠比较安全，不易中毒，不会出现眼球震颤

    C.刺激性较小，不用处理

    D.用药中，易出现心律失常

    E.苯妥英钠对血液系统无影响

4.患者，男，18岁。患癫痫大发作1年余，某日大发作后，痉挛、抽搐和昏迷，医生诊

断为癫痫持续状态，可选用（　　）

  A.口服地西泮   B.注射苯妥英钠   C.静注地西泮

  D.卡马西平   E.丙戊酸钠

5.患者，男，12岁。近来常有手抽搐、直视等表现，结合脑电图等检查，医生诊断为癫痫小发作，可选用（　　）

  A.苯巴比妥   B.乙琥胺   C.卡马西平

  D.扑米酮   E.苯妥英钠

6.患者，女，36岁。在田间劳动时，突然跌倒，并发出尖叫声，口吐白沫，全身肌肉强直痉挛等，送往医院后苏醒，诊断为癫痫大发作，可选（　　）

  A.苯妥英钠   B.乙琥胺   C.卡马西平

  D.地西泮   E.丙戊酸钠

（二）综合分析选择题（每题只有一个最佳答案）

（7~8题共用题干）

患者，男，19岁。癫痫大发作入院，用药史：服用苯巴比妥10个月，疗效不佳，3天前停药，日服苯妥英钠，引起癫痫发作。

7.服用苯妥英钠后，病情反而加重，原因是（　　）

  A.苯妥英钠剂量服用错误

  B.苯妥英钠对该患者无效

  C.苯妥英钠不应口服，应静注

  D.苯妥英钠的血药浓度尚未到有效血药浓度

  E.苯妥英钠与体内的苯巴比妥发生了化学反应

8.下列选项正确的是（　　）

  A.为了苯妥英钠起效快，可大剂量用药

  B.抗癫痫用药中，不宜突然停药，应逐渐减量

  C.可根据病情自行增量，自行停药、换药

  D.病情不发作6个月可停药

  E.为了避免耐受性，用药期间需更换药物

（三）配伍选择题（从共用选项中选择一个最佳答案）

（9~13题共用答案）

  A.地西泮   B.丙戊酸钠   C.乙琥胺

  D.苯妥英钠   E.卡马西平

9.癫痫大发作可选（　　）

10.癫痫小发作可选（　　）

11.癫痫精神运动性发作可选（　　）

12.癫痫持续状态可选（　　）

13.属广谱抗癫痫药的是（　　）

任务三 治疗帕金森病、阿尔茨海默病药物基础及用药护理

教案　PPT

📖 知识目标

1.理解并解释左旋多巴的作用特点、临床应用、不良反应和用药护理。

2.对比分析并整理抗帕金森病药物的特点及分类。

3.说出帕金森病的发病机制；抗阿尔茨海默病药物的分类、作用特点和临床应用。

📖 能力目标

1.学会观察抗帕金森病、抗阿尔茨海默病药物疗效和不良反应，能够正确指导患者合理用药，具备熟练的用药护理能力。

2.具备与患者进行有效用药沟通、用药观察、用药记录、不良反应处理的能力。

📖 素养目标

培养关爱帕金森病、阿尔茨海默患者的医者仁心职业品质，积极向上的工作态度，以及关注和尊重帕金森病、阿尔茨海默病患者的人文关怀素养；培养甘于奉献的护士敬业精神。

一、任务描述

患者，男，55岁，2年来出现生活语言较少，行动迟钝，灵活性减弱，近1个月来出现左手抖动，步态缓慢，容易跌倒，并不愿意参加社交活动，语言减少。到医院就医，诊断为帕金森病。

【相关治疗药物】

苯海索：抗胆碱药，主要适用于伴有震颤的患者，初始剂量1mg，1次/日，以后每3～5日增加2mg，至疗效最佳而又不出现不良反应为止。一般情况下，有效剂量为每次1～2mg/d，3次/日。

金刚烷胺：对少动、强直、震颤均有改善作用，并且对改善异动症有帮助。常规剂量为50～100mg，2～3次/日，末次应在下午4时前服用。

复方左旋多巴：补充黑质纹状体内多巴胺的不足，对震颤、肌强直、运动迟缓均有效，是帕金森病最重要的治疗药物。在我国临床上常用的有多巴丝肼片和卡比双多巴控释片[非]两种复方左旋多巴制剂。初始剂量为62.5～125.0mg，2～3次/日，餐前1小时或餐后1个半小时服药。

溴隐亭：多巴胺受体（DR）激动剂，初始剂量0.625mg，1次/日，每隔5日增加0.625mg，有效剂量3.75～15.00mg/d，分3次口服。

普拉克素：多巴胺受体（DR）激动剂，初始剂量0.125mg，3次/日，以后每周增加0.125mg，一般有效剂量0.50～0.75mg，3次/日，最大不超过4.5mg/d。

【任务】

为了能正确地根据医嘱实施用药护理，护士应该熟悉抗帕金森病、抗阿尔茨海默病药物的基础知识，具有扎实的理论基础。请通过角色扮演的方式，向帕金森病"患者"实施用药过程。

1.向帕金森病患者说明复方左旋多巴的剂量、用药方法、用药目的及注意事项。

2.对患者实施复方左旋多巴用药护理过程。

3.在用药过程中充分体现关爱帕金森病人的医者仁心职业情怀及护士对帕金森病患者的人文关怀。

二、相关知识

（一）抗帕金森药物

帕金森病又称震颤麻痹，是一种常见的精神系统退行性疾病，该病的主要病理改变为黑质致密部多巴胺能神经元丢失和路易小体形成，其主要改变为纹状体区多巴胺递质降低，临床症状包括静止性震颤肌强直，运动迟缓和姿势平衡障碍的运动症状及嗅觉减退、快动眼期睡眠行为异常、便秘和抑郁等非运动症状。临床治疗药物包括拟多巴胺类药物和中枢抗胆碱药物，其具体分类和机制见表2-3-1。

表2-3-1　抗帕金森药物分类、作用机制及常用药物

分类	作用机制	常用药物		
拟多巴胺类药物	直接或间接模拟多巴胺的作用	补充多巴胺	多巴胺前体药	左旋多巴
			促多巴胺释放药	金刚烷胺
		抑制AADC（外周多巴脱羧酶）	卡比多巴（与左旋多巴比值为1∶10）	
			苄丝肼（与左旋多巴比值为1∶4）	
		激动多巴胺受体	溴隐亭（兴奋黑质-纹状体和下丘脑-垂体通路的DA受体）	
		抑制MAO-B（单胺氧化酶B）	司来吉兰（降低黑质纹状体内DA降解）	
		抑制COMT（儿茶酚氧位甲基转移酶）	恩他卡朋、托卡朋（机制COMT降解左旋多巴，并减少3-O-甲基多巴对左旋多巴转运入脑的竞争性抑制作用）	
中枢抗胆碱药物	阻断中枢胆碱受体，减弱纹状体中乙酰胆碱的作用	苯海索（安坦）——选择性阻断中枢神经系统的胆碱受体，从而有利于恢复帕金森患者脑内多巴胺和乙酰胆碱的平衡，改善症状		

左旋多巴 ⓔ微课3

左旋多巴属于多巴胺前体药，是儿茶酚胺的中间产物，多为人工合成品。口服后极大部分在肠黏膜、肝和其他外周组织被脱羧成多巴胺（DA），仅1%左右的左旋多巴能进入中枢神经系统发挥疗效。常与卡比多巴合用，减少外周DA生成，使更多的左旋多巴进入脑内转化成DA而生效，同时减少外周的不良反应。

【作用与用途】补充纹状体中多巴胺的不足而发挥治疗作用。左旋多巴临床上用于治疗各年龄段各类型的帕金森病，但对吩噻嗪等抗精神病药所致的帕金森综合征无效。对轻中

度患者的疗效较好，重度或老年人较差；对肌肉僵直和运动困难的疗效好，对肌肉震颤的疗效差；起效慢，用药2~3周出现体征改善，用药1~6个月后疗效最强。还可治疗肝性脑病，其机制是在脑内转变成去甲肾上腺素而其作用。

【不良反应与防治】长期用药不良反应较多。包括早期、长期不良反应两大类。

1.早期不良反应

（1）胃肠道反应　单独用药时，大多数患者出现畏食、恶心、呕吐等，为减轻消化道症状，可在两餐之间或餐后服药。

（2）心血管系统　治疗初期，30%患者出现直立性低血压、心悸、心动过速及高血压，可用β受体阻断药加以治疗。

2.长期不良反应

（1）运动过多症　也称运动障碍。连续用药2年以上患者，服用大量左旋多巴后，多巴胺受体过度兴奋而表现为面部、舌、上肢、头部及身体上部出现舞蹈病样及不自主动作、手颤增加、运动徐缓发作、肌肉抽搐、角弓反张、噩梦等症状。

（2）症状波动　连续用药3~5年后，出现"开-关反应"，"开"时活动基本正常，而"关"时突然出现严重的PD症状。两种现象交替出现，严重妨碍患者的日常活动。

（3）精神症状　长期用药，10%~15%患者出现梦幻、幻想等症状，部分出现抑郁、严重抑郁（包括自杀倾向）及轻度躁狂。

3.防治　维生素B$_6$是多巴胺脱羧酶的辅基，可加速左旋多巴在外周组织脱羧成多巴胺，增加不良反应，降低疗效，因此不宜合用。

多巴丝肼

【作用与应用】多巴丝肼是左旋多巴和苄丝肼组成的复方制剂。由于多巴丝肼为外周脱羧酶抑制剂，能抑制左旋多巴在脑外脱羧，故能减少左旋多巴的用量，减少其在脑外脱羧生成多巴胺引起的外周不良反应。多巴丝肼是左旋多巴和苄丝肼按4：1比例制成的复方制剂。代谢产物主要由肾脏排泄，小部分通过粪便排泄。有些代谢物可使尿液变红色。

适用于帕金森病以及脑炎后、动脉硬化或中毒性帕金森综合征（非药物引起的锥体外系症状）。

【禁忌证】严重的内分泌、肾脏、肝脏、精神疾患，严重心律失常、心力衰竭、青光眼、消化性溃疡，以及有惊厥史、对本品过敏者禁用。妊娠期妇女、哺乳期妇女及25岁以下的患者不宜应用本品。

【不良反应】较常见恶心、呕吐，直立性低血压，三唑仑样反应，头、面部、舌、上肢和身体上部的异常不随意运动，精神抑郁，排尿困难。较少见高血压、心律失常、溶血性贫血。常年使用本品，最后几乎都会发生运动不能或"开-关"现象。

苯海索

【药理作用】选择性地阻断中枢神经系统纹状体的胆碱能神经通路，有利于恢复帕金森病患者脑内多巴胺和乙酰胆碱的平衡，改善患者的帕金森病症状。

【临床应用】用于帕金森病、帕金森综合征，也可用于药物引起的锥体外系疾病。

【禁忌证】青光眼、尿潴留、前列腺肥大患者禁用。

【**不良反应**】常见口干、视物模糊等，偶见心动过速、恶心、呕吐、尿潴留、便秘等。长期应用可出现嗜睡、抑郁、记忆力下降、幻觉、意识混乱。

常用治疗帕金森病药物的归纳对比如表2-3-2所示。

表2-3-2　治疗帕金森药归纳

药物名称	作用特点及临床应用	不良反应	用药护理
左旋多巴	（1）进入黑质纹状体转变为多巴胺发挥作用，作用慢而持久，治疗年轻患者、轻症患者，缓解肌肉僵直和运动困难疗效好 （2）在脑内转变为去甲肾上腺素（NA），恢复正常的肾上腺素神经活动，治疗肝昏迷	（1）早期：直立性低血压、胃肠道反应 （2）长期："开–关反应"（机体自身合成释放多巴胺能力减弱）、剂末现象（疗效减退、剂末恶化）、精神症状	（1）向患者解释只能改善症状而不能阻止病情发展，尽早治疗、长期治疗、终身治疗 （2）进食少量碳水化合物后在服药，口服宜在饭前0.5小时、饭后1.5小时后规律性服用 （3）左旋多巴不宜与维生素 B_6 同用
卡比多巴	常与左旋多巴合用（1∶10），利于左旋多巴入脑，提高疗效，减少左旋多巴的用量和外周不良反应发生率	治疗剂量少见	
苯海索	能选择性阻断中枢神经系统的胆碱受体，主要适用于有震颤的患者，用于治疗轻症、其他药物不能耐受、吩噻嗪类抗精神病药引起的锥体外系反应	抗胆碱症状，肌无力、尿潴留、幽门梗阻、青光眼患者禁用	

（二）治疗阿尔茨海默病药

阿尔茨海默病即神经变性性痴呆，指机体在意识清醒状态下，出现的已获得的职业和社会活动技能减退和障碍，认知功能下降，记忆力减退和丧失，视空间技能损害，定向力、计算力、判断力等丧失，并相继出现人格、情感和行为改变等障碍。

石杉碱甲

【**药理作用和应用**】可逆性胆碱酯酶抑制剂，具有促进记忆再现和增强记忆保持的作用。本品适用于良性记忆障碍，对阿尔茨海默病患者和脑器质性病变引起的记忆、认知功能及情绪行为障碍有改善作用。

【**禁忌证**】严重心动过缓、低血压、哮喘、尿路梗阻、癫痫、肾功能不全、机械性肠梗阻心绞痛等患者禁用。心动过缓、支气管哮喘者慎用。

【**不良反应**】一般不明显，剂量过大时可引起头晕、恶心、出汗、胃肠道不适、视物模糊、乏力等反应，一般可自行消失，反应明显时减量，停药后缓解并消失。

常用治疗阿尔茨海默病药物特点见表2-3-3。

表2-3-3　治疗阿尔茨海默病药分类、机制及常用药物

分类	作用机制	常用药物
胆碱酯酶抑制药	抑制胆碱酯酶增强中枢胆碱能神经功能	他克林（与卵磷脂合用治疗AD）、多哌奈齐、加兰他敏、利斯的明、石杉碱甲、美曲膦酯
M受体激动药		占诺美林
其他类	N–甲基–D–天冬氨酸（NMDA）受体非竞争性阻断	美金刚
	增强神经生长因子	神经营养因子

三、任务实施

【用药准备】根据任务内容和相关知识，请完成下面的用药实施清单。

用药前	评估准备	评估患者病史、用药史、各种检查结果等：
		准备药物和药物相关知识：
		调整自己工作状态，思考护士应具备的职业素养：
用药中	沟通观察实施	观察点：
		与患者进行一般性沟通和专业性沟通：
		实施用药过程：
用药后	观察宣教	观察患者的用药疗效和不良反应，以及病情变化：
		健康宣教：

【用药护理过程】学生分组，用角色扮演方式，实施对癫痫"患者"的用药护理过程。

【用药评价】由"患者"进行评价。

序号	内容	评价
1	是否介绍药物名称（1~10分）	
2	是否说明用药目的（1~10分）	
3	是否说明用法用量（1~10分）	
4	是否说明用药注意事项（1~10分）	
5	是否能熟练实施用药护理过程（1~15分）	
6	是否与患者进行有效沟通（1~15分）	
7	是否进行药物、疾病的健康宣教（1~15分）	
8	是否体现护士良好的职业素养（1~15分）	
总分		

四、课后习题

习题

（一）单项选择题（每题只有一个最佳答案）

1. 关于左旋多巴的叙述，错误的是（　　）

　　A.口服起效较快，效果较好

　　B.多巴胺前体药，儿茶酚胺的中间产物

　　C.大部分药物被外周脱羧酶脱羧转变为多巴胺

　　D.轻症患者疗效好

　　E.对肌肉僵直和运动困难的疗效较好

2. 卡比多巴与左旋多巴合用治疗帕金森病是由于（　　）

　　A.减慢左旋多巴代谢过程，增强其疗效

　　B.卡比多巴直接激动多巴胺受体，增强疗效

　　C.增加进入中枢神经系统的左旋多巴，增强疗效，减少外周不良反应

　　D.抑制多巴胺再摄取，增强疗效

　　E.卡比多巴能促进左旋多巴脱羧成多巴胺，增强疗效

3. 氯丙嗪引起的帕金森综合征应选用（　　）

　　A.左旋多巴　　　　　　B.苯海索　　　　　　　　　C.卡比多巴

　　D.毒扁豆碱　　　　　　E.山莨菪碱

4. 苯海索抗帕金森病的机制是（　　）

　　A.增强外周抗胆碱　　　　　　　　B.阻断中枢胆碱能神经通络

　　C.阻断中枢肾上腺素能神经通路　　D.兴奋中枢抗多巴胺受体

　　E.兴奋中枢拟肾上腺素受体

5. 以下药物既能补充多巴胺又能抗震颤的是（　　）

　　A.左旋多巴　　　　　　B.金刚烷胺　　　　　　　　C.苯海索

　　D.多巴胺　　　　　　　E.溴隐亭

6. 关于苯海索，以下说法错误的是（　　）

　　A.抗震颤麻痹效果较好

　　B.阻断中枢胆碱受体

　　C.对抗精神病药引起的帕金森综合征无效

　　D.不良反应与阿托品相似

　　E.青光眼、尿潴留、前列腺肥大禁用

（二）综合分析选择题（每题只有一个最佳答案）

（7～10题共用题干）

患者，女，72岁。近3年来逐渐出现忘事，丢三落四，近一年不认识自己，2周前出门后，找不到家，不认路，不认识自己，在民警帮助下才安全到家。

7. 患者首先考虑的诊断是（　　）

　　A.血管性痴呆　　　　　　B.精神发育迟滞　　　　　　C.遗忘障碍

D.阿尔茨海默病　　　　　　　E.精神分裂

8.可选用下列哪种药物（　　）

　　A.尼莫地平　　　　　　　　B.奥氮平　　　　　　　　C.石杉碱甲

　　D.双硫仑　　　　　　　　　E.左旋多巴

9.这个药物的机制是（　　）

　　A.胆碱酯酶抑制药　　　　　B.激动多巴胺受体　　　　C.抑制氨基酸脱羧酶

　　D.激动 α 受体　　　　　　　E.激动 β 受体

10.下列不属于治疗阿尔茨海默病的药物是（　　）

　　A.利斯的明　　　　　　　　B.石杉碱甲　　　　　　　C.美金刚

　　D.多哌奈齐　　　　　　　　E.金刚烷胺

任务四　治疗精神分裂症药物基础及用药护理

教案　　　PPT

📖　知识目标

1.理解并解释氯丙嗪的作用、临床应用、不良反应和用药护理。

2.对比分析并整理其他抗精神分裂症药的作用特点、临床应用、不良反应和用药护理。

3.说出抗躁狂症和抗抑郁药物的分类和常用药物

📖　能力目标

1.学会观察抗精神失常药物疗效和不良反应，能够正确指导患者合理、安全用药，具备熟练的用药护理能力。

2.具备与患者进行有效用药沟通、用药观察、用药记录、不良反应处理的能力。

📖　素养目标

培养关爱精神失常患者的医者仁心职业情怀、积极向上的工作态度、关注和尊重精神失常患者的人文关怀素养，以及甘于奉献的护士敬业精神。

一、任务描述

患者，女，30岁，近半年来，常自言自语，家属带其就医，家属描述：在工作和生活中出现情感淡漠、言语贫乏、情感迟钝，导致社交减少，对之前感兴趣的事情丧失兴趣，工作懒散，总是语无伦次，说一些别人听不懂的话，也听不懂别人的话。医生通过交谈和观察，诊断为精神分裂症。

【相关治疗药物】

盐酸氯丙嗪：400～600mg/d，口服，用于精神分裂症或躁狂症及其他精神病。

奋乃静：20～60mg/d，口服，用于精神分裂症。

癸氟奋乃静：25～75mg，肌内注射，每2～4周1次，用于精神分裂症。

五氟利多：20～120mg，口服，1次/周，用于精神分裂症。

氟哌啶醇：10～40mg，口服，1次/日，用于精神分裂症。

其他药物：舒必利、氨磺必利、氯氮平、奥氮平、阿立哌唑、喹硫平、利培酮、帕利哌酮、棕榈酸帕、利哌酮注射液。

【任务】

为了能正确地根据医嘱实施用药护理，护士应该熟悉抗精神分裂症药物的基础知识，具有扎实的理论基础。请通过角色扮演的方式，向精神分裂症"患者"实施用药过程。

1.向精神分裂症患者说明氯丙嗪的剂量、用药方法、用药目的及注意事项。

2.对患者实施氯丙嗪用药护理过程。

3.在用药过程中充分体现关爱精神分裂症患者的医者仁心职业情怀及护士对精神分裂症患者的人文关怀。

二、相关知识

精神障碍包括精神分裂症、抑郁症、躁郁症等，常用治疗药物包括抗精神病药、抗抑郁药、抗焦虑药、抗躁狂药和镇静催眠药。

抗精神障碍药物分类及常用药物见表2-4-1。

表2-4-1 抗精神障碍药物分类及常用药物

种类	分类	常用药物
抗精神病药	吩噻嗪类	氯丙嗪、奋乃静、三氟拉嗪
	硫杂蒽类	氯普噻吨、氟哌噻吨
	丁酰苯类	氟哌啶醇、氟哌利多、匹莫齐特
	其他类	五氟利多、舒必利、氯氮平、利培酮
抗抑郁药	非选择性单胺再摄取抑制剂	丙咪嗪、阿米替林、多塞平
	NA再摄取抑制药	地昔帕明、马普替林
	5-HT再摄取抑制剂	氟西汀、帕罗西汀、舍曲林
	α受体阻断药	米氮平、米安舍林
	单胺氧化酶抑制药	吗氯贝胺、托洛沙酮
抗躁狂药	—	碳酸锂
抗焦虑药	苯二氮䓬类	地西泮、艾司唑仑、三唑仑等
	三环类抗抑郁药	阿米替林、多塞平等
	β受体阻断药	普萘洛尔等
	阿扎哌隆类	丁螺环酮、坦度螺酮等

氯丙嗪 微课4

氯丙嗪又称冬眠灵，属于吩噻嗪类的抗精神分裂药物。在体内拮抗中枢的多巴胺受体、

外周的 α 受体和M受体。

【药理作用】

1.对中枢神经系统的作用

（1）镇静安定、抗精神病作用 口服治疗量氯丙嗪，可出现安静、情感淡漠、活动减少、注意力下降、反应迟钝，易诱导入睡，用药后能迅速控制兴奋、躁狂症状。长期用药（6周～6个月）能消除患者的幻觉、妄想等症状，减轻思维障碍，使其理智恢复、情绪安定、生活自理。

（2）镇吐作用 小剂量时抑制延髓催吐化学感受区的多巴胺受体，大剂量时直接抑制呕吐中枢，产生强大的镇吐作用，对前庭神经刺激引起的呕吐（晕动病）无效。

（3）对体温调节中枢的影响 抑制下丘脑体温调节中枢，使体温调节能力减退，导致体温随环境温度的变化而改变，在配合物理降温的基础上可使体温低于正常体温。

2.对自主神经系统的影响

（1）阻断 α 受体 扩张血管，降低血压，大剂量可出现直立性低血压。

（2）阻断M受体 作用弱，可引起口干、便秘及视物模糊等。

3.对内分泌系统的影响 作用于下丘脑结节——漏斗系统多巴胺能神经通路，抑制催乳素抑制因子、性激素、ACTH、生长激素等激素的分泌，出现乳房肿大、性功能障碍、肾上腺皮质功能减退和影响儿童生长发育等表现。

【临床应用】主要用于治疗精神分裂症的阳性症状，对急性患者疗效较好，无根治作用，长期服用以维持疗效，减少复发；也可治疗躁狂症及其他精神病伴有的兴奋、紧张及妄想等症状；但对抑郁症状无效。

用于对药物（如洋地黄、吗啡、四环素等）、疾病（如尿毒症、肿瘤放疗或化疗）及中毒等原因所致的呕吐，对顽固性呃逆有疗效，对晕动病呕吐无效。

氯丙嗪、异丙嗪和哌替啶组成"冬眠合剂"，配合物理降温，用于低温麻醉。可使患者体温、基础代谢及组织耗氧量降低，增强患者对缺氧的耐受力，减弱机体对各种病理性刺激的反应性，有助于机体度过某些严重疾病的危险期，临床上称为"人工冬眠"，可作为严重创伤、感染性休克、高热惊厥及甲状腺危象等病症的辅助治疗。

【禁忌证】基底神经节病变、帕金森病、帕金森综合征、骨髓抑制、青光眼、昏迷及对吩噻嗪类药过敏者禁用。

【不良反应】

（1）中枢抑制症状 可出现嗜睡、无力、淡漠。

（2）α 受体、M受体阻断的外周症状 鼻塞、低血压、口干、心悸、便秘、尿潴留和视物模糊。

（3）局部刺激性强 不作皮下注射，可深部肌内注射。静脉注射可引起血栓性静脉炎。注射给药，应稀释后缓慢注射，可引起注射局部红肿、疼痛、硬结。

（4）锥体外系反应 长期大量应用，可引起锥体外系反应。其表现包括帕金森综合征（肌张力增强、面容呆板、动作迟缓、肌肉震颤及流涎等）、急性肌张力障碍（强迫性张口、伸舌、斜颈、呼吸运动障碍及吞咽困难等）、静坐不能（坐立不安、反复徘徊）、迟发性运动障碍（口面部不自主地刻板运动、广泛性舞蹈样手足徐动症）。前三种表现可以通过减少药量或停药来缓解症状，也可用中枢抗胆碱药苯海索治疗。迟发性运动障碍与多巴胺受体的向上调节有关，目前无有效药物治疗，要及早发现及时停药，更换治疗方案。

（5）心血管反应　常见直立性低血压，注射后宜卧床休息1~2小时，不宜立即更换体位，如发生低血压现象时，需要用去甲肾上腺素或间羟胺治疗，禁用肾上腺素。

（6）急性中毒　一次服用大剂量氯丙嗪可致急性中毒，表现为昏睡、低血压甚至休克、心肌受损等，应立即停药并进行对症治疗。

（7）其他　可见肝脏损害、粒细胞减少、贫血等；过敏反应主要有皮疹和光敏皮炎。长期用药可见乳腺增大、泌乳、月经停止、儿童生长发育迟缓等内分泌系统紊乱。用药期间应定期检查血象、肝功能和心电图。

氯丙嗪药物知识归纳见表2-4-2。

表2-4-2　氯丙嗪药物知识归纳表

药物名称	作用机制和药理作用		临床应用	不良反应	用药护理
氯丙嗪	中枢神经系统	阻断中脑-边缘、中脑-皮质通路的D_2受体 → 抗精神病作用良好、迅速控制兴奋躁动，加重抑郁	I型精神分裂症，对II型无效或加重；治疗顽固性呃逆、药物或疾病引起的呕吐，对晕动症呕吐无效；低温麻醉、人工冬眠	常见不良反应：中枢抑制症状、外周M阻断症状、外周α阻断症状；锥体外系反应；内分泌紊乱；直立性低血压；精神异常；过敏反应；急性中毒	（1）精神分裂症患者需长期甚至终身服药，"全病程治疗"原则（2）出现直立性低血压，用去甲肾上腺素抢救（3）与其他药物合用要调整剂量
		阻断脑内α_1和H_1受体 → 镇静			
		小剂量——阻断延髓催吐化学感受区D_2受体 → 镇吐作用强大，对前庭刺激引起的呕吐无效			
		大剂量——抑制呕吐中枢			
		抑制下丘脑体温调节中枢 → 体温调节失灵，机体随环境温度变化而改变			
	自主神经系统	阻断α受体 → 血管扩张、血压降低、翻转肾上腺素的升压作用			
		阻断M受体 → 较弱，大剂量出现抗胆碱症状，体现为不良反应			
	内分泌系统	抑制下丘脑催乳素抑制因子的分泌 → 催乳素分泌增加，乳房肿大			
		抑制性激素分泌 → 排卵延迟			
		抑制肾上腺皮质激素分泌 → 肾上腺皮质功能减退			
		抑制生长激素分泌 → 影响儿童生长发育			

常用的抗抑郁药

常用的抗抑郁药包括传统的三环类抗抑郁剂（氯米帕明、丙咪嗪等，不良反应多）、单胺氧化酶抑制剂（异丙肼、苯乙肼、吗氯贝胺等）、选择性5-羟色胺在摄取抑制剂［氟西汀（百忧解）、帕罗西汀（赛特乐）、舍曲林（左洛复）等］。

抗抑郁药使用时，针对不同的患者，由于个体对抗抑郁药物的治疗反应存在很大差异，因此治疗方案要个体化，应考虑患者性别、年龄、身体情况、是否同时使用其他药物以及经济能力等，还要根据病情随时调整药物和剂量。尽可能单一用药，一般不主张联合用两种以上的抗抑郁药。但当足量足疗程治疗、换药无效时，可考虑联合使用。药物治疗过程中，应做到足量、足疗程、小剂量开始、逐渐增加剂量，不要立即停药、联合心理治疗。

在用药护理中要多考虑患者的自杀情绪。需要一日3次给药，每次给药都需确保患者服下。在患者用药过程中，护理人员要注意观察药物不良反应，选择性5-羟色胺再摄取抑制剂可出现恶心、呕吐、厌食、腹泻、口干、便秘等副作用，出现时应向患者做好解释工作，一般不影响继续用药，多在2周内患者会逐渐适应，鼓励其多喝水，多食富含纤维素的食物，以缓解上述不良反应。不能间断用药或随意改变剂量。

躁狂症常用药物

碳酸锂主要用于治疗狂躁症，抑制NA、DA从神经末梢释放及再摄取，不影响或促进5-HT释放。锂盐安全范围窄，血药浓度超过2mmol/L即可中毒，最适血药浓度为0.8~1.5mmol/L，当浓度达1.5~2.0mmol/L时，立即减量停药，适当补充0.9%氯化钠溶液以促进锂盐的排泄。大剂量中毒时可出现精神紊乱、反射亢进、震颤、惊厥、昏迷等症状，在用药过程中要密切监测锂盐的血药浓度，谨防锂盐中毒。

三、任务实施

【用药准备】根据任务内容和相关知识，请完成下面的用药实施清单。

用药前	评估准备	评估患者病史、用药史、各种检查结果等：
		准备药物和药物相关知识：
		调整自己工作状态，思考护士应具备的职业素养：
用药中	沟通观察实施	观察点：
		与患者进行一般性沟通和专业性沟通：
		实施用药过程：
用药后	观察宣教	观察患者的用药疗效和不良反应，以及病情变化：
		健康宣教：

【用药护理过程】学生分组，用角色扮演方式，实施对精神分裂症"患者"的用药护理过程。

【用药评价】由"患者"进行评价。

序号	内容	评价
1	是否介绍药物名称（1~10分）	
2	是否说明用药目的（1~10分）	
3	是否说明用法用量（1~10分）	
4	是否说明用药注意事项（1~10分）	
5	是否能熟练实施用药护理过程（1~15分）	
6	是否与患者进行有效沟通（1~15分）	
7	是否进行药物、疾病的健康宣教（1~15分）	
8	是否体现护士良好的职业素养（1~15分）	
总分		

四、课后习题

习题

（一）单项选择题（每题只有一个最佳答案）

1.下列关于氯丙嗪临床应用的说法，错误的是（　　）

　　A.氯丙嗪不能用于伴抑郁的精神分裂者

　　B.氯丙嗪具有镇吐作用

　　C.氯丙嗪可用于人工冬眠

　　D.氯丙嗪有止吐作用，可用于晕动症

　　E.氯丙嗪增强中枢抑制药的作用

2.长期大剂量应用氯丙嗪引起的锥体外系症状，不包括（　　）

　　A.帕金森综合征　　　　　　B.急性肌张力障碍　　　　　　C.静坐不能

　　D.迟发性运动障碍　　　　　E.加重抑郁症状

3.氯丙嗪降温机制是（　　）

　　A.抑制PG合成　　　　　　B.抑制环氧化酶　　　　　　C.抑制体温调节中枢

　　D.阻断纹状体多巴胺受体　　E.汗腺分泌增加

4.氯丙嗪引起的体位性低血压，可用何药纠正（　　）

　　A.肾上腺素　　　　　　　　B.去甲肾上腺素　　　　　　C.激动α受体

　　D.阻断α受体　　　　　　　E.激动多巴胺受体

5.下列哪一种药物可以对抗锥体外系反应（　　）

　　A.左旋多巴　　　　　　　　B.卡比多巴　　　　　　　　C.碳酸锂

　　D.苯海索　　　　　　　　　E.米氮平

6.对躁狂症应选用（　　）

　　A.地西泮　　　　　　　　　B.地昔帕明　　　　　　　　C.氯丙嗪

D.丙米嗪　　　　　　　　　　　E.碳酸锂

7.冬眠合剂的组合是（　　）

    A.氯丙嗪+阿司匹林　　　　　　　　　　B.氯丙嗪+异丙嗪+哌替啶

    C.氯丙嗪+苯巴比妥+布洛芬　　　　　　D.氯丙嗪+物理降温+阿司匹林

    E.异丙嗪+哌替啶+物理降温

（二）配伍选择题（从共用选项中选择一个最佳答案）

（8～10题共用答案）

    A.阻断M受体　　　　　　　　　　　B.阻断 α 受体

    C.抑制中脑边缘，中脑皮质DA受体　　D.抑制下丘脑体温调节中枢

    E.抑制黑质纹状体多巴胺受体

8.氯丙嗪抗精神病机制是（　　）

9.氯丙嗪引起口干、便秘的原因是（　　）

10.氯丙嗪降低体温机制是（　　）

任务五　缓解疼痛药物基础及用药护理

教案　　PPT

📖 知识目标

1.理解并解释吗啡、哌替啶的药理作用、临床应用、不良反应和用药护理。

2.说出镇痛药物分类和机制。

3.对比分析并整理芬太尼、曲马多、美沙酮、喷他佐辛、纳洛酮的作用和应用。

📖 能力目标

1.学会观察镇痛药疗效和不良反应，能够正确指导患者合理、安全用药，具备熟练的用药护理能力。

2.具备与患者进行有效用药沟通、用药观察、用药记录、不良反应处理的能力。

📖 素养目标

培养关爱疼痛患者的医者仁心职业情怀、积极向上的工作态度、关注和尊重疼痛患者的人文关怀素养，以及甘于奉献的护士敬业精神。

一、任务描述

患者一，男，54岁，多年偏头痛病史，近日头痛程度加重，到医院就医，医生给予麦角胺咖啡因缓解头痛症状。

患者二，女，23岁，因腹部疼痛就诊，诊断为腹部痉挛性疼痛，给予哌替啶和阿托品

联合用药，缓解腹部痉挛性疼痛。

【相关治疗疼痛药物】

吗啡：用于重度疼痛，如癌痛。皮下注射，一次5~15mg，10~40mg/d；静脉注射，5~10mg；口服，缓释片，每隔12小时服用1次。

哌替啶：用于各种剧痛、内脏绞痛。肌内注射，25~100mg/次，100~400mg/d；静脉注射，一次量以0.3mg/kg为限。

芬太尼：复合全麻用药和癌痛止痛。麻醉前给药，0.05~0.1mg，肌内注射；维持麻醉，0.025~0.05mg，肌内或静脉注射。

【任务】

为了能正确地根据医嘱实施用药护理，护士应该熟悉镇痛药物的基础知识，具备扎实的理论基础。请通过角色扮演的方式，向疼痛"患者"实施用药护理。

1.向疼痛患者说明吗啡的剂量、用药方法、用药目的及注意事项。

2.对患者实施吗啡用药护理过程。

3.在用药过程中充分体现关爱疼痛患者的医者仁心职业情怀及护士对疼痛患者的人文关怀。

二、相关知识

镇痛药可防止剧烈疼痛引起的严重生理功能紊乱，属于对症治疗。一般可分为阿片类（或麻醉性）镇痛药和非阿片类（或非麻酸性）镇痛药。阿片类使用后可能有成瘾性，因此，使用时必须严格遵守国家的相关管理规定，在明确指征下正确用药。阿片类镇痛药包括芬太尼、哌替啶、吗啡及普瑞巴林，通过激动中枢神经系统的阿片受体而产生镇痛作用（表2-5-1）。

表2-5-1　镇痛药分类及常用药物

镇痛药分类		常用药物
阿片生物碱类		吗啡、可待因等
人工合成镇痛药	阿片受体激动药	哌替啶、芬太尼、美沙酮、曲马多、布桂嗪等
	阿片受体部分激动药	喷他佐辛、丁丙诺啡等
其他类		罗通定、延胡索乙素、奈福泮等

吗　啡　微课5

【药理作用】

1.中枢神经系统作用

（1）镇痛、镇静　激动阿片受体，使痛觉传导递质减少，痛觉信号强度衰减，提高痛阈而发挥镇痛作用。镇痛作用强，选择性高，还具有明显的镇静作用和致欣快作用，能消除由疼痛引起的焦虑、紧张、恐惧等症状，提高对疼痛的耐受性，是成瘾性产生的重要原因。

（2）抑制呼吸　吗啡能够抑制呼吸中枢，使其对二氧化碳张力的反应性降低，呼吸频率减慢、肺通气量减少，二氧化碳潴留，脑血管扩张，颅内压升高。呼吸抑制是吗啡急性中毒致死的主要原因。

（3）镇咳 吗啡直接抑制延髓咳嗽中枢，使咳嗽反射减轻或消失，产生强大的镇咳作用，因易产生成瘾性，常用可待因替代。

（4）其他 吗啡兴奋延髓催吐化学感受区引起恶心呕吐，具有催吐作用；吗啡激动中脑盖前核阿片受体，兴奋动眼神经，使瞳孔缩小。吗啡中毒时，瞳孔表现为针尖样大小，这是吗啡中毒的明显特征。

2.兴奋平滑肌

（1）胃肠道平滑肌 吗啡能提高胃肠道平滑肌和括约肌张力，使胃肠蠕动减慢，肠内容物通过速度减慢，可引起便秘。

（2）胆道平滑肌 吗啡能使胆道括约肌收缩，阻止胆囊排空而升高胆囊内压，引起上腹部不适，严重者引起胆绞痛，可用阿托品缓解。

其他 吗啡降低子宫张力、收缩频率和收缩幅度，延长产程；提高膀胱外括约肌张力和膀胱容积，导致尿潴留；大剂量可引起支气管收缩，诱发或加重哮喘。

3.心血管系统 可扩张血管，引起直立性低血压。

4.免疫系统 对细胞免疫和体液免疫均有抑制作用，减少淋巴细胞增殖，长期滥用会使机体免疫力下降。

【临床应用】本品是治疗重度癌痛的代表性药物。

1.用于其他镇痛药无效的急性剧痛，如严重创伤、烧伤、晚期癌症、血友病、脑出血、骨折等疼痛。

2.用于急性左心衰竭、心肌梗死，可使患者镇静，并减轻心脏负担。

3.用于心源性哮喘，可使肺水肿症状暂时有所缓解。

4.麻醉和手术前给药，可使患者安静并进入嗜睡状态。

5.阿片酊或复方樟脑酊治疗急、慢性非感染性腹泻。

【禁忌证】对吗啡过敏者、呼吸抑制、颅内压增高和颅脑损伤、支气管哮喘、肺源性心脏病代偿失调、甲状腺功能减退、皮质功能不全、前列腺肥大、排尿困难及严重肝功能不全、休克尚未纠正控制前、麻痹性肠梗阻等情况禁用。本品通过胎盘屏障到达胎儿体内，少量经乳汁排出，故禁用于婴儿、妊娠期及哺乳期妇女。本品能对抗缩宫素对子宫的兴奋作用而延长产程，禁用于临产产妇。

【不良反应】连用3～5天即产生耐药性，1周以上可成瘾。

1.胃肠道 常见腹痛、食欲减退、便秘、口干、消化不良、恶心、呕吐；不常见肝脏酶升高、胆部疼痛、胃肠功能紊乱、肠梗阻、味觉反常。

2.中枢神经系统 常见神经衰弱、思维混乱、头痛、失眠、肌肉不自主收缩、嗜睡、思维异常；少见兴奋、烦躁不安、欣快、幻觉、不适、情绪改变、感觉异常、呼吸抑制、癫痫发作、眩晕、视觉异常、戒断综合征。

3.急性中毒 大剂量会造成急性中毒，表现为昏迷、呼吸深度抑制、针尖样瞳孔，常伴有发绀、体温下降、血压降低和尿潴留，可引呼吸麻痹而死亡。解救方法为人工呼吸、吸

氧、静注阿片受体拮抗药纳洛酮，呼吸兴奋药尼可刹米。

哌替啶

哌替啶又称度冷丁，是人工合成镇痛药物。临床常采用注射给药，经肝脏代谢生成去甲哌替啶，因其有中枢兴奋作用，中毒时可以产生惊厥。

【药理作用】哌替啶作用与吗啡相似，作用较弱。

1.中枢神经系统作用　镇痛作用为吗啡的1/10，起效快，持续时间较短，有明显镇静作用，可消除患者因疼痛引起的情绪反应，易于入睡，药物依赖性较吗啡轻，发生慢。镇咳、缩瞳作用不明显。

2.扩张血管作用　可引起直立性低血压和颅内压升高，机制与吗啡相同。

3.对平滑肌的作用

（1）能增加胃肠道平滑肌及括约肌张力，减慢肠蠕动，但由于持续时间短，较少引起便秘。

（2）兴奋胆道平滑肌，升高胆内压，但比吗啡弱。

（3）大剂量可引起支气管平滑肌收缩。

（4）对妊娠末期子宫收缩活动无影响，不延长产程。

【临床用途】

1.止痛　常替代吗啡用于创伤、手术后以及晚期癌症等各种剧痛；内脏绞痛（胆、肾绞痛）需与阿托品等解痉药合用；可用于分娩止痛，但临产前2~4小时不宜使用，以免抑制新生儿的呼吸。

2.心源性哮喘　可替代吗啡用于心源性哮喘，且效果良好。

3.人工冬眠疗法　与氯丙嗪、异丙嗪合用组成冬眠合剂，用于人工冬眠疗法。

4.麻醉前给药　可消除患者术前的紧张和恐惧感，减少麻醉药用量并缩短诱导期。

【禁忌证】室上性心动过速、颅脑损伤、颅内占位性病变、慢性阻塞性肺疾病、支气管哮喘、严重肺功能不全等患者禁用。严禁与单胺氧化酶抑制剂合用。

【不良反应】

1.治疗量时不良反应　与吗啡相似，可出现眩晕、恶心、呕吐、出汗、口干、心悸和直立性低血压等。

2.毒性反应　剂量过大可明显抑制呼吸，偶有震颤、反射亢进、惊厥等，除了应用纳洛酮外，还要配合抗惊厥药。

3.耐受性和成瘾性　久用可产生耐受性和成瘾性，应严格按有关规定管理和使用药物。

喷他佐辛

喷他佐辛又称镇痛新，为阿片受体部分激动药，与吗啡作用相似。与吗啡合用时，可减弱吗啡的镇痛作用。喷他佐辛镇痛作用为吗啡的1/3；呼吸抑制作用为吗啡的1/2，抑制程度不随剂量增加而增强，故因此相对安全，适用于各种慢性钝痛。成瘾性小，已列入非麻醉药品管理范畴。常见恶心、呕吐、嗜睡、眩晕、出汗等；大剂量可致呼吸抑制、血压升高、心率加快。反复使用可致成瘾，戒断症状比吗啡轻，逐渐减量至停药。注射用药时，应更换注射部位，避免无菌性脓肿、溃疡和瘢痕形成。

曲马多

曲马多镇痛效果好，不产生欣快感，治疗量不抑制呼吸，也不影响心血管功能。适用于中重度急慢性疼痛，如创伤、手术、分娩及晚期癌痛等。偶有恶心、呕吐、多汗、眩晕、疲劳等不良反应；耐受性、成瘾性小。安定类药物可增强其镇痛作用，合用时应调整剂量。

罗通定

罗通定具有镇静、安定、镇痛和中枢性肌肉松弛作用。镇痛作用强度介于哌替啶和解热镇痛药中间，无明显的成瘾性。临床用于胃肠及肝胆系统疾病等引起的钝痛、一般性头痛、脑震荡后头痛、痛经和分娩止痛等，对胎儿和产程无不良影响。治疗量时，一般无不良反应，大剂量时抑制呼吸，偶见眩晕、乏力、恶心及锥体外系症状。

布桂嗪

布桂嗪，镇痛作用为吗啡的1/3，快速起效，作用持续3~6小时，是速效镇痛药。临床用于偏头痛、三叉神经痛、关节痛、炎症及外伤性疼痛、晚期癌痛等。呼吸抑制和胃肠道反应较轻，长期应用可成瘾。

表2-5-2 吗啡、哌替啶归纳对比

药物名称	作用机制	作用		临床应用	不良反应	用药护理
吗啡	阿片受体激动	中枢神经系统	镇痛；镇静、致欣快；抑制呼吸；镇咳；缩瞳；催吐	（1）各种剧痛（2）心源性哮喘（3）急慢性非感染性腹泻，伴细菌感染时合用抗生素（4）无痰性干咳	（1）恶心、呕吐、呼吸抑制、眩晕、便秘、排尿困难（2）耐受性和成瘾性（3）急性中毒——昏迷、深度呼吸抑制、瞳孔极度缩小。中毒解救采用纳洛酮及对症治疗	（1）支气管哮喘、肺心病、颅内压增高、新生儿、婴儿、肝功能严重减退患者、分娩止痛禁用（2）用药期间监测血压、呼吸。注意观察针尖样瞳孔，一旦中毒，立即报告和抢救（3）依赖性、成瘾性易发生
		内脏平滑肌	提高胃肠道平滑肌张力			
			奥狄括约肌痉挛收缩			
			提高输尿管平滑肌张力			
			收缩支气管			
			降低子宫平滑肌收缩频率和幅度			
		心血管系统	扩张血管、呼吸抑制、颅内压升高、脑水肿、脑疝			
		抑制免疫，降低免疫功能				
哌替啶（度冷丁）	人工合成，激动阿片受体	中枢神经系统	镇痛、镇静、致欣快	（1）替代吗啡用于各种剧痛，与阿托品合用治疗内脏绞痛（2）心源性哮喘（3）麻醉前给药（4）人工冬眠	副作用与吗啡相似，耐受性和依赖性弱于吗啡，急性中毒时瞳孔散大	（1）禁忌证与吗啡相似（2）急性中毒时瞳孔散大。用药期间注意观察瞳孔的变化
			抑制呼吸、恶心呕吐			
			无镇咳、无缩瞳			
			依赖性轻			
		心血管系统	直立性低血压			
			颅内压增高			
		内脏平滑肌	作用弱于吗啡，不引起便秘，无止泻作用，不延长产程			

三、任务实施

【用药准备】根据任务内容和相关知识，请完成下面的用药实施清单。

用药前	评估准备	评估患者病史、用药史、各种检查结果等：
		准备药物和药物相关知识：
		调整自己工作状态，思考护士应具备的职业素养：
用药中	沟通观察实施	观察点：
		与患者进行一般性沟通和专业性沟通：
		实施用药过程：
用药后	观察宣教	观察患者的用药疗效和不良反应，以及病情变化：
		健康宣教：

【用药护理过程】学生分组，用角色扮演方式，实施对疼痛"患者"的用药护理过程。

【用药评价】由"患者"进行评价。

序号	内容	评价
1	是否介绍药物名称（1~10分）	
2	是否说明用药目的（1~10分）	
3	是否说明用法用量（1~10分）	
4	是否说明用药注意事项（1~10分）	
5	是否能熟练实施用药护理过程（1~15分）	
6	是否与患者进行有效沟通（1~15分）	
7	是否进行药物、疾病的健康宣教（1~15分）	

续表

序号	内容	评价
8	是否体现护士良好的职业素养（1～15分）	
总分		

四、课后习题

（一）单项选择题（每题只有一个最佳答案）

1. 关于吗啡的临床应用的描述，正确的是（   ）

    A.分娩止痛   B.感染性腹泻   C.心源性哮喘

    D.颅脑外伤止痛   E.支气管哮喘

2. 吗啡的作用有（   ）

    A.镇痛、镇静、止吐、扩瞳   B.镇痛、镇静、抑制呼吸、催吐

    C.镇痛、镇静、兴奋呼吸、催吐   D.镇痛、欣快、止吐、镇静

    E.镇痛、欣快、散瞳、兴奋呼吸

3. 吗啡具有很强的镇咳作用，但临床不用吗啡治疗一般无痰性咳嗽是因为其（   ）

    A.对钝痛疗效差   B.可引起呕吐   C.可引起体位性低血压

    D.治疗量即抑制呼吸   E.久用易成瘾

4. 以下不属于哌替啶的临床应用的是（   ）

    A.内脏疼痛   B.人工冬眠   C.心源性哮喘

    D.麻醉前给药   E.支气管哮喘

5. 胆绞痛选择以下哪项治疗（   ）

    A.哌替啶+阿托品   B.吗啡   C.哌替啶

    D.罗通定+布洛芬   E.阿司匹林

6. 吗啡中毒致死的主要原因是（   ）

    A.昏睡   B.幻觉   C.呼吸麻痹

    D.血压降低   E.心搏骤停

7. 吗啡引起胆绞痛是因为（   ）

    A.胃酸分泌增加   B.抑制消化液分泌   C.胆道括约肌收缩

    D.食物消化延缓   E.胃排空延迟、胃内容物增加

（二）配伍选择题（从共用选项中选择一个最佳答案）

（8～11题共用答案）

    A.罗通定   B.纳洛酮   C.曲马多

    D.喷他佐辛   E.哌替啶

8. 与氯丙嗪、异丙嗪合用组成冬眠合剂的药物是（   ）

9. 可用于痛经和分娩止痛的药物是（   ）

10. 属于阿片受体部分激动药的是（   ）

11. 属于阿片受体阻断药的是（   ）

任务六 治疗风湿性关节炎
药物基础及用药护理

教案

PPT

📖 知识目标

1.理解并解释解热镇痛抗炎药的药理作用、作用机制；阿司匹林的药理作用、临床应用、不良反应和用药护理。

2.对比分析并整理对乙酰氨基酚、吲哚美辛、布洛芬、双氯芬酸的作用、临床应用、不良反应和用药护理。

3.说出抗痛风药物秋水仙碱、别嘌醇、丙磺舒的药物作用特点及临床应用。

📖 能力目标

1.学会观察解热镇痛抗炎药疗效和不良反应，能够正确指导患者合理、安全用药，具备熟练的用药护理能力。

2.具备与患者进行有效用药沟通、用药观察、用药记录、不良反应处理的能力。

📖 素养目标

培养关爱患者的医者仁心职业情怀、积极向上的工作态度、关注和尊重患者的人文关怀素养，以及甘于奉献的护士敬业精神。

一、任务描述

患者，男，63岁，一个月以来，出现膝关节和肘关节红肿疼痛，近2周以来出现左手近端指关节肿痛，晨僵15分钟左右，无皮疹、皮下结节，查体：一般状况良好，类风湿因子阳性。医生诊断为风湿性关节炎。

【相关治疗药物】

1.非甾体抗炎药 具有抗炎、止痛作用，单品种、短疗程使用。

布洛芬：400～600mg，一日3～4次。

双氯芬酸：25mg，一日3～4次。

吲哚美辛栓：50～100mg，塞肛，每晚一次或早晚一次。

2.改善病情的抗风湿药

甲氨蝶呤：口服，7.5～15mg，每周1次。

柳氮横吡啶：口服，开始剂量0.25～0.5g/d，每周增加0.5g，直至2.0～3.0g，维持剂量0.5～1.0g/d。

来氟米特：10～20mg/d，1次/日。

硫唑嘌呤：50～150mg，1次/日。

氯喹：0.25g，1次/日。

羟氯喹：200mg，2次/日。

青霉胺：250～500mg/d，一般用于病情较轻的患者。

环孢素：多用于重症患者，常用剂量2～3mg/（kg·d）。

3.糖皮质激素　起效快，迅速解除症状。应同时联用改善病情药物。

泼尼松：5～10mg，1～2次/日，病情改善后及时减量至停用。

4.生物制剂　抗肿瘤坏死因子（TNF-α）拮抗剂（依那西普、英夫利西单抗、阿达木单抗）、白细胞介素1（IL-1）和白细胞介素6（IL-6）拮抗剂、抗CD_{20}单抗、JAK通路抑制剂等。

5.植物药　雷公藤多苷：10～20mg，一日2～3次。

【任务】

为了能正确地根据医嘱实施用药护理，应该熟悉解热镇痛抗炎药物的基础知识，具有扎实的理论基础。请通过角色扮演的方式，向"患者"实施用药过程。

1.向患者说明阿司匹林的剂量、用药方法、用药目的及注意事项。

2.对患者实施阿司匹林用药护理过程。

3.在用药过程中充分体现关爱患者的医者仁心职业情怀及护士对患者的人文关怀。

二、相关知识

（一）解热镇痛抗炎药

解热镇痛抗炎药是一类具有解热、镇痛、抗炎、抗风湿作用的药物，也称为非甾体抗炎药。主要通过抑制环氧化酶（COX），减少前列腺素的生成，前列腺素是引起疼痛和发热的重要物质；还可抑制下丘脑体温调节中枢，使得外周血管扩张，出汗散热增多，从而产生退热作用，与氯丙嗪的退热机制不同。其作用机制与镇痛药的镇痛机制、糖皮质激素的抗炎机制也不相同。非甾体抗炎药（NSAIDs）由于减少前列腺素的生成而抑制血小板的聚集，可防止血栓形成；具体作用机制与特点见表2-6-1，此外，还能降低胃黏膜不受损伤的保护功能，导致使用非甾体抗炎药后出现消化性溃疡的胃肠道不良反应。

根据本类药物的化学结构，可以把本类药物分为水杨酸类、苯胺类、吡唑酮类、有机酸类、昔康类、邻氨基苯甲酸类（表2-6-2）。

表2-6-1　解热镇痛抗炎药物作用特点与机制

药物	机制	作用	特点
解热镇痛抗炎药	抑制花生四烯酸代谢过程中环氧酶（COX），减少前列腺素（PG）合成	解热（抑制下丘脑COX，减少PG合成，使体温调节点恢复正常）	不影响正常体温，将发热体温降至正常值，以增加散热为主
		镇痛（抑制外周损伤部位的COX，减少PG合成）	镇痛部位在外周，对于剧痛和内脏绞痛无效，无成瘾性，用于慢性钝痛
		抗炎（抑制炎症部位的COX，减少PG合成）	作用部位在外周，缓解红、肿、热、痛症状，对病因无效
		抑制血小板的聚集（抑制血小板的环氧酶，血栓素A_2的生成减少），防止血栓形成	该作用的体现，需要小剂量用药

表2-6-2　解热镇痛抗炎药物分类

分类依据	类别	常用药物
药物化学结构	水杨酸类	阿司匹林
	苯胺类	对乙酰氨基酚（扑热息痛）
	吡唑酮类	保泰松
	有机酸类	吲哚美辛（消炎痛）、布洛芬
	昔康类	吡罗昔康（炎痛喜康）
	邻氨基苯甲酸类	双氯芬酸

阿司匹林 e 微课6

本品在胃肠道、肝及血液内大部分很快水解为水杨酸盐，然后在肝脏代谢。以结合的代谢产物和游离的水杨酸从肾脏排泄。

【药理作用】

1.抑制血小板聚集　通过抑制血小板的环氧酶，使由环氧酶催化而产生的血栓素A_2（TXA_2）生成减少，TXA_2在体内能加速血小板聚集，小剂量阿司匹林以抑制TXA_2为主，所以具有较强的抑制血小板聚集、抗血栓形成的作用。阿司匹林在大剂量使用时还具有抑制前列腺素（PGI）的生成、促进血小板的聚集和血栓形成的作用。血药浓度$5.4 \sim 9mg/L$时，抑制血小板聚集，$180mg/d$服用时，能使血小板TXA_2合成酶99%受到抑制。

2.抗炎、抗风湿作用　作用于炎症组织，通过抑制前列腺素或其他能引起炎性反应的物质（如组胺）的合成，稳定溶酶体膜、抑制溶酶体酶的释放而起抗炎作用。

3.解热作用　能降低发热患者的体温，对正常的体温无影响，通过抑制体温中枢的前列腺素的合成与释放，增强散热过程（如体表血管扩张、出汗增强）而产生解热作用。

4.镇痛作用　主要通过抑制前列腺素及其他能使痛觉对机械性或化学性刺激敏感的物质（如缓激肽、组胺）的合成而发挥作用，属于外周性镇痛药。

【临床应用】

1.抗血栓，用于预防短暂性脑缺血发作、脑梗死、心房颤动、人工心脏瓣膜、动静脉瘘或其他手术后的血栓形成。每日$75 \sim 150mg$，一日1次口服。

2.治疗不稳定型心绞痛、冠心病、急性冠状动脉综合征。

3.解热、镇痛，用于偏头痛、风湿热、系统性硬化症、抗磷脂综合征、急性鼻炎、流行性感冒等。一次$0.3 \sim 0.6g$，一日3次口服。

4.治疗风湿性关节炎，一日$3 \sim 4g$，分4次口服。

【禁忌证】对本品过敏者或有其他非甾体抗炎药过敏史者，活动性溃疡病、消化道出血患者，哮喘、鼻息肉、慢性荨麻疹、神经血管性水肿、休克者，血友病、严重肝病、维生素缺乏症患者，妊娠期及哺乳期妇女禁用。

【不良反应】

1.胃肠道反应　出现恶心、呕吐、上腹部不适、疼痛，停药后多可消失。长期或大剂量服用可能有胃肠道出血或溃疡。饭后服药、同服抗酸药可减轻胃肠道反应。

2.过敏反应　出现于0.2%的患者中，表现为哮喘、荨麻疹、血管神经性水肿或休克。多为易感者，服药后迅速出现呼吸困难，严重者可致死亡，称为阿司匹林哮喘。有的可产生阿司匹林过敏、哮喘和鼻息肉三联征，往往与遗传和环境因素有关。

3.凝血障碍　抑制血小板聚集，延长出血时间，维生素K可以预防，用药前和用药中要监测血象，术前1周停用阿司匹林。

4.水杨酸反应　由于阿司匹林在体内的代谢产物为水杨酸，因此大剂量使用时，会出现头痛、眩晕、恶心、呕吐、耳鸣、视力听力减退，严重时产生过度呼吸，酸碱平衡失调。

5.瑞氏综合征　病毒感染发热的儿童，使用阿司匹林退热时，表现为急性肝脂肪变性-脑病综合征，可导致死亡。

阿司匹林的药理作用、临床应用、不良反应参见表2-6-3。

表2-6-3　阿司匹林药理作用、临床应用、不良反应归纳

药物名称	药理作用	临床应用	不良反应	用药护理
阿司匹林	解热镇痛 抗炎抗风湿 抑制血栓形成	（1）感冒、发热、生活中慢性钝痛，常用剂量0.9~1.8g/d （2）治疗急性风湿热，是类风湿关节炎的首选药，常用剂量是3~4g/d （3）防治血栓性疾病，常用剂量75~150mg/d（小剂量——防止血小板聚集及血栓形成；大剂量——促进血栓形成；过量——凝血障碍）	（1）胃肠道反应 （2）凝血障碍 （3）过敏反应（阿司匹林哮喘） （4）水杨酸反应 （5）瑞氏综合征 （6）肝肾功能损伤	①阿司匹林饭后口服；②阿司匹林哮喘用糖皮质激素和抗组胺药治疗；③水杨酸反应用碳酸氢钠碱化尿液加速药物排泄；④术前一周停用阿司匹林，以防出血；⑤哮喘、鼻息肉及慢性荨麻疹患者、严重肝损害、低凝血酶原血症、维生素K缺乏、血友病患者禁用阿司匹林

对乙酰氨基酚

对乙酰氨基酚又称扑热息痛，主要在肝脏代谢，口服吸收快而完全，经肾排泄。解热作用与阿司匹林相似，镇痛作用弱，无抗炎抗风湿作用。临床主要用于缓解钝痛，如感冒发热、头痛、牙痛、肌肉痛、痛经等；2月龄以上儿童退热首选药。治疗量不良反应少，对胃肠刺激作用小，偶见皮疹、药物热等过敏反应。

吲哚美辛

吲哚美辛又名消炎痛，是最强的COX抑制剂之一。具有显著的解热及抗炎作用，对炎性疼痛效果明显。目前仅用于其他药物不能耐受或疗效不显著的风湿性及类风湿关节炎、强直性脊柱炎及骨关节炎等，对癌性发热及其他难以控制的发热常能见效。不良反应多且重，服药后，产生胃肠反应，表现为食欲减退、恶心、呕吐、腹痛、腹泻，诱发或加重溃疡，严重者可引起出血穿孔。饭后服药，或者选用栓剂等其他剂型以减少胃肠反应。20%~50%患者在用药后可出现前额痛、眩晕，偶有精神失常，一旦出现应立即通知医生，并做相应处理。对造血系统的影响可致中性粒细胞和血小板减少，偶有再生障碍性贫血等。过敏反应常见皮疹，严重者可致哮喘、血管性水肿及休克。消化性溃疡、帕金森病、癫痫、

精神失常、阿可匹林哮喘、肝肾功能不全者、高血压、心功能不全者、从事危险或精细工作人员、妊娠期妇女及儿童禁用。

布洛芬

布洛芬具有较强的抗炎、解热及镇痛作用，其效价强度与阿司匹林相似。广泛用于风湿性及类风湿关节炎。布洛芬治疗儿童高热安全、有效、持续时间长，儿科应用较为广泛，并制成多种剂型。胃肠道反应较轻，患者易耐受，但长期服用仍应注意胃溃疡和出血。偶见头痛、眩晕和视觉障碍，一旦出现视觉障碍应立即停药。

（二）抗痛风药

痛风是一种由于嘌呤代谢紊乱，尿酸产生过多或排泄减少，导致血尿酸水平升高，尿酸盐结晶在关节和其他组织中沉积，而引起的一组临床综合征。痛风的产生与遗传因素、疾病因素、饮食因素、药物因素有关，例如，高嘌呤食物（动物内脏、海鲜、啤酒等）的过量摄入；肾脏疾病、血液病、内分泌疾病等可影响尿酸的排泄，从而诱发痛风；某些药物如利尿剂、阿司匹林等可影响尿酸的排泄，增加痛风的发生风险。

痛风急性发作时，表现为受累关节剧痛、红肿、功能障碍等急性关节炎症状，首发关节常累及第一跖趾关节，其次为踝、膝等关节。此外，会伴随有痛风石、关节破坏、畸形、肾脏病变等。

抗痛风药根据作用不同分为：抑制尿酸生成的药物、促进尿酸排泄的药物、促进尿酸分解的药物、碱化尿液的药物、抑制痛风炎症药。具体分类、机制及常见药物如表2-6-4和表2-6-5所示。

表2-6-4 抗痛风药分类、机制及常见药物

类别	常用药物	机制
抑制尿酸生成药	别嘌醇、非布司他	通过抑制尿酸生成过程中的关键酶，减少尿酸的合成
促进尿酸排泄药	苯溴马隆、丙磺舒	增加肾脏对尿酸的排泄，降低血尿酸水平
促进尿酸分解药	拉布立酶普瑞凯希	将尿酸分解为更易排出体外的物质
碱化尿液药	碳酸氢钠	使尿液 pH 升高，增加尿酸的溶解度，防止尿酸结晶形成
抑制痛风炎症药	秋水仙碱	抑制痛风急性发作时的粒细胞浸润，抑制炎症

表2-6-5 抗痛风药的药物知识归纳

药物名称	药物作用及机制	临床应用	不良反应	用药护理
别嘌醇	抑制黄嘌呤氧化酶，减少尿酸生成	慢性痛风	偶见皮疹、粒细胞减少、血清氨基转移酶增高	使用别嘌醇时，要定期监测肝功能和血象。从小剂量开始用药使用秋水仙碱时，一旦出现水样性腹泻，立即停药
丙磺舒	竞争性抑制尿酸的再吸收，增加尿酸排泄	高尿酸血症伴慢性痛风	胃肠道反应、皮疹、发热等	
秋水仙碱	抑制急性发作时的粒细胞浸润，抑制痛风炎症	急性痛风性关节炎	胃肠道反应，中毒时出现水样性腹泻、血便、脱水、休克、骨髓抑制	

三、任务实施

【用药准备】根据任务内容和相关知识，请完成下面的用药实施清单。

用药前	评估准备	评估患者病史、用药史、各种检查结果等：
		准备药物和药物相关知识：
		调整自己工作状态，思考护士应具备的职业素养：
用药中	沟通观察实施	观察点：
		与患者进行一般性沟通和专业性沟通：
		实施用药过程：
用药后	观察宣教	观察患者的用药疗效和不良反应，以及病情变化：
		健康宣教：

【用药护理过程】学生分组，用角色扮演方式，对"患者"实施用药护理过程。

【用药评价】由"患者"进行评价。

序号	内容	评价
1	是否介绍药物名称（1～10分）	
2	是否说明用药目的（1～10分）	
3	是否说明用法用量（1～10分）	
4	是否说明用药注意事项（1～10分）	
5	是否能熟练实施用药护理过程（1～15分）	
6	是否与患者进行有效沟通（1～15分）	
7	是否进行药物、疾病的健康宣教（1～15分）	

序号	内容	评价
8	是否体现护士良好的职业素养（1～15分）	
总分		

四、课后习题

（一）单项选择题（每题只有一个最佳答案）

1.关于解热镇痛药的解热作用说法正确的是（ ）

    A.对儿童降温更强

    B.只能降低发热患者的体温

    C.既能降低正常人体温又能降低发热患者的体温

    D.使机体体温受环境温度的影响明显

    E.以上都是

2.阿司匹林抗血栓形成的机制是（ ）

    A.直接抑制血小板的聚集与黏附

    B.抑制凝血酶的形成，产生凝血障碍

    C.增强肝脏合成凝血因子

    D.肝中凝血因子的合成

    E.抑制环化氧酶，减少 TXA_2 的合成

3.阿司匹林的镇痛作用机制是（ ）

    A.兴奋阿片受体   B.抑制痛觉中枢   C.抑制外周PG的合成

    D.阻断阿片受体   E.增强中枢性镇痛作用

4.下列不属于阿司匹林临床应用的是（ ）

    A.风湿性关节炎   B.预防脑血栓形成   C.缓解内脏绞痛

    D.预防急性心肌梗死   E.风湿热

5.伴有胃溃疡的发热患者宜选用（ ）

    A.阿司匹林   B.对乙酰氨基酚

    C.吲哚美辛   D.布洛芬

    E.萘普生

6.下列说法正确的是（ ）

    A.对乙酰氨基酚有明显胃肠道反应

    B.阿司匹林是风湿性关节炎首选药

    C.伴胃溃疡的发热患者宜选用阿司匹林

    D.解热镇痛药可用于治疗胆绞痛

    E.大剂量阿司匹林用于抗血栓

7.为减轻阿司匹林的胃肠道反应，可采取（ ）

A.餐后服药或同服抗酸药　　　　　　　B.餐前服药

C.餐前服药或同服抗酸药　　　　　　　D.两餐间服药

E.同服稀盐酸

8.患者，男，52岁。胃溃疡史，近期因感冒，引起头痛、发热，选用哪一药物（　　）

A.阿司匹林　　　　　　　　　　　　　B.吲哚美辛

C.对乙酰氨基酚　　　　　　　　　　　D.保泰松

E.双氯芬酸

（二）配伍选择题（从共用选项中选择一个最佳答案）

（9～11题共用答案）

A.抑制前列腺素合成与释放　　　　　　B.兴奋中枢的阿片受体

C.抑制多巴胺受体作用　　　　　　　　D.抑制下丘脑体温调节中枢

E.抑制尿酸生成

9.阿司匹林的作用机制是（　　）

10.哌替啶镇痛机制是（　　）

11.慢性痛风药的机制是（　　）

（12～14题共用答案）

A.预防血栓栓塞性疾病　　　　B.感冒发热及头痛　　　　C.风湿性关节痛

D.胃肠绞痛　　　　　　　　　E.癌症疼痛

12.75～150mg/d使用阿司匹林可用于（　　）

13.3～4g/d使用阿司匹林可用于（　　）

14.0.9～1.8g/d使用阿司匹林可用于（　　）

任务七　抢救呼吸深度抑制药物基础及用药护理

教案

PPT

📖 知识目标

1.理解并解释咖啡因、尼可刹米、洛贝林的药理作用、临床应用、不良反应和用药护理。

2.对比分析并整理其他中枢兴奋药的药理作用、临床应用、不良反应和用药护理。

3.说出中枢兴奋药物的分类及机制。

📖 能力目标

1.学会观察中枢兴奋药疗效和不良反应，能够正确指导患者合理、安全用药，具备熟练的用药护理能力。

2.具备与患者进行有效用药沟通、用药观察、用药记录、不良反应处理的能力。

📖 **素养目标**

培养关爱患者的医者仁心职业情怀、积极向上的工作态度、关注和尊重患者的人文关怀素养，以及甘于奉献的护士敬业精神。

一、任务描述

患者，女，24岁，昏迷，室友送来急诊。患者极度消瘦，检查：瞳孔缩小成针尖样、牙关紧闭、呼吸深度抑制，血、尿定性试验呈阳性，吗啡血药浓度为0.5mg/L。医生拟诊断为阿片类药物中毒。

【 相关治疗药物 】

1.一般治疗 1∶5000高锰酸钾溶液洗胃、50%硫酸镁50ml导泻。

2.对症治疗 升压，阿托品缓解心动过缓，尼可刹米兴奋呼吸中枢。

3.解毒治疗 反复静注纳洛酮，逆转阿片类药物的毒性作用。

【 任务 】

为了能正确地根据医嘱实施用药护理，护士应该熟悉中枢兴奋药物的基础知识，具备扎实的理论知识。请通过角色扮演的方式，向"患者"实施用药护理。

1.向患者说尼可刹米的剂量、用药方法、用药目的及注意事项。

2.对患者实施尼可刹米用药护理过程。

3.在用药过程中充分体现关爱患者的医者仁心职业情怀及护士对患者的人文关怀。

二、相关知识

中枢兴奋药是指能提高中枢神经系统功能活动的一类药物。主要用于抢救因疾病或药物引起的中枢性呼吸抑制或呼吸衰竭。过量使用可引起中枢神经系统广泛而强烈的兴奋，导致惊厥，严重惊厥可随即转为抑制，甚至死亡，这种抑制不能再用中枢兴奋药对抗。用药时必须严格掌握剂量和适应证，密切观察患者用药后的反应，以免发生惊厥。

本类药物在体内通过不同的作用部位而发挥作用，也根据不同的作用部位进行分类，分为兴奋大脑皮质药、兴奋延髓呼吸中枢药、促脑功能恢复药（表2-7-1）。

表2-7-1　中枢兴奋药物分类与主要作用部位

药物分类	药物名称	作用机制
兴奋大脑皮质药	咖啡因	小剂量（50～200mg）选择性兴奋大脑皮质
		大剂量（250～500mg）直接兴奋延髓呼吸中枢和血管运动中枢
	哌甲酯	兴奋大脑皮质，较大剂量兴奋呼吸中枢

续表

药物分类	药物名称	作用机制
兴奋延髓呼吸中枢药	尼可刹米	直接兴奋延髓呼吸中枢
		刺激颈动脉体和主动脉体化学感受器，反射性兴奋呼吸中枢
	二甲弗林	直接兴奋延髓呼吸中枢
	洛贝林	刺激化学感受器，反射性兴奋延髓呼吸中枢
	贝美格	直接兴奋呼吸中枢及血管运动中枢
促脑功能恢复药	甲氯芬酯	兴奋大脑皮质，促进脑细胞的氧化还原过程
	吡拉西坦	降低脑血管阻力，增加脑血流量，保护大脑皮质缺氧
	胞磷胆碱	促进卵磷脂合成而改善脑功能

尼可刹米 e 微课7

【药理作用】选择性地直接兴奋延髓呼吸中枢；也可通过作用于颈动脉体和主动脉体化学感受器反射性地兴奋呼吸中枢，并提高呼吸中枢对二氧化碳的敏感性，使呼吸加深加快，对血管运动中枢有微弱兴奋作用。剂量过大可引起惊厥。

【临床应用】用于中枢性呼吸抑制及各种原因引起的呼吸抑制。对巴比妥类中毒引起的呼吸抑制疗效较差，对吗啡中毒引起的呼吸抑制效果较好。

【禁忌证】抽搐及惊厥患者禁用。

【不良反应】常见面部刺激征、烦躁不安、抽搐、恶心、呕吐等。大剂量时可出现血压升高、心悸、出汗、面部潮红、呕吐、震颤、心律失常、惊厥，甚至昏迷。

洛贝林

【药理作用】刺激颈动脉窦和主动脉体化学感受器，反射性地兴奋呼吸中枢而使呼吸加快，但对呼吸中枢并无直接兴奋作用；对迷走神经中枢和血管运动中枢也同时有反射性的兴奋作用；对自主神经节先兴奋而后阻断。

【临床应用】本品主要用于各种原因引起的中枢性呼吸抑制。临床上常用于新生儿窒息、一氧化碳、阿片中毒、小儿感染性疾病所致的呼吸衰竭等。

【禁忌证】尚不明确。

【不良反应】可有恶心、呕吐、呛咳、头痛、心悸等。

胞磷胆碱钠

【药理作用】降低脑血管阻力，增加脑血流而促进脑物质代谢，改善脑循环作用。增强脑干网状结构上行激活系统的功能，增强锥体系统的功能，改善运动麻痹，促进大脑功能的恢复和促进苏醒。

【临床应用】用于急性颅脑外伤和脑手术后意识障碍。也可以用于治疗脑血管意外所引起的神经系统后遗症。

【禁忌证】对本品过敏者禁用。

【不良反应】本品对人及动物均无明显的毒性作用，对呼吸、脉搏、血压无影响，偶有一过性血压下降、失眠、兴奋及给药后发热等，停药后即可消失。

咖啡因和尼可刹米相关药物知识见表2-7-2。

表2-7-2　咖啡因和尼可刹米药物知识归纳

药物名称	药物作用	临床应用	不良反应	用药护理
咖啡因	小剂量（50~200mg）减轻疲劳、消除睡意、改善思维并增强持久的智能活动能力，提高工作效率 大剂量（250~500mg）使呼吸加深加快、血压升高 兴奋心脏、血管扩张、收缩脑血管 利尿，刺激胃酸、胃蛋白酶分泌	（1）缓解中枢抑制药过量所致呼吸抑制和循环衰竭 （2）咖啡因+麦角胺治疗偏头痛 （3）咖啡因+解热镇痛药治疗一般性头痛	不良反应较少，较大剂量可引起激动不安，甚至惊厥	（1）临床用药中，应注意中枢兴奋药的选择作用，随剂量的增加，可引起中枢神经系统各部位广泛兴奋而导致惊厥。需严格掌握剂量，密切观察患者，出现惊厥先兆，立即报告。 （2）药物维持时间短，临场急救中常需要反复用药，2~4小时注射一次
尼可刹米（可拉明）	提高呼吸中枢对CO_2的敏感性，使得呼吸加深加快，改善呼吸功能。安全范围较大，作用温和，持续时间短暂	各种原因引起的中枢性呼吸抑制及衰竭（对吗啡中毒的呼吸衰竭疗效好，对巴比妥中毒疗效差）	不良反应较少，大剂量可致惊厥	

中枢兴奋药在解救呼吸衰竭时，选择性不高，安全范围较小，随剂量增加作用范围也相应扩大，中枢神经系统广泛兴奋，引起惊厥。目前，临床抢救呼吸衰竭主要采用人工呼吸机维持，呼吸中枢兴奋药仅为综合治疗的措施之一，用于短时纠正呼吸衰竭，使用药物时需严格掌握剂量和用药指征，并密切观察病情。在中枢兴奋药的用药护理中，护士应严格遵医嘱，认真严谨、规范准确，做好相关疾病的救治和康复护理工作。常用中枢兴奋药的临床应用见表2-7-3。

表2-7-3　常用中枢兴奋药临床应用归纳表

药物名称	临床应用
二甲弗林（回苏灵）	治疗各种原因引起的中枢性呼吸抑制，对肺性脑病有较好的苏醒作用
洛贝林（山梗菜碱）	新生儿窒息、小儿感染性疾病所致呼吸衰竭、一氧化碳中毒
多沙普仑	治疗麻醉药或中枢抑制药引起的呼吸抑制、急性肺通气不全
贝美格（美解眠）	主要用于巴比妥类等中枢抑制药中毒的解救
胞磷胆碱	主要用于急性颅脑外伤和脑手术后的意识障碍
吡拉西坦（脑复康）	主要用于阿尔茨海默病、脑动脉硬化、脑外伤所致记忆、思维障碍，儿童智力低下
哌甲酯（利他林）	小儿遗尿症、轻度抑郁症、儿童多动综合征、巴比妥及其他中枢抑制药中毒

三、任务实施

【用药准备】根据任务内容和相关知识，请完成下面的用药实施清单。

		评估患者病史、用药史、各种检查结果等：
用药前	评估准备	准备药物和药物相关知识：
		调整自己工作状态，思考护士应具备的职业素养：

续表

用药中	沟通观察实施	观察点：
		与患者进行一般性沟通和专业性沟通：
		实施用药过程：
用药后	观察宣教	观察患者的用药疗效和不良反应，以及病情变化：
		健康宣教：

【用药护理过程】学生分组，用角色扮演方式，对"患者"实施用药护理过程。

【用药评价】由"患者"进行评价。

序号	内容	评价
1	是否介绍药物名称（1~10分）	
2	是否说明用药目的（1~10分）	
3	是否说明用法用量（1~10分）	
4	是否说明用药注意事项（1~10分）	
5	是否能熟练实施用药护理过程（1~15分）	
6	是否与患者进行有效沟通（1~15分）	
7	是否进行药物、疾病的健康宣教（1~15分）	
8	是否体现护士良好的职业素养（1~15分）	
总分		

四、课后习题

习题

（一）单项选择题（每题只有一个最佳答案）

1.救治新生儿窒息的首选药物是（　　）

    A.咖啡因　　　　　　　　　B.洛贝林　　　　　　　　　C.尼可刹米

    D.胞磷胆碱　　　　　　　　E.吡拉西坦

2.下列对尼可刹米的描述，错误的是（　　）

    A.安全范围较大，作用温和、短暂

    B.提高呼吸中枢对CO_2的敏感性

    C.也可刺激颈动脉体化学感受器，反射性兴奋呼吸中枢，剂量过大可致惊厥

    D.对肺源性心脏病及吗啡中毒引起的呼吸抑制效果好

E.对巴比妥类中毒引起的呼吸抑制疗效好

3.咖啡因的作用不包括(　　)

    A.兴奋大脑皮层　　　　　　　B.兴奋呼吸中枢　　　　　　　C.升高血压

    D.兴奋血管运动中枢　　　　　E.舒张脑血管

4.吗啡中毒所致呼吸抑制首选(　　)

    A.洛贝林　　　　　　　　　　B.尼可刹米(可拉明)　　　　　C.贝美格

    D.二甲弗林(回苏灵)　　　　　E.甲氯芬酯(氯酯醒)

5.患者,女,33岁。入院时昏迷,呼吸抑制,皮肤黏膜呈桃红色,经血液检查,诊断为CO中毒,可选下列哪种呼吸兴奋药(　　)

    A.咖啡因　　　　　　　　　　B.尼可刹米　　　　　　　　　C.洛贝林

    D.二甲弗林(回苏灵)　　　　　E.甲氯芬酯(氯酯醒)

6.患者,男,34岁。因手术后剧痛采用吗啡镇痛,出现昏迷、呼吸深度抑制,瞳孔缩小,呈针尖状,诊断为吗啡中毒,可选用下列何药改善呼吸(　　)

    A.尼可刹米　　　　　　　　　B.洛贝林(山梗菜碱)　　　　　C.吡拉西坦

    D.贝美格.　　　　　　　　　　E.甲氯芬酯(氯酯醒)

(二)配伍选择题(从共用选项中选择一个最佳答案)

(7~10共用答案)

    A.贝美格　　　　　　　　　　B.尼可刹米　　　　　　　　　C.咖啡因

    D.洛贝林　　　　　　　　　　E.多沙普仑

7.治疗麻醉药引起的呼吸抑制用(　　)

8.小剂量使用能振奋精神,提高工作和学习效率的是(　　)

9.小儿感染性疾病所致呼吸衰竭选用(　　)

10.主要用于巴比妥类中枢抑制药中毒的解救药物是(　　)

书网融合……

微课1

微课2

微课3

微课4

微课5

微课6

微课7

项目三　心血管系统疾病药物基础及用药护理

任务一　治疗急性肺水肿药物基础及用药护理

教案　　PPT

📖 知识目标

1.理解并解释呋塞米、氢氯噻嗪、螺内酯的药理作用、临床用途、不良反应和用药护理。

2.对比分析并整理甘露醇等脱水药的作用特点、临床应用与用药护理。

3.说出其他利尿药及脱水药的作用特点。

📖 能力目标

1.学会观察利尿药、脱水药的疗效和不良反应，能够正确指导水肿患者合理、安全用药，具备熟练的用药护理能力。

2.具备与患者进行用药沟通的能力、及时处理药物不良反应的能力。

📖 素养目标

培养关爱水肿患者的医者仁心职业情怀、积极的工作态度、关注和尊重水肿患者的人文关怀素养，以及甘于奉献的护理敬业精神。

一、任务描述

患者，男，56岁，高血压病史12年，近2日感极度胸闷，气急、出汗、心率加快、咳嗽，咳粉红色痰，两肺满布湿啰音及哮鸣音，血压190/110mmHg，医生拟诊断为急性肺水肿。

【相关治疗药物】

呋塞米：起始剂量20~40mg，每日一次，最大剂量每日可达600mg，一般控制在100mg以内，分2~3次服用。

氢氯噻嗪：一次25~50mg，每日1~2次。

螺内酯：每日40~120mg，分2~4次服用，至少连服5天。

氨苯蝶啶：每日25~100mg，分2次服用，合用其他利尿药时，剂量减少。

【任务】

为了能正确地根据医嘱实施用药护理，护士应该熟悉每种利尿、脱水药物的相关知识，具有扎实的理论基础。请通过角色扮演的方式，向急性肺水肿"患者"实施用药护理。

1.向患者说明呋塞米的名称、剂量、用药目的及注意事项。

2.对患者实施呋塞米用药护理过程。

3.在用药过程中充分体现关爱水肿患者的医者仁心职业情怀及护士对患者的人文关怀。

二、相关知识

（一）利尿药

利尿药是一类作用于肾脏，抑制肾小管对水、钠重吸收，增加电解质和水的排出，使尿量增加的药物，常用于治疗各种类型的水肿。还能通过减少血容量而降低血压，因此也作为抗高血压使用。此外，还能解救药物中毒，加速毒物排泄。根据其作用机制，利尿药可分为：高效能利尿药、中效能利尿药、低效能利尿药（表3-1-1）。

表3-1-1　利尿药的分类、作用部位、作用特点

利尿药分类	作用部位	作用机制	作用特点	常用药物
高效能利尿药	髓袢升支粗段和皮质部	抑制Na^+、K^+-$2Cl^-$同向转运系统，减少Na^+和Cl^-重吸收	利尿迅速、强大	呋塞米、布美他尼、依他尼酸
中效能利尿药	髓袢升支粗段皮质或远曲小管初始段	抑制管腔膜上Na^+、$2Cl^-$同向转运系统，减少Na^+和Cl^-再吸收	利尿温和而持久、中等强度	噻嗪类利尿药、氯噻酮
低效能利尿药	远曲小管后段和集合管	抑制Na^+-K^+交换过程	利尿作用弱、缓慢而持久，保钾排钠	螺内酯（醛固酮受体阻断）、氨苯蝶啶、阿米洛利（Na^+阻滞）

呋塞米 ⓔ微课1

呋塞米又称速尿，利尿作用迅速、强大、短暂，能通过胎盘屏障，并可分泌到乳汁中，88%以原型经肾脏排泄，12%经肝脏代谢由胆汁排泄。

【药理作用】

1.利尿作用　抑制NaCl重吸收，使尿中Na^+、K^+、Cl^-、Mg^{2+}、Cg^{2+}排出增多。

2.扩张血管作用　呋塞米能抑制前列腺素分解酶的活性，使前列腺素E_2含量升高。

【临床应用】

1.水肿性疾病　包括充血性心力衰竭、肝硬化、肾脏疾病（肾炎、肾病及各种原因所致的急、慢性肾衰竭），尤其是应用其他利尿药效果不佳时，应用本类药物仍可能有效。是治疗急性肺水肿和急性脑水肿的首选药。

2.高血压　一般不作为治疗原发性高血压的首选药物，但当噻嗪类药物疗效不佳，尤其当伴有肾功能不全或出现高血压危象时，本类药物尤为适用。

3.预防急性肾衰竭　用于各种原因导致肾脏血流灌注不足，例如失水、休克、中毒、麻醉意外以及循环功能不全等，在纠正血容量不足的时，及时应用，可减少急性肾小管坏死的机会。

4.高钾血症及高钙血症

5.稀释性低钠血症　尤其是当血钠浓度低于120mmol/L时。

6.抗利尿激素分泌过多症

7.急性药物、毒物中毒　如巴比妥类药物中毒等，可加速毒物排泄。

【禁忌证】对磺胺类药和噻嗪类利尿药过敏者、妊娠3个月内妇女、低钾血症者、超量服用洋地黄者、肝性脑病的患者、痛风患者禁用。

【不良反应】

1.常见不良反应　水、电解质紊乱。大剂量或长期应用时可见如直立性低血压、休克、低钾血症、低氯血症、低氯性碱中毒、低钠血症低钙血症以及与此有关的口渴、乏力、肌肉酸痛、心律失常等。

2.少见不良反应　过敏反应（包括皮疹、间质性肾炎甚至心搏骤停）、视物模糊、黄视症、光敏感、头晕、头痛、食欲减退、恶心、呕吐、腹痛、腹泻、胰腺炎、肌肉强直等，骨髓抑制导致粒细胞减少、血小板减少性紫癜和再生障碍性贫血，肝功能损害，指（趾）感觉异常，高糖血症、尿糖阳性、原有糖尿病加重。

3.耳毒性　耳鸣、听觉障碍多见于大剂量静脉快速注射时（剂量大于4～15mg/min），多为暂时性，少数为不可逆性，避免与其他耳毒性药物合成。

4.高尿酸血症　长期用药时多数患者会出现高尿酸血症。

5.呋塞米与其他药物之间的相互作用

（1）与氨基糖苷类抗生素可增强耳毒性，避免合用。

（2）加剧强心苷的心脏毒性（排钾）。

（3）增强口服抗凝药的抗凝作用。

（4）增加第一代头孢菌素的肾毒性。

氢氯噻嗪　微课2

【药理作用】

1.利尿作用　氢氯噻嗪具有影响水、电解质排泄的作用，使尿钠、钾、氯、磷和镁等离子排泄增加，尿钙排泄减少。其作用机制主要抑制远端小管前段和近端小管（作用较轻）对氯化钠的重吸收，从而增加远端小管和集合管的Na^+-K^+交换，K^+分泌增多。其利尿作用较祥利尿剂弱。

2.降压作用　温和、持久的降压作用，达到平稳降压的效果。

3.抗利尿作用　减少尿崩症患者的尿量和口渴感。

【临床应用】

1.水肿性疾病　排出体内过多的钠和水，减少细胞外液容量，消除水肿。常见的包括充血性心力衰竭、肝硬化腹水、肾病综合征、急慢性肾炎水肿、慢性肾衰竭早期、肾上腺皮质激素和雌激素治疗所致的钠、水潴留。

2.高血压　作为一线降压药使用。可单独或与其他降压药联合应用，主要用于治疗原发性高血压。

3.中枢性或肾性尿崩症

4.肾石症　主要用于预防含钙盐成分形成的结石。

5.其他　用于解除泌尿系感染引起的尿频、尿急、尿痛症状。

【禁忌证】尚不明确。

【不良反应】大多不良反应与剂量和疗程有关。

1.水、电解质紊乱　较为常见，低钾血症较易发生，其次为低氯性碱中毒或低氯、低钾性碱中毒、低钠血症、肾小球滤过率降低。临床常见口干、烦渴、肌肉痉挛、恶心、呕吐和极度疲乏无力等。

2.高糖血症　可使糖耐量降低，血糖升高，可能与抑制胰岛素释放有关。

3.高尿酸血症　干扰肾小管排泄尿酸，少数可诱发痛风发作。由于通常无关节疼痛，故高尿酸血症易被忽视。

4.过敏反应　较为少见，如皮疹、荨麻疹等。

螺内酯

螺内酯又称安体舒通，是低效能利尿药，又称保钾利尿药。它是醛固酮的竞争性拮抗药，拮抗醛固酮的作用，抑制钠钾交换，表现为保钾排钠的利尿作用，作用缓慢、温和、持久。主要用于治疗与醛固酮升高有关的顽固性水肿，如肝硬化腹水、肾病综合症等。常与噻嗪类排钾利尿药合用，以提高疗效和减少血钾紊乱。常见不良反应是高钾血症和性激素样作用，女性可致月经紊乱、乳房触痛、性功能下降，男性可致乳房女性化、阳痿等，停药后可消自行消失。

氨苯蝶啶

保钾排钠利尿药，常与排钾利尿药合用，治疗各类顽固性水肿或腹水。促进尿酸排泄，尤其适用于痛风患者的利尿。不良反应较少，长期大量使用可致高钾血症，严重肝肾功能不全，有高钾血症倾向者禁用。

利尿药相关药物知识见表3-1-2。

表3-1-2　利尿药的药物知识归纳

利尿药分类	药理作用	临床应用	不良反应	用药护理
呋塞米（速尿）	利尿作用（强大）；扩张肾血管，增加肾血流量，扩张肺部血管，减少回心血量，减轻左心室负荷	治疗严重水肿；抢救急性肺水肿和脑水肿；防治急慢性肾衰竭；加速毒物排出	水与电解质紊乱（常见低钾血症）；耳毒性（暂时性耳聋）；胃肠道反应；高尿酸血症	①使用排钾利尿药的患者，应多食富含钾的食物（香蕉、橘子等）；②用药期间密切监测电解质、体重、体液进出量、血清尿酸等指标，防止和避免电解质紊乱，若出现恶心、呕吐、腹胀、肌无力、心律失常，应及时报告医生；③注意监测呋塞米的耳毒性；④痛风患者禁用噻嗪类利尿药
噻嗪类利尿药	利尿作用（中等）；抗利尿作用（减少尿崩症尿量，机制不明）；降压	轻中度心源性水肿；慢性心功能不全的主要治疗药物之一；肝肾性水肿；肾性尿崩症；基础降压药	电解质紊乱；高尿酸血症；代谢障碍；过敏反应	
螺内酯	拮抗醛固酮发挥保钾排钠的利尿作用（弱）	伴醛固酮升高的水肿；与噻嗪类合用，避免血钾紊乱	不良反应轻，长期单独使用可引起高血钾症	

利尿药用药原则

表3-1-3　利尿药用药原则

疾病	利尿药的用药原则
心源性水肿	轻度选噻嗪类中效能利尿药；重度选用高效能利尿药 用药期间补钾或合用保钾利尿药，防止低钾血症；利尿速度不宜过快

续表

疾病	利尿药的用药原则
肾源性水肿	急性肾炎水肿——不用利尿药，低钠、卧床
	慢性肾炎水肿——补充白蛋白、限钠盐
	重度水肿——氢氯噻嗪+补钾；高效能利尿+补钾
肝性水肿	螺内酯（首选），加用高效能和噻嗪类利尿药。
急性肺水肿	静注呋塞米
脑水肿	利尿药、甘露醇（首选）
急性肾衰竭	高效利尿药

（二）脱水药

脱水药又称渗透性利尿药，是一类能迅速提高血浆渗透压、使组织脱水的药物。脱水药静脉注射后，不易通过血管壁进入组织，不易在体内代谢，不易被肾小管再吸收，使血液成高渗状态，从而使组织液中水分在渗透压的作用下，进入在血液中，使得组织脱水。常见脱水药的药理作用、临床应用、不良反应用药护理如表3-1-4所示。

表3-1-4 脱水药的药物知识归纳表

药物名称	药物浓度	药理作用	临床应用	不良反应	用药护理
甘露醇	20%高渗溶液	组织脱水，渗透性利尿	脑水肿、降低颅内压，甘露醇为首选；防治急性肾衰竭；水肿；毒物排泄；甘露醇的治疗青光眼	少见，注射过快可引起一过性头痛、眩晕、恶心、视物模糊等。葡萄糖会引起颅内压升高，产生"反跳"现象	（1）若用药后口渴，可适当增加饮水量 （2）注意观察不良反应，若出现舌肿大、血尿、恶心、心动过速，立即报告医生 （3）用药期间避免从事高空、高温、汽车驾驶工
山梨醇	25%高渗溶液				
葡萄糖	50%高渗溶液				

三、任务实施

【用药准备】根据任务内容和相关知识，请完成下面的用药实施清单。

用药前	评估准备	评估患者病史、用药史、各种检查结果等：
		准备药物和药物相关知识：
		调整自己工作状态，思考护士应具备的职业素养：

用药中	沟通 观察 实施	观察点：
		与患者进行一般性沟通和专业性沟通：
		实施用药过程：
用药后	观察 宣教	观察患者的用药疗效和不良反应，以及病情变化：
		健康宣教：

【用药护理过程】学生分组，用角色扮演方式，实施对"患者"的用药护理过程。

【用药评价】由"患者"进行评价。

序号	内容	评价
1	是否介绍药物名称（1~10分）	
2	是否说明用药目的（1~10分）	
3	是否说明用法用量（1~10分）	
4	是否说明用药注意事项（1~10分）	
5	是否能熟练实施用药护理过程（1~15分）	
6	是否与患者进行有效沟通（1~15分）	
7	是否进行药物、疾病的健康宣教（1~15分）	
8	是否体现护士良好的职业素养（1~15分）	
总分		

四、课后习题

习题

（一）单项选择题（每个题只有一个最佳答案）

1.可作为基础降压药物的利尿药是（　　）

  A.呋塞米　　　　　　　　　B.氢氯噻嗪　　　　　　　　C.螺内酯

  D.氨苯蝶啶　　　　　　　　E.甘露醇

2.治疗急性肺水肿应选用（　　）

  A.螺内酯　　　　　　　　　B.甘露醇　　　　　　　　　C.山梨醇

D.氢氯噻嗪　　　　　　　　　　E.呋塞米（速尿）

3.下面不属于呋塞米临床应用的是（　　）

　　A.急性肺水肿　　　　　　　B.急性脑水肿　　　　　　C.急慢性肾衰竭

　　D.高血压　　　　　　　　　E.尿崩症

4.下列说法中错误的是（　　）

　　A.呋塞米不宜与氨基糖苷类抗生素合用，避免耳毒性加重

　　B.氢氯噻嗪有利尿作用，也有抗利尿作用

　　C.脑水肿患者首选甘露醇

　　D.急性脑水肿选择呋塞米

　　E.合并糖尿病的水肿患者可使用氢氯噻嗪

5.不会引起低钾血症的药物是（　　）

　　A.呋塞米　　　　　　　　　B.布美他尼　　　　　　　C.氢氯噻嗪

　　D.依他尼酸　　　　　　　　E.螺内酯

6.应用呋塞米消除水肿时，应及时补充（　　）

　　A.钾盐　　　　　　　　　　B.钙盐　　　　　　　　　C.镁盐

　　D.维生素C　　　　　　　　E.葡萄糖

7.氢氯噻嗪的利尿作用机制是（　　）

　　A.抑制 K^+，Na^+-2Cl^- 共同转运系统　　　　B.抑制 Na^+-Cl^- 转运系统

　　C.抑制碳酸酐酶的活性　　　　　　　　　D.抑制远曲小管对Na的吸收

　　E.拮抗醛固酮受体

（二）配伍选择题（从共用选项中选择一个最佳答案）

（8～10题共用答案）

　　A.耳毒性　　　　　　　　　B.肾毒性　　　　　　　　C.高血压

　　D.高血糖　　　　　　　　　E.高钾血症

8.呋塞米可引起的不良反应是（　　）

9.氢氯噻嗪可用于治疗（　　）

10.螺内酯可引起的不良反应是（　　）

任务二　治疗高血压药物基础及用药护理

教案　　PPT

📖 知识目标

1.理解并解释一线降压药的药理作用、临床应用、不良反应和用药护理。

2.说出降压药的分类及其机制

3.对比分析并整理其他降压药物的作用特点和临床应用。

📖 **能力目标**

1.学会观察降压药的疗效和不良反应，能够正确指导患者合理用药，具备熟练的用药护理能力。

2.具备与患者进行用药沟通的能力。

📖 **素养目标**

培养关爱高血压患者的医者仁心职业情怀、积极的工作态度、关注和尊重患者的人文关怀素养，以及甘于奉献的敬业精神。

一、任务描述

患者，男，56岁，体检中发现血压为165/95mmHg，生活中无症状，到医院复查，经测量血压为160/100mmHg，未出现累及器官病变，除血压异常外其余均正常。诊断为中度高血压。

【相关治疗药物】

氢氯噻嗪：12.5mg/d，早上服用。

硝苯地平缓释片：20mg，一日2次。

普萘洛尔：20mg/d，一日3次。

卡托普利：初始剂量12.5mg，一日2~3次。

缬沙坦：80mg，一日1次。

【任务】

为了能正确地根据医嘱实施用药护理，护士应该熟悉每种降压药物的相关知识，具备扎实的理论基础。请通过角色扮演的方式，向高血压"患者"实施用药过程。

1.向患者说明卡托普利的名称、剂量、用药目的及注意事项。

2.对患者实施卡托普利用药护理过程。

3.在用药过程中充分体现关爱高血压患者的医者仁心职业情怀，护士对患者的人文关怀。

二、相关知识

抗高血压药

抗高血压药是能降低血压、减轻靶器官（心、脑、肾）损害的药物，又称降压药。抗高血压药包括利尿药、钙通道阻滞药（CCB）、血管紧张素Ⅰ转化酶抑制药（ACEI）、血管紧张素Ⅱ受体阻断药（ARB）、交感神经抑制药、血管扩张药。其中利尿药、钙通道阻滞药（CCB）、血管紧张素Ⅰ转化酶抑制药（ACEI）、血管紧张素Ⅱ受体阻断药（ARB）、β受体阻断药为一线降压药。

（一）抗高血压药物分类

抗高血压药物分类及常用药物见表3-2-1。

表3-2-1　抗高血压药物分类

药物分类			作用机制	常用药物
I	利尿药		排钠，使细胞外液和血容量下降； 排钠，由于钠钙交换，血管平滑肌细胞内Ca^{2+}减少，降低缩血管物质的敏感性，产生扩血管物质	氢氯噻嗪、吲达帕胺等
II	钙通道阻滞药（CCB）		抑制Ca^{2+}内流，从而松弛血管平滑肌，降压	硝苯地平、尼群地平等
III	血管紧张素 I 转化酶抑制药（ACEI）		抑制血管紧张素 I 转化酶（ACE）的活性，减少血管紧张素 II（AT II）的生成，血管扩张，缓解或逆转心血管重构，发挥降压作用	卡托普利、依那普利（普利类）
	血管紧张素 II 受体阻断药（ARB）		阻断血管紧张素 II 受体（AT_1），拮抗血管生成素 II（Ang II）与AT_1结合，抑制了Ang II 的缩血管和促醛固酮分泌作用，从而降压	氯沙坦、缬沙坦、伊贝沙坦
IV	交感神经抑制药	中枢性交感神经抑制药	激动延髓腹外侧区的咪唑啉I_1受体，激动外周交感神经突出前膜α_2受体，中等强度的降压	可乐定、莫索尼定
		神经节阻断药	阻断神经节，迅速且强大的降压作用	美加明等
		去甲肾上腺素能神经末梢抑制药	耗竭外周去甲肾上腺素能神经递质，缓慢、温和、持久的降压作用	利血平
		α 受体阻断药	阻断 α 受体，扩张小动脉和静脉血管，降低到外周阻力，降压	哌唑嗪、多沙唑嗪等
		β 受体阻断药	阻断 β 受体，心排出量减少、抑制肾素分泌、NA释放减少、抑制中枢交感活性、扩张血管	普萘洛尔、美托洛尔
V	血管扩张药	直接扩张血管药	扩张血管，强大、迅速、短暂的降压作用	硝普钠、肼屈嗪（肼苯哒嗪）、双肼屈嗪（双肼苯哒嗪）
		钾通道开放药	激活钾通道，钾外流增加，钙内流减少，血管舒张	二氮嗪、米诺地尔

（二）常用抗高血压药

氢氯噻嗪

药理作用、临床应用及不良反应详见本项目任务一。

硝苯地平

【药理作用】二氢吡啶类钙通道阻滞剂，可选择性抑制钙离子进入心肌细胞和平滑肌细胞的跨膜转运。

1.能同时舒张正常供血区和缺血区的冠状动脉，缓解冠状动脉痉挛，增加冠状动脉痉挛患者心肌氧的递送、解除和预防冠状动脉痉挛。

2.可抑制心肌收缩，降低心肌代谢，减少心肌耗氧量。

3.能舒张外周阻力血管，降低外周阻力，降低收缩血压和舒张血压，减轻心脏后负荷。

【临床应用】治疗心绞痛、变异型心绞痛、不稳定型心绞痛、慢性稳定型心绞痛、高血压。

【禁忌证】对硝苯地平过敏者，心源性休克者，哺乳期妇女禁用。

【不良反应】常见面部潮红、头痛、头晕、水肿、血管扩张、便秘、感觉不适。

普萘洛尔

【药理作用】阻断心脏β受体，抑制心肌收缩力并减慢心率，使心排血量减少，降低血压。阻断肾小球近球细胞的β受体、去甲肾上腺素能神经突触前膜的$β_2$受体、中枢β受体，发挥降压作用。降压作用缓慢而持久、作用中等偏强，连续服用3周左右，收缩压、舒张压均下降。

【临床应用】主要用于轻、中度高血压的治疗，对伴有心排血量及肾素活性偏高的高血压较好；尤其适用于伴有心绞痛、心动过速、脑血管疾病的患者。长期应用不产生耐受性，可单独应用，也可与扩张血管药物联合应用治疗重度高血压。

【不良反应】见项目一任务四β受体阻断药部分。因能掩盖低血糖症状，高血压合并糖尿病的患者不宜选用。高血压患者长期应用不能突然停药，则会导致血压升高甚至诱发心绞痛，要逐渐减量。高血压伴有肾病患者用药期间监测肌酐及尿素水平。

卡托普利 ℮微课3

【药理作用】卡托普利竞争性抑制血管紧张素Ⅰ转换酶抑制，使血管紧张素Ⅰ不能转化为血管紧张素Ⅱ，从而降低外周血管阻力，并通过抑制醛固酮分泌，减少水钠潴留。干扰缓激肽的降解，舒张外周血管。对心力衰竭患者，降低肺毛细血管楔压及肺血管阻力，增加心排血量及运动耐受时间（图3-2-1）。

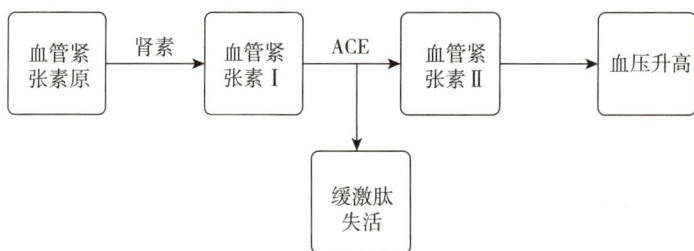

```
┌──────┐  肾素  ┌──────┐  ACE  ┌──────┐        ┌──────┐
│血管紧 │──────→│血管紧 │──────→│血管紧 │───────→│血压升高│
│张素原 │       │张素Ⅰ │       │张素Ⅱ │        └──────┘
└──────┘       └──────┘       └──────┘
                                  │
                                  ↓
                              ┌──────┐
                              │缓激肽 │
                              │失活   │
                              └──────┘
```

图 3-2-1 卡托普利作用机制

药物的作用特点：①降压时无反射性心率加快。②不产生直立性低血压。③使肾血管阻力降低，增加肾血流量，能改善糖尿病患者肾病变。④长期服药可预防和逆转高血压所致的血管壁增厚和心肌肥厚，改善心功能。⑤减少醛固酮释放，减轻水钠潴留。⑥不引起电解质紊乱和脂质代谢异常。⑦长期应用无耐受性，停药后无反跳现象。

【临床应用】治疗高血压、心力衰竭。

【禁忌证】对本品或其他血管紧张素转化酶抑制剂过敏、双侧肾动脉狭窄、有血管神经性水肿史者及妊娠期妇女禁用。

【不良反应】常见刺激性干咳、皮疹、心悸、心动过速、胸痛、味觉迟钝；少见蛋白尿、眩晕、头痛、头晕、血管性水肿、心率快而律不齐、面部潮红或苍白、白细胞与粒细胞减少；高钾血症；食物可减少吸收，在餐前1小时服药。

缬沙坦

【药理作用】强效特异性血管紧张素Ⅱ（Ang Ⅱ）受体阻断药，选择性作用于AT_1受体。缬沙坦能降低升高的血压，且不影响心率。

【临床应用】用于轻、中度原发性高血压。可以进餐时或空腹服用。

【禁忌证】对缬沙坦过敏者、妊娠期妇女禁用。

【不良反应】少见直立性血压改变；偶见轻度头痛、头晕、疲乏、腹痛、干咳、血钾增高、中性粒细胞减少、血红蛋白和血细胞比容降低、血肌酐和转氨酶增高；有腹泻、鼻炎、咽炎、关节痛、恶心等报道。

哌唑嗪

【药理作用】中等偏强的降压作用，对心率、心排出量、血浆肾素活性无显著影响。

【临床应用】各级高血压、充血性心力衰竭，也用于麦角胺过量。

【禁忌证】对哌唑嗪过敏者禁用。

【不良反应】首剂现象（首次给药可致严重的直立性低血压、昏厥、心悸等），成人首剂0.5mg，睡前服用；常见眩晕、头痛、嗜睡、疲乏、鼻塞、尿频、口干、胃肠道反应等，不良反应主要在用药初期出现。

硝普钠 📱微课4

【药理作用】强效血管舒张剂，直接松弛小动脉与静脉血管平滑肌，降低血压，减轻心脏的前、后负荷，从而减轻心肌负荷，降低心肌耗氧量，能使衰竭的左心室排血量增加。对肺动脉压亦能明显降低，肾血流量与肾小球滤过率无明显改变。

【临床应用】用于治疗高血压急症（高血压危象、高血压脑病、恶性高血压、嗜铬细胞瘤手术前后阵发性高血压、外科麻醉期间进行控制性降压），急性心力衰竭，急性肺水肿。

【禁忌证】对本品成品过敏者、代偿性高血压患者禁用。

【不良反应】血压降低过快时可出现眩晕、大汗、头痛、肌肉颤搐神经紧张、焦虑、烦躁、胃痛、反射性心动过速、心律失常，症状的发生与静脉给药速度有关；本药代谢为氰化物，在肝脏内氰化物代谢为氰酸盐，过量时可出现氰化物中毒现象，可用亚硝酸钠或硫代硫酸钠缓解，与维生素B_{12}合用可以预防。

（三）抗高血压药应用原则

抗高血压药应用原则见表3-2-2。

表 3-2-2 抗高血压药应用原则

选药依据	选药病症	选择药物
根据高血压程度选择药物	轻度	单用一线降压药
	中度	利尿药+一线降压药
	重度	利尿药+一线降压药+血管扩张药/中枢性降压药
	危象	静滴硝普钠（迅速起效）、拉贝洛尔（静脉注射）
根据并发症选择药物	合并心功能不全	利尿药、哌唑嗪
	合并肾功能不良者	ACEI、CCB，不选用 β 受体阻断药
	合并窦性心动过速	β 受体阻断药
	合并消化性溃疡	可乐定
	合并支气管哮喘	利尿药、哌唑嗪，不选用 β 受体阻断药
	合并糖尿病	ACEI、CCB、α 受体阻断药
	合并痛风	不选用噻嗪类利尿药
根据年龄选药	老年患者	不选用可乐定（影响认知能力） 不选用 α 受体阻断药（引起体位性低血压）
根据患者特殊时期选药	妊娠期高血压疾病	拉贝洛尔（首选）、甲基多巴、硝苯地平

（四）用药护理

1.向患者做好健康宣教，从小剂量开始服用，长期服药，平稳降压，不随意更改剂量，不漏服，不补服，不突然停药。某些降压药物可有直立性低血压不良反应。应指导患者在改变体位时动作要缓慢，当出现头晕、视物模糊、恶心、眩晕时，应立即平卧，以增加回心血量，改善脑部血流供应。血压的测量应在静息的情况下服药2小时后进行。

2.有并发症的患者，应根据降压药特点合理选择药物，并指导患者正确用药。合并心功能不全者联合利尿药、哌唑嗪用药；合并肾功能不良者联合ACEI、CCB用药，不选用 β 受体阻断药；合并窦性心动过速者选用 β 受体阻断药；合并消化性溃疡者选用可乐定；合并支气管哮喘者选用利尿药、哌唑嗪，不选用 β 受体阻断药；合并糖尿病者选用ACEI、CCB、α 受体阻断药；合并痛风者不选用噻嗪类利尿药。

3.患者在日常生活中做好自我监护，每天测量血压，若出现异常，及时就医。同时注意观察药物的不良反应，若出现异常，立即报告医生。

4.降压药常用的联合用药配伍：①利尿药+ACEI/β 受体阻断药/ARB；②ACEI+CCB；③α 受体阻断药+β 受体阻断药；④ACEI+ARB。

三、任务实施

【用药准备】根据任务内容和相关知识，请完成下面的用药实施清单。

用药前	评估 准备	评估患者病史、用药史、各种检查结果等： 准备药物和药物相关知识： 调整自己工作状态，思考护士应具备的职业素养：
用药中	沟通 观察 实施	观察点： 与患者进行一般性沟通和专业性沟通： 实施用药过程：
用药后	观察 宣教	观察患者的用药疗效和不良反应，以及病情变化： 健康宣教：

【用药护理过程】学生分组，用角色扮演方式，实施对"患者"的用药护理过程。

【用药评价】由"患者"进行评价。

序号	内容	评价
1	是否介绍药物名称（1~10分）	
2	是否说明用药目的（1~10分）	
3	是否说明用法用量（1~10分）	
4	是否说明用药注意事项（1~10分）	
5	是否能熟练实施用药护理过程（1~15分）	
6	是否与患者进行有效沟通（1~15分）	
7	是否进行药物、疾病的健康宣教（1~15分）	
8	是否体现护士良好的职业素养（1~15分）	
总分		

四、课后习题

习题

（一）单项选择题（每个题只有一个最佳答案）

1. 下列说法正确的是（　　）
    A. 氢氯噻嗪通过利尿作用产生降压作用
    B. 普萘洛尔在降压的同时，增加肾素释放
    C. 普萘洛尔在降压时使心率升高
    D. 哌唑嗪降压时采用早晨服药可避免"首剂现象"
    E. 哌唑嗪属于 α 受体激动剂

2. 通过抑制血管紧张素 I 转化酶而产生降压作用的药物是（　　）
    A. 氢氯噻嗪　　　　　　B. 缬沙坦　　　　　　C. 双肼屈嗪
    D. 卡托普利　　　　　　E. 尼群地平

3. 治疗高血压危象的首选药物是（　　）
    A. 硝普钠　　　　　　　B. 硝苯地平　　　　　C. 卡托普利
    D. 利血平　　　　　　　E. 肼屈嗪（肼苯哒嗪）

4. 属于血管紧张素 II 受体阻断药的降压药物是（　　）
    A. 依那普利　　　　　　B. 厄贝沙坦　　　　　C. 硝普钠
    D. 肼屈嗪　　　　　　　E. 尼群地平

5. 通过阻滞钙通道产生降压作用的药物是（　　）
    A. 硝普钠　　　　　　　B. 氢氯噻嗪　　　　　C. 氯沙坦
    D. 卡托普利　　　　　　E. 尼群地平

6. 可引起全身红斑狼疮样综合征不良反应的降压药物是（　　）
    A. 尼群地平　　　　　　B. 双肼屈嗪　　　　　C. 多沙唑嗪
    D. 依那普利　　　　　　E. 拉贝洛尔

7. 口服1周至6个月内易出现刺激性干咳的降压药物是（　　）
    A. 硝普钠　　　　　　　B. 非洛地平　　　　　C. 氯沙坦
    D. 依那普利　　　　　　E. 拉贝洛尔

8. 下列对卡托普利叙述不正确的是（　　）
    A. 阻断血管紧张素 II 受体
    B. 易引起刺激性干咳
    C. 剂量过大可致低血压
    D. 适用于伴糖尿病的高血压患者
    E. 血管紧张素 I 转换酶抑制药

9. 患者，男，50岁。诊断高血压伴窦性心动过速，宜选择何药治疗（　　）
    A. 普萘洛尔　　　　　　B. 肼屈嗪（肼苯哒嗪）　C. 可乐定
    D. 拉贝洛尔　　　　　　E. 氯沙坦

10. 患者，女，46岁。近日查出患有高血压，既往有抑郁病史，忌用下列何种降压药

物（ ）

    A.尼群地平   B.卡托普利   C.氢氯噻嗪

    D.普萘洛尔   E.利血平

11.患者，女，60岁。患有高血压，选用卡托普利降压，效果较好。1个月后，患者出现干咳。此时应换何药较好（ ）

    A.多沙唑嗪   B.双肼屈嗪   C.尼群地平

    D.依那普利   E.缬沙坦

（二）综合分析选择题（每题只有一个最佳答案）

（12～13题共用题干）

患者，男，65岁。患有高血压。近来出现"三多一少"症状，查空腹血糖8.6mmol/L，诊断为糖尿病合并高血压。

12.选择下列何药治疗高血压最合适（ ）

    A.非洛地平   B.氢氯噻嗪   C.卡托普利

    D.普萘洛尔   E.肼屈嗪

13.该药常引起的不良反应是（ ）

    A.支气管哮喘   B.心绞痛   C.心力衰竭

    D.刺激性干咳   E.室性心动过速

（三）配伍选择题（从共用选项中选择一个最佳答案）

（14～16题共用答案）

    A.硝普钠   B.肼屈嗪（肼苯哒嗪）   C.硝苯地平

    D.普萘洛尔   E.利血平

14.高血压危象选用（ ）

15.用药过程中易出现踝部水肿的降压药是（ ）

16.高血压伴窦性心动过速宜选用（ ）

任务三 治疗快速型室性心律失常药物基础及用药护理

教案   PPT

📖 知识目标

1.理解并解释利多卡因、普萘洛尔、胺碘酮和维拉帕米等药物的药理作用、临床应用、不良反应和用药护理。

2.说出抗心律失常药物的基本作用和分类。

3.对比分析并整理其他抗心律失常药物的特点。

📖 能力目标

1.学会观察抗心律失常药的疗效和不良反应，能够正确指导患者合理、安全用药，具备熟练的用药护理能力。

2.具备与患者进行用药沟通的能力、及时处理药物不良反应的能力及准确监测用药后各项检查的护理能力。

📖 素养目标

培养关爱心律失常患者的医者仁心职业情怀、积极的工作态度、关注和尊重患者的人文关怀素养及甘于奉献的护理敬业精神；树立高尚的护士职业道德品质。

一、任务描述

患者，男，56岁，近半个月以来，因"出现心悸、胸闷、气短、头晕、出冷汗"到医院就医，查体：心率为150次/分，根据心电图等检查结果，诊断为快速型室性心律失常。

【相关治疗药物】

胺碘酮：Ⅲ类抗心律失常药物，终止室性心动过速、室颤；减少室性心动过速、室颤复发。静脉滴注：150mg加入5%葡萄糖溶液250ml中，在20分钟内滴入；口服：一日0.6～1.2g，分3次服。

β受体阻断药：Ⅱ类抗心律失常药物，治疗室性心动过速、室颤复发，预防心脏性猝死。口服：普萘洛尔10～30mg，一日3～4次；美托洛尔片25～100mg，一日2次。

普罗帕酮：ⅠC类抗心律失常药物，终止室性心动过速、室颤；预防室性心动过速、室颤复发。静脉注射：70mg加入5%葡萄糖溶液稀释，于10分钟内缓慢注射，口服：100～200mg，一日3～4次。

美西律：ⅠB类抗心律失常药物，终止或抑制慢性室性心律失常，包括室性期前收缩及室性心动过速。口服：成人常用量100～200mg，每6～8小时1次，极量为1200mg/d。

莫雷西嗪：ⅠC类抗心律失常药物，终止或抑制慢性室性心律失常，包括室性期前收缩及室性心动过速。口服：成人常用量150～300mg，每8小时一次，极量为90mg/d。

【任务】

为了能正确地根据医嘱实施用药护理，护士应该熟悉每种抗心律失常药物的相关知识，具备扎实的理论基础。请通过角色扮演的方式，向心律失常"患者"实施用药过程。

1.向患者说明美西律的名称、剂量、用药目的及注意事项。

2.对患者实施美西律用药护理过程。

3.在用药过程中充分体现关爱心律失常患者的医者仁心职业情怀，护士对患者的人文关怀。

二、相关知识

心律失常是指心脏传导障碍导致的心搏节律或频率的异常，在学习抗心律失常药物之前，需了解快速型心律失常的异常电生理学机制（图3-3-1）。

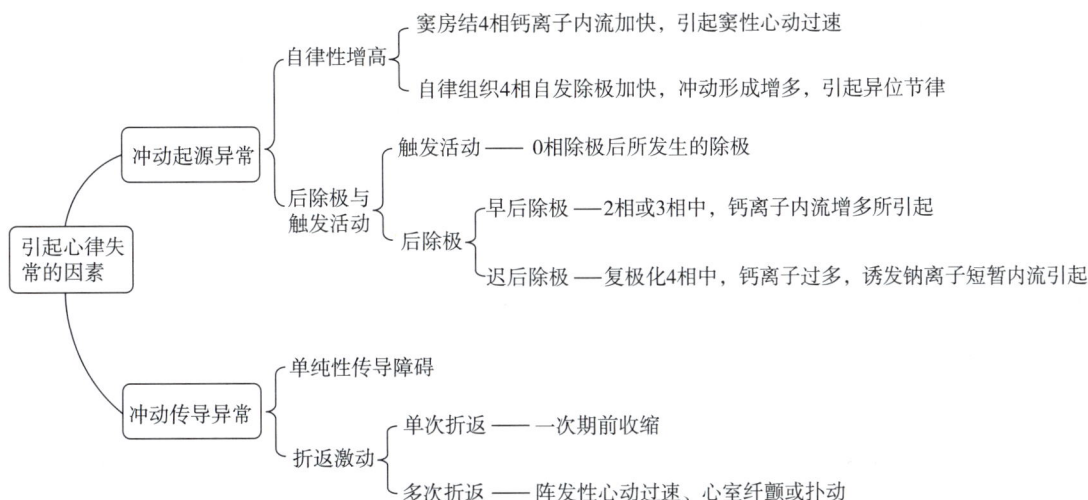

图 3-3-1　快速型心律失常的异常电生理学机制

（一）抗心律失常药物分类及作用机制

根据心律失常时心率的快慢，临床上将心律失常分为缓慢型心律失常和快速型心律失常，缓慢型心律失常包括心动过缓、房室传导阻滞等，常用药物是阿托品和异丙肾上腺素。快速型心律失常包括各种前期收缩、窦性心动过速、心房心室扑动或颤动等，治疗药物是我们在本任务将学习的内容。

治疗快速型心律失常的药物通过减低心肌细胞自律性、消除折返、减少后去极化来产生抗心律失常的作用。根据作用特点，将药物分为Ⅰ类钠通道阻滞药、Ⅱ类β受体阻断药、Ⅲ类延长动作电位时程药、Ⅳ类钙通道阻滞药，具体见表3-3-1所示。

表3-3-1　抗心律失常药物分类及作用机制

类别		药物作用	代表药物	作用机制
Ⅰ类	Ⅰ A类	适度阻滞钠通道	奎尼丁、普鲁卡因胺	阻滞钠通道，降低自律性，减慢传导速度
	Ⅰ B类	轻度阻滞钠通道	利多卡因、苯妥英钠、美西律	
	Ⅰ C类	明显阻滞钠通道	普罗帕酮	
Ⅱ类	β受体阻断药	阻断β肾上腺素受体	普萘洛尔	拮抗儿茶酚胺类对心脏的作用，减慢传导，延长ERP和APD
Ⅲ类	延长动作电位时程药	阻滞钾通道	胺碘酮	阻滞钾通道，延长ERP和APD
Ⅳ类	钙通道阻滞药	阻滞钙通道	维拉帕米	阻滞心肌钙通道，抑制钙内流，减慢传导，消除折返

美西律 ⓔ微课5

Ⅰ B类抗心律失常药，抑制钠离子内流。口服后吸收良好，生物利用度为80%～90%。主要在肝代谢成多种产物。

【药理作用】缩短动作电位，相对延长有效不应期和降低兴奋性。抗惊厥及局部麻醉作用。对心肌的抑制作用较小。

【临床应用】主要用于慢性室性心律失常，如室性期前收缩、室性心动过速。美西律与奎尼丁、普萘洛尔或胺碘酮合用治疗效果更好。可用于单用一种药物无效的顽固室性心律失常。但不宜与ⅠB类药物合用。

【禁忌证】心源性休克、二度或三度房室传导阻滞、病窦综合征患者以及哺乳期妇女禁用。

【不良反应】20%～30%患者，口服发生不良反应。可见恶心、呕吐、头晕、震颤、共济失调、眼球震颤、嗜睡、视物模糊、失眠、低血压、皮疹，极个别有白细胞及血小板减少。有肝功能异常的报道，包括转氨酶增高。用药期间应定期检查血压、心电图、血药浓度。可引起严重心律失常，多发生于恶性心律失常患者中。低血压，严重充血性心力衰竭，室内传导阻滞，严重窦性心动过缓，肝、肾功能不全者慎用。

普罗帕酮

ⅠC类（即直接作用于细胞膜）抗心律失常药，口服后吸收良好，首过消除明显，主要在肝脏代谢，因而肝功能下降也会增加药物的生物利用度，严重肝功能损害时，本品的清除减慢。代谢物主要经肾脏排泄。

【药理作用】明显减少心肌的自发兴奋性，延长传导，动作电位的持续时间及有效不应期也稍有延长，并可提高心肌细胞阈电位。它既作用于心房、心室，也作用于兴奋的形成及传导。

【临床应用】用于阵发性室性心动过速、室上性心动过速、预激综合征者伴室上性心动过速，心房扑动或心房颤动的预防，以及各类期前收缩的治疗。

【禁忌证】无起搏器保护的窦房结功能障碍、严重的房室传导阻滞、双束支传导阻滞、严重充血性心力衰竭、心源性休克、严重低血压及对该药过敏者禁用。

【不良反应】可见口干、唇舌麻木、头痛、头晕、恶心、呕吐、便秘、胆汁淤积性肝损伤、Q-T间期延长、P-R间期轻度延长、QRS时间延长等。

普萘洛尔

口服后吸收较完全，服药后1～1.5小时血药浓度达峰值。主要由肝代谢，代谢产物和小部分原型药经肾脏排泄。消除半衰期为2～3小时。

【药理作用】

1.抗心律失常　抑制心脏起搏点电位的肾上腺素能神经。

2.抗心绞痛　可阻断心脏上的β_1、β_2受体，拮抗交感神经兴奋和儿茶酚胺作用，降低心脏的收缩力和收缩速度，同时抑制血管平滑肌收缩，降低心肌耗氧量。

3.降低血压　通过中枢、肾上腺素能神经元阻滞、抗肾素活性以及心排血量降低等降低血压。

【适应证】用于高血压，心绞痛，室上性快速心律失常、室性心律失常，心肌梗死，肥厚性心肌病，嗜铬细胞瘤。

【禁忌证】支气管哮喘、心源性休克、二至三度房室传导阻滞、重度心力衰竭、窦性心动过缓等患者禁用。

【不良反应】可见眩晕、神志模糊（尤见于老人）、精神抑郁、反应迟钝、头晕、心率过慢、支气管痉挛、充血性心力衰竭、发热、咽痛（粒细胞缺乏）、腹泻、皮疹等。

用药期间，应定期检查血常规、血压、心功能、肝功能、肾功能等。β受体阻断药的耐受量个体差异大，用量必须个体化。首次使用本品时需从小剂量开始，逐渐增加剂量并密切观察反应以免发生意外。

（二）用药护理

准确使用抗心律失常药物，观察药物不良反应。应用利多卡因需注意静脉注射不可过快过量，以免导致传导阻滞、低血压、抽搐，甚至呼吸抑制和心搏骤停。奎尼丁药物有较强的心脏毒性，使用前需测血压、心率，用药期间应注意监测血压，心电图，如有明显血压下降，心率减慢或不规则，心电图Q-T间期延长时，需暂停给药。胺碘酮心外毒性最严重，可导致肺纤维化。

常用抗心律失常药物的药物知识见表3-3-2。

表3-3-2　常见抗心律失常药物的药物知识归纳

药物名称	药理作用	临床应用	不良反应	用药护理
奎尼丁	降低自律性、减慢传导速度、延长有效不应期	各种类型的心律失常（广谱药），房颤、房扑、室上性、室性心动过速的转复和预防	金鸡纳反应（胃肠道及中枢症状、耳鸣、视觉障碍，应饭后服用）；胃肠反应；心脏毒性（奎尼丁晕厥——人工呼吸、心脏按压、电除颤等，异丙肾上腺素及乳酸钠可减轻心脏毒性）；低血压反应	①肝肾功能不全、严重房室传导阻滞、心动过缓、低血压患者禁用奎尼丁；②利多卡因与奎尼丁、普鲁卡因胺、普萘洛尔等合用，毒性增大，甚至可致窦性停博；③心源性休克、严重房室传导阻滞患者禁用普罗帕酮；④甲状腺疾患、对碘过敏者禁用，肝功能不全者、肺部疾病者慎用胺碘酮；⑤预激综合征、窦房结疾病、房室传导阻滞及严重心功能不全者慎用或禁用维拉帕米；⑥几乎所有的抗心律失常药物均可致心律失常，因此用药期间药监测患者的血压、心率、心律；⑦完全性房室传导阻滞或束支传导阻滞者禁用普鲁卡因胺，慢性类风湿关节炎患者慎用普鲁卡因胺（加重红斑狼疮的发生）；⑧静脉注射时，稀释利多卡因用5%葡萄糖溶液，避免用生理盐水；⑨做好健康宣教，用药期间所有的换药停药必须要在医生的医嘱下进行
利多卡因	降低自律性、改变传导、缩短APD和ERP，相对延长ERP	室性心律失常；首选治疗心肌梗死引起的室性心律失常	头晕、兴奋、嗜睡、视物模糊、吞咽困难、眼球震颤（早期中毒指征）	
维拉帕米（异搏定）	降低窦房结和房室结自律性；减慢房室结传导速度；延长慢反应细胞ERP	室上性心律失常，首选治疗阵发性室上性心动过速	恶心、呕吐、头痛、眩晕、颜面潮红，不与β受体阻断药合用	
胺碘酮	降低自律性、减慢传导速度、显著延长APD和ERP	各种室上性及室性心律失常	胃肠道反应、甲状腺功能亢进或低下、眼角膜黄色微粒沉着、肺纤维化、间质性肺炎等	
普萘洛尔	降低自律性、减慢传导、延长ERP	室上性、室性心律失常，对甲亢、嗜铬细胞瘤、情绪激动引起的室性心律失常有效，特别适用于伴心绞痛、高血压的心律失常患者	恶心呕吐腹泻等消化道症状；心脏抑制；诱发或加重支气管哮喘；外周血管收缩和痉挛；反跳现象	
普罗帕酮	减慢传导速度、降低自律性、延长APD和ERP	室上性和室性心律失常	恶心、呕吐、味觉改变等消化道症状；粒细胞缺乏、红斑狼疮综合征偶见；心律失常	
苯妥英钠	降低自律性、缩短APD，相对延长ERP、对传导的影响	室性心律失常，尤其适用于强心苷中毒所致的室性心律失常	局部刺激性；神经系统反应；造血系统影响（巨幼细胞贫血）；过敏反应如皮疹较常见；齿龈增生；女性多毛症	

三、任务实施

【用药准备】根据任务内容和相关知识，请完成下面的用药实施清单。

用药前	评估准备	评估患者病史、用药史、各种检查结果等：
		准备药物和药物相关知识：
		调整自己工作状态，思考护士应具备的职业素养：
用药中	沟通观察实施	观察点：
		与患者进行一般性沟通和专业性沟通：
		实施用药过程：
用药后	观察宣教	观察患者的用药疗效和不良反应，以及病情变化：
		健康宣教：

【用药护理过程】学生分组，用角色扮演方式，实施对"患者"的用药护理过程。

【用药评价】由"患者"进行评价。

序号	内容	评价
1	是否介绍药物名称（1~10分）	
2	是否说明用药目的（1~10分）	
3	是否说明用法用量（1~10分）	
4	是否说明用药注意事项（1~10分）	
5	是否能熟练实施用药护理过程（1~15分）	
6	是否与患者进行有效沟通（1~15分）	
7	是否进行药物、疾病的健康宣教（1~15分）	
8	是否体现护士良好的职业素养（1~15分）	
总分		

四、课后习题

（一）单项选择题（每个题只有一个最佳答案）

1.宜用于治疗窦性心动过速的药物是（　　）

    A.苯妥英钠　　　　　　　　B.利多卡因　　　　　　　　C.奎尼丁

    D.普萘洛尔　　　　　　　　E.胺碘酮

2.奎尼丁和普鲁卡因胺抗心律失常的主要机制是（　　）

    A.促进K^+外流　　　　　　B.阻滞Na^+内流　　　　　C.阻滞Ca^{2+}内流

    D.阻滞K^+内流　　　　　　E.促进Na^+内流

3.下列不能治疗快速型心律失常的是（　　）

    A.利多卡因　　　　　　　　B.奎尼丁　　　　　　　　　C.美西律

    D.普罗帕酮　　　　　　　　E.阿托品

4.下列可治疗室性心律失常和三叉神经痛的是（　　）

    A.尼群地平　　　　　　　　B.苯妥英钠　　　　　　　　C.普罗帕酮

    D.奎尼丁　　　　　　　　　E.美西律

5.下列具有局麻作用和抗心律失常作用的药物是（　　）

    A.维拉帕米　　　　　　　　B.普萘洛尔　　　　　　　　C.奎尼丁

    D.利多卡因　　　　　　　　E.普鲁卡因胺

6.患者，男，38岁。由于饮酒过限，心房率加快到360次/分。诊断为心房颤动，复律的首选药物是（　　）

    A.普萘洛尔　　　　　　　　B.普罗帕酮　　　　　　　　C.苯妥英钠

    D.利多卡因　　　　　　　　E.奎尼丁

7.患者，男，58岁。近日工作繁忙，感到身体疲劳、阵发性心悸，因而就诊。诊断为阵发性室上性心动过速，首选治疗药物是（　　）

    A.胺碘酮　　　　　　　　　B.维拉帕米　　　　　　　　C.奎尼丁

    D.利多卡因　　　　　　　　E.普鲁卡因胺

8.患者，女，60岁。由于情绪激动，睡眠不好，心率达118次/分。经检查，诊断为窦性心动过速，可给予何种药物治疗（　　）

    A.利多卡因　　　　　　　　B.奎尼丁　　　　　　　　　C.胺碘酮

    D.普萘洛尔　　　　　　　　E.苯妥英钠

（二）配伍选择题（从共用选项中选择一个最佳答案）

（9～10题共用答案）

    A.苯妥英钠　　　　　　　　B.胺碘酮　　　　　　　　　C.普萘洛尔

    D.奎尼丁　　　　　　　　　E.维拉帕米

9.治疗强心苷中毒引起的室性心律失常的药物是（　　）

10.治疗阵发性室上性心动过速最佳药物是（　　）

（11～14题共用答案）

    A.胺碘酮　　　　　　　　　B.利多卡因　　　　　　　　C.普罗帕酮

    D.奎尼丁　　　　　　　　　E.维拉帕米

11.阻滞钠通道的药物（ⅠA类）是（　　）

12.阻滞钾通道的药物是（　　）

13.阻滞钙通道的药物是（　　）

14.明显阻滞钠通道（ⅠC类）是（　　）

（15～17题共用答案）

    A.奎尼丁　　　　　　　　B.利多卡因　　　　　　　　C.苯妥英钠

    D.胺碘酮　　　　　　　　E.维拉帕米

15.产生金鸡钠不良反应的是（　　）

16.产生角膜黄色微粒沉着的是（　　）

17.产生眼球震颤不良反应，并视为早期中毒指征的是（　　）

任务四　治疗慢性心功能不全药物基础及用药护理

教案　　PPT

📖 知识目标

1.理解并解释强心苷类的药理作用、临床应用、不良反应和用药护理。

2.对比分析并整理非强心苷类抗慢性心功能不全药物的作用特点、临床应用和不良反应。

3.说出抗慢性心功能不全药物的基本作用和分类。

📖 能力目标

1.学会观察抗慢性心功能不全药物的疗效和不良反应，能够熟练进行用药护理，正确指导患者合理、安全用药，具备熟练的用药护理能力。

2.具备与患者进行用药沟通的能力、及时处理药物不良反应的能力、准确监测用药后各项检查的护理能力。

📖 素养目标

培养关爱慢性心功能不全患者的医者仁心职业情怀、积极的工作态度、关注和尊重患者的人文关怀素养及甘于奉献的护理敬业精神；树立高尚的护士职业道德品质。

一、任务描述

患者，女，66岁，近半年来，出现呼吸困难、乏力，近1个月感觉踝部肿，到医院就医，查体：超声心动图结果示心房、心室扩大，左室射血分数降低；X线胸片显示心脏增大。根据各种辅助检查结果及患者体征变化，诊断为慢性心力衰竭。

【相关治疗药物】

呋塞米：缓解液体潴留，起始剂量20～40mg，每日一次，常用20～80mg/d，最大剂量120～160mg/d。

卡托普利：改善心室重构，长期使用可改善血流动力学，降低心力衰竭的死亡率和因心力衰竭再住院率。初始剂量12.5mg，一日2~3次；根据耐受情况逐渐增至50mg，一日2~3次。

美托洛尔：改善症状和生活质量，降低死亡率、住院率和猝死风险。12.5~200mg/d，分2次服用。

螺内酯：初始剂量10~20mg，每日1次，观察2周后再加量，在使用ACEI、ARB、β受体阻断药的基础上加用醛固酮受体阻断药，降低心力衰竭的全因死亡、心血管死亡、猝死和心力衰竭住院风险。

伊伐布雷定：通过特异性抑制心脏窦房结起搏电流，减慢心率。因心血管疾病死亡和心力衰竭恶化住院的相对风险降低，改善心功能和生活质量。起始剂量5mg，每天2次，治疗2周后，根据静息心率调整剂量。

地高辛：正性肌力药，口服，0.125~0.5mg，一日1次，7天可达稳态血药浓度。

【任务】

为了能正确地根据医嘱实施用药护理，护士应该熟悉每种抗慢性心功能不全药物的相关知识，具备扎实的理论基础。请通过角色扮演的方式，向慢性心功能不全"患者"实施用药过程。

1.向患者说明地高辛的用药剂量、用药方法、用药目的及注意事项。

2.对患者实施地高辛用药护理过程。

3.在用药过程中充分体现关爱慢性心功能不全患者的医者仁心职业情怀，护士对患者的人文关怀。

二、相关知识

慢性心功能不全即慢性心力衰竭（CHF），是指多种原因导致心脏结构或心脏功能的异常改变，使心室收缩或舒张功能发生障碍，引起的临床综合征（图3-4-1）。主要表现为呼吸困难、疲乏和液体潴留，常见病因是冠心病、高血压、心脏瓣膜病、心肌病、心脏毒性药物、放射性心肌损伤、免疫及炎症介导的心肌损伤等。

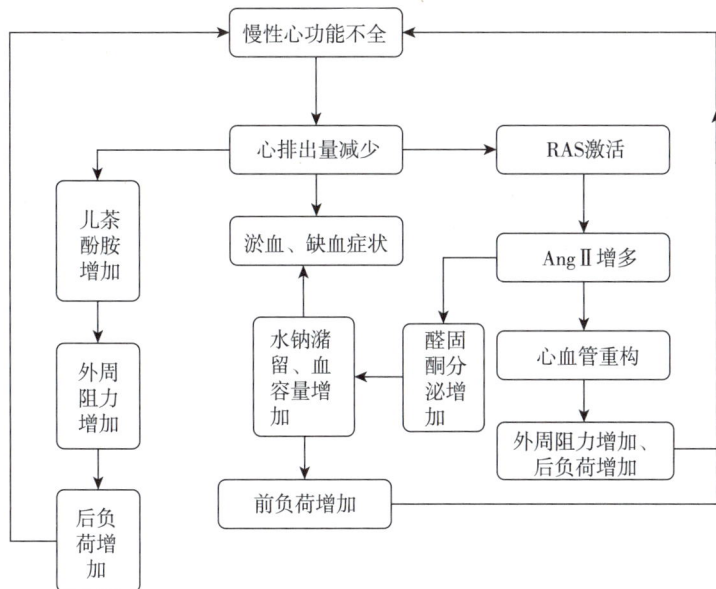

图3-4-1 慢性心功能不全的发病机制

慢性心力衰竭的治疗目标是改善临床症状和生活质量，预防或逆转心脏重构，减少再次住院率，降低死亡率。治疗药物有利尿剂、血管紧张素Ⅰ转化酶抑制剂、血管紧张素Ⅱ受体阻断药、β受体阻断药、醛固酮受体阻断药、正性肌力药等，具体治疗药物如表3-4-1所示。

表3-4-1　抗慢性心功能不全药物分类与机制

分类依据	类别		代表药物	作用
作用机制	正性肌力药	强心苷类	地高辛、洋地黄毒苷等	增强心肌收缩力
		非强心苷类	β受体激动药——多巴酚丁胺等	
			磷酸二酯酶抑制药——米力农和维司力农	
	降低心脏负荷药	利尿药——袢利尿药、噻嗪类、保钾利尿药		减轻心脏前后负荷
		扩血管药	主要扩张小动脉——肼屈嗪、硝苯地平等	
			主要扩张小静脉——硝酸甘油、硝酸异山梨酯	
			扩张小动脉和小静脉——硝普钠、哌唑嗪	
	ACEI和ARB	普利类（卡托普利等）、沙坦类（氯沙坦等）		扩张血管、降低病死率
	β受体阻断药	普萘洛尔（第一代）、美托洛尔（第二代）、卡维地洛和布新洛尔（第三代）		拮抗兴奋的交感神经活性

利尿剂

降低血容量，减少回心血量，减轻心脏前负荷；排钠作用，还可减少钠钙交换，降低细胞内钙离子浓度，扩张血管，减轻慢性心功能不全症状。轻度CHF时可单独应用噻嗪类利尿药；中度CHF时可口服强效利尿药与噻嗪类利尿药或保钾利尿药合用；重度CHF、CHF急性发作、急性肺水肿时，需要高效能利尿药，静脉注射，以迅速缓解肺淤血和肺水肿症状。

肾素-血管紧张素-醛固酮系统抑制药

血管紧张素Ⅰ转化酶抑制药，常用的药物有卡托普利、依那普利；血管紧张素Ⅱ受体阻断药，常用的药物有氯沙坦、缬沙坦。除了扩张血管外，还能降低心脏前后负荷，阻止醛固酮的分泌，减少水钠潴留，减少回心血量；阻止或逆转心室重构，改善心室收缩和舒张能力，明显缓解CHF患者症状。

血管紧张素Ⅰ转化酶抑制药，抑制血管紧张素转化酶的活性，减少血液及组织中的血管紧张素Ⅱ，使血管扩张，降低心脏前后负荷，增加心排出量，缓解或消除CHF症状；也可增加肾血流量，改善肾功能。小剂量的ACEI能有效的阻止或逆转CHF心室肥厚的发生，抑制纤维组织和肌层内冠脉壁的增厚，改善心功能，降低CHF病死率。广泛用于各种原因引起的CHF，常与利尿药、地高辛合用提高疗效。

血管紧张素Ⅱ受体拮抗药能预防和逆转血管壁的肥厚和心肌重构，降低CHF的病死率，可作为ACEI耐受的替代品，不良反应较少。

醛固酮受体拮抗药，不仅能拮抗醛固酮的水钠潴留作用，还能拮抗醛固酮促生长作用，可逆转肥厚左室，改善左室功能；还能对抗低钾血症，降低强心苷中毒的发生率，常在ACEI、ARB及β受体阻断药治疗的基础上用药。代表药物有依普利酮和螺内酯，依普利酮是新型的醛固酮受体拮抗剂，不良反应为高钾血症，其他不良反应少，可作为螺内酯的良好代用药。

β受体阻断药

阻断心脏 $β_1$ 受体，拮抗过量儿茶酚胺对心脏的毒性作用；还能抑制肾素释放，从而抑制RAAS，延缓或逆转心室重构；还可以抑制心脏，减慢心率，降低心肌耗氧量，增加心脏舒张时间，延长左室充盈时间，增加冠脉血流灌注，产生抗心肌缺血的作用。用于预防CHF伴发的心律失常，改善预后，降低病死率。适用于缺血性心脏病、高血压心脏病、扩张型心肌病所致的CHF，连续用药可明显改善心功能，阻止CHF症状恶化，提高生活质量，降低病死率。

β受体阻断药在治疗心衰时，必须与强心苷、利尿药等联合应用，并从小剂量开始用药，根据病情逐渐调整剂量，同时严密观察患者血压、心率、体重，调整剂量时应缓慢，避免心功能降低，多用于CHF的长期治疗，慎用于初期治疗。

强心苷类正性肌力药 🅮微课6

根据强心苷类药物在机体内的半衰期，将强心苷类药物分为长效、中效、速效三类，结合不同的临床情况，进行科学地、正确地选择药物。具体分类如表3-4-2所示。

表3-4-2 强心苷类药物分类

分类	药物	给药途径	全效量（mg）	维持量（mg）
长效	洋地黄毒苷	口服	0.8～1.2	0.05～0.3
中效	地高辛	口服	0.75～1.25	0.125～0.5
速效	去乙酰毛花苷	静脉注射	1～1.2	—
	毒毛花苷K	静脉注射	0.25～0.5	—

【药理作用】

1.正性肌力作用 强心苷能增强心肌收缩力，对衰竭心脏作用显著，其作用机制如图3-4-2所示。①能加快心肌收缩速度，缩短收缩期，相对延长舒张期，有利于衰竭心脏休息和静脉回流并能增加冠状动脉供血，改善心脏功能。②能降低衰竭心脏的耗氧量。使用强心苷后，心肌收缩力增强，心排出量增加，使室壁张力降低，还可反射性兴奋迷走神经，减慢心率，降低外周阻力，这些耗氧量降低因素超过耗氧量增加因素，总耗氧量减少，心脏工作效率提高。③增加衰竭心脏的心排出量，强心苷可使心肌收缩力加强，心排出量明显增加，可反射性地降低交感神经活性，使外周血管扩张，阻力下降，心排出量增加。但对正常心脏无影响。

2.负性频率作用 强心苷通过增加心肌收缩力和心排出量，对颈动脉窦和主动脉弓压力感受器的刺激增强，反射性增加迷走神经活性，降低交感神经活性，使心率减慢。

3.负性传导作用 治疗量时，增强迷走神经活性，降低窦房结自律性，减慢房室传导。

中毒剂量时，导致不同程度的传导阻滞，严重时可致心脏停搏。

4.对心肌电生理特性的影响 治疗量强心苷引起T波低平或倒置，S-T段下凹呈鱼钩状，P-R间期延长，P-P间期延长，Q-T间期缩短。

5.利尿作用 强心苷增加心排血量，使肾血流量和肾小球的滤过率增多，抑制肾小管Na^+，K^+-ATP酶，减少肾小管对Na^+的重吸收，促进钠、水排泄，产生排钠利尿作用。

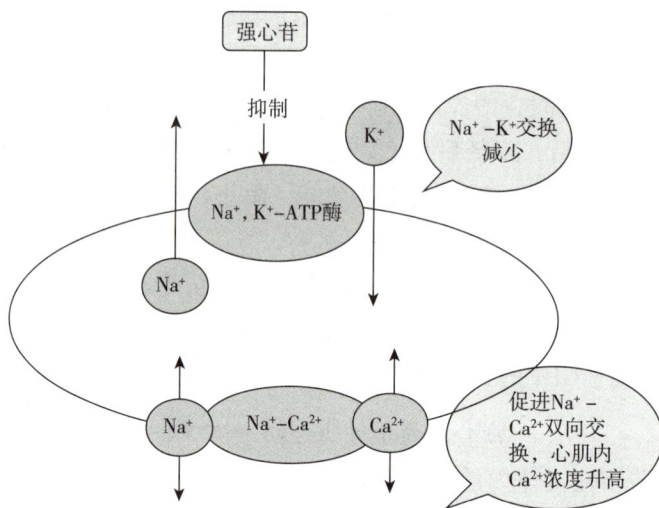

图 3-4-2　强心苷类药物作用机制

【临床应用】

1.治疗慢性心功能不全 传统观念认为，强心苷是治疗CHF的主要药物（2014年中国心力衰竭诊断和治疗指南提出CHF的基本治疗方案是ACEI+β受体阻断药+醛固酮受体阻断药，成为"金三角"）。强心苷对瓣膜病、先天性心脏病、动脉硬化及高血压等所引起的CHF疗效良好，尤其对CHF伴有心房纤颤、心率过速者疗效最佳。对肺源性心脏病、严重心肌损伤、活动性心肌炎等引起的CHF疗效差，易引起强心苷中毒。对严重二尖瓣狭窄及缩窄性心包炎等机械因素引起的CHF，强心苷疗效更差甚至无效。

2.治疗心律失常

（1）心房纤颤 强心苷通过抑制房室传导，降低心室率，增加心排出量、而改善循环。对伴心室率过快的心房纤颤，强心苷是首选药物。

（2）心房扑动 强心苷缩短心房不应期，使心房扑动转为心房纤颤，继之抑制房室传导，降低心室率，是治疗心房扑动的常用药物。

【不良反应】

1.胃肠道反应 是最常见的早期中毒症状，表现为食欲减退、恶心、呕吐、腹泻等。

2.神经系统反应 眩晕、头痛、疲倦、失眠、谵妄、黄绿视视觉障碍症、视物模糊等。视觉障碍通常是强心苷中毒的先兆，可作为停药指征。

3.心脏毒性 大约50%病例，可发生各种类型的心律失常，是强心苷中毒最严重、最危险的不良反应；包括快速型心律失常、缓慢型心律失常。快速型心律失常，常见室上性或室性心律失常，其中室性期前收缩是最常见早期中毒表现。缓慢型心律失常，主要有窦性心动过缓及房室传导阻滞，以一度房室传导阻滞最常见，出现在中毒早期，严重时可发生窦性停搏。心率低于60次/分为停药指征（表3-4-3）。

表3-4-3　强心苷类药物知识归纳

药物名称	药理作用		作用机制	临床应用	不良反应	用药护理
强心苷类	正性肌力作用	增加心肌能源及供氧	抑制心肌细胞膜上的Na^+，K^+-ATP酶，抑制Na^+-K^+交换，Na^+-Ca^{2+}心肌细胞内Ca^{2+}浓度升高，心肌收缩力较强	（1）对低心排出量型（心瓣膜病、先天性心脏病、高血压）心力衰竭疗效好，高排出量型心力衰竭疗效差，机械型的难以改善（2）心房颤动的首选药（3）房扑（4）阵发性室上性心动过速	常见心律失常（早搏最常见），食欲减退、恶心、呕吐、下腹痛、无力、软弱；少见视物模糊、色视、腹泻、精神抑郁和错乱；罕见嗜睡、头痛、皮疹和荨麻疹	安全范围小，治疗量接近中毒剂量的60%，小剂量开始服用。用药期间谨防中毒，定期监测血药浓度、血压、心率及心律、黄绿视、心电图、电解质，及早发现强心苷中毒，及时治疗
		降低衰竭心脏的耗氧量				
		增加衰竭心脏的心排出量				
	负性频率		反射性地提高迷走神经的兴奋性，减慢心率			
	负性传导		兴奋迷走神经，减慢Ca^{2+}内流，房室传导减慢，大剂量直接减慢房室和浦肯野纤维的传导			
	其他——对心衰患者有利尿和扩张血管作用					

【中毒防治】

1.强心苷中毒的预防　首先要避免诱发强心苷中毒的因素，如低钾血症、高钙血症、低镁血症、心肌缺氧、酸中毒等，应注意监测并纠正电解质、酸碱平衡失调。其次，要密切观察用药情况，关注中毒先兆（胃肠道反应、黄绿视视觉障碍症、心率低于60次/分）和停药指征。此外，还要备好强心苷中毒的所需药物和设备。

2.强心苷中毒的治疗　根据不同中毒情况采取不同解救方法。对快速性心律失常者，口服或静滴钾盐进行补钾，首选苯妥英钠治疗，室性心律失常也可选用利多卡因。对缓慢型心律失常，如窦性心动过缓或房室传导阻滞者，不宜补钾，用阿托品解救。对危急严重致死中毒，应用地高辛抗体的Fab片段解救（表3-4-4）。

表3-4-4　强心苷中毒防治知识归纳

中毒机制	中毒表现		中毒防治
严重抑制浦肯野纤维Na^+，K^+-ATP酶，细胞内缺钾，最大舒张电位负值减少，自律性提高，房室传导速度减慢	消化道症状	厌食、恶心、腹泻、呕吐（中毒先兆，停药指征）	1.避免中毒诱因（低血钾、高血钙、低血镁、心肌缺氧）；警惕症状；监测血药浓度。2.出现中毒先兆，立即减量或停药；3.快速型心律失常——补钾、苯妥英钠或；缓慢型心律失常——阿托品；严重中毒——地高辛抗体的Fab片段
	中枢症状及视觉障碍	眩晕、头痛、疲倦、失眠、谵妄、视物模糊、黄视绿视（中毒症状、停药指征）	
	心脏毒性	各种类型的心律失常（快速、缓慢），心率低于60次/分（中毒先兆，停药指征）	

【给药方法】

1.传统给药法　短期内获得最大效应量即全效量，又称"洋地黄化"，然后逐日给予维持量，以维持疗效。特点是显效快，易中毒，现临床已少用。

2.逐日维持量给药法 对病情不急的CHF，多采用小剂量维持疗法，即每日给予维持量，经5个半衰期，6～7天可达稳态血药浓度而取得稳定疗效。特点是中毒率低，是临床常用的给药方法。其具体用法用量见表3-4-5。

表3-4-5 强心苷给药方法

给药方法类别	具体给药操作	用法用量
全效量 （洋地黄化量）	在短期内给予足够剂量，产生最大效应	成人：一次0.25mg，每6～8小时一次，总量0.75～1.25mg
	特点：显效快、易中毒	儿童：总量分3次或6～8小时1次给予。（总量：早产儿——按体重0.02～0.03mg/kg；1月龄以下新生儿按体重0.03～0.04mg/kg；1月龄至2岁，按体重0.05～0.06mg/kg；3～5岁，按体重0.03～0.04mg/kg；6～10岁，按体重0.02～0.035mg/kg；10岁以上同成人）
	速给法：急重病症、速效强心苷类（毒毛花苷K）、1天内给足全效量	
	缓给法：轻症慢性病例、中效类的强心苷类（地高辛）、3～4天内给足全效量	
维持量	达到全效后，逐日补充体内的消除量。4～5个$t_{1/2}$达到稳态浓度	成人：一次0.125～0.5mg，一日1次，7天可达稳态血药浓度
	特点：中毒率低，较安全	儿童：总量的1/5～1/3，分2次，每12小时1次或一日1次

慢性心功能不全是在心血管疾病中，危害较大、降低患者生活质量、危险性极大的疾病，临床用药种类很多，每种药物都有不同的适用情况及药物特点，现将常用药物进行归纳对比（表3-4-6）。

表3-4-6 常用抗CHF药物的种类和特点

类别		特点
氨力农		磷酸二酯酶抑制药；用于强心苷和利尿药不敏感的CHF
多巴酚丁胺		β受体激动药；对强心苷反应不佳的CHF
卡维地洛		β受体阻断药；限用于常规治疗或合并高血压、心律失常、冠心病等患者
ACEI	血管紧张素Ⅰ转化酶抑制药	一线药物、缓解症状较慢；降低心脏前后负荷，抑制心肌和血管增生、肥厚、纤维化，阻止和逆转心肌重构，缓解和消除症状，减低病死率
ARB	血管紧张素Ⅱ受体拮抗药	
螺内酯		保钾利尿，降低心脏前后负荷——辅助利尿药治疗严重CHF，降低病死率
		拮抗醛固酮受体——降低病死率，对抗醛固酮引起的心房、心室、血管重构
利尿剂		促进水钠排泄，减轻心脏前、后负荷；轻度CHF——噻嗪类利尿药；中度CHF——口服祥利尿剂＋保钾利尿药；严重CHF——静注呋塞米；严重CHF伴水肿——呋塞米＋ACEI＋地高辛
血管扩张药	肼屈嗪	扩张小动脉，降低心脏后负荷；用于外周阻力升高、心排出量明显减少者
	硝酸酯	扩张小静脉，降低心脏前负荷；用于肺静脉压明显增高、肺淤血显著者
	哌唑嗪	扩张动脉和静脉，降低心脏前后负荷，改善心功能；用于肺静脉压和外周阻力均升高、心排出量明显减少者

三、任务实施

【**用药准备**】根据任务内容和相关知识，请完成下面的用药实施清单。

用药前	评估准备	评估患者病史、用药史、各种检查结果：
		准备药物和药物相关知识：
		调整自己工作状态，思考护士应具备的职业素养：
用药中	沟通观察实施	观察点：
		与患者进行一般性沟通和专业性沟通：
		实施用药过程：
用药后	观察宣教	观察患者的用药疗效和不良反应，以及病情变化：
		健康宣教：

【**用药护理过程**】学生分组，用角色扮演方式，实施对"患者"的用药护理过程。

【**用药评价**】由"患者"进行评价。

序号	内容	评价
1	是否介绍药物名称（1~10分）	
2	是否说明用药目的（1~10分）	
3	是否说明用法用量（1~10分）	
4	是否说明用药注意事项（1~10分）	
5	是否能熟练实施用药护理过程（1~15分）	
6	是否与患者进行有效沟通（1~15分）	
7	是否进行药物、疾病的健康宣教（1~15分）	

续表

序号	内容	评价
8	是否体现护士良好的职业素养（1~15分）	
总分		

四、课后习题

习题

（一）单项选择题（每题只有一个最佳答案）

1.强心苷产生正性肌力作用的机制是（ ）

　A.激动 β 受体

　B.促进交感神经递质的释放

　C.扩张血管减轻心脏负荷

　D.抑制 Na^+, K^+–ATP酶，使心肌细胞内 Ca^{2+} 浓度上升

　E.阻滞钙通道

2.治疗量强心苷减慢心率作用主要是通过（ ）

　A.直接抑制心传导系统　　　B.直接抑制窦房结　　　C.直接兴奋迷走神经

　D.反射性兴奋迷走神经　　　E.直接抑制交感神经

3.治疗强心苷中毒所致缓慢型心律失常选用（ ）

　A.肾上腺素　　　　　　　　B.麻黄碱　　　　　　　C.吗啡

　D.阿托品　　　　　　　　　E.去甲肾上腺素

4.治疗强心苷中毒性所致室性心动过速的首选药是（ ）

　A.普萘洛尔　　　　　　　　B.美西律　　　　　　　C.苯妥英钠

　D.维拉帕米　　　　　　　　E.奎尼丁

5.选用强心苷用于治疗心房纤颤的主要目的是（ ）

　A.减慢心室率　　　　　　　B.恢复窦性节律　　　　C.降低自律性

　D.减少房颤频率　　　　　　E.增加心肌收缩力

6.目前认为治疗慢性心力衰竭的药物是ACEI、β 受体阻断药和（ ）

　A.强心苷类　　　　　　　　B.利尿药　　　　　　　C.醛固酮受体阻断药

　D.磷酸二酯酶抑制药　　　　E.β 受体激动药

7.下列不属于强心苷类正性肌力药的是（ ）

　A.毒毛花苷K　　　　　　　B.地高辛　　　　　　　C.去乙酰毛花苷

　D.洋地黄毒苷　　　　　　　E.多巴酚丁胺

8.强心苷治疗下列哪种心力衰竭效果显著（ ）

　A.贫血引起的心衰

　B.高血压引起的心衰

　C.甲状腺功能亢进引起的心衰

　D.缩窄性心包炎引起的心衰

　E.严重二尖瓣狭窄引起的心衰

9.强心苷中毒先兆不包括（　　）

　　A.剧烈胃肠道反应　　　　　　B.视觉障碍　　　　　　C.心率低于60次/分

　　D.过敏反应　　　　　　　　　E.黄视、绿视

10.下列药物中属于磷酸二酯酶抑制剂的是（　　）

　　A.硝苯地平　　　　　　　　　B.维拉帕米　　　　　　C.米力农

　　D.地高辛　　　　　　　　　　E.多巴酚丁胺

（二）综合分析选择题（每题只有一个最佳答案）

（11～12题共用题干）

患者，男，68岁。高血压病史10年，近日出现易疲劳、下肢水肿等表现，选用地高辛治疗。

11.该患者可配合使用下列哪种药物（　　）

　　A.硝普钠　　　　　　　　　　B.普萘洛尔　　　　　　C.氢氯噻嗪

　　D.肾上腺素　　　　　　　　　E.米力农

12.使用该药应注意补充（　　）

　　A.钠离子　　　　　　　　　　B.钾离子　　　　　　　C.钙离子

　　D.葡萄糖　　　　　　　　　　E.铁离子

（二）配伍选择题（从共用选项中选择一个最佳答案）

（13～15题共用答案）

　　A.异丙肾上腺素　　　　　　　B.硝普钠　　　　　　　C.普萘洛尔

　　D.利多卡因　　　　　　　　　E.氯化钾

13.治疗强心苷所致窦性心动过缓的药物是（　　）

14.治疗强心苷所致室性心动过速的药物是（　　）

15.治疗顽固性心力衰竭的药物是（　　）

任务五　治疗心肌缺血药物基础及用药护理

教案

PPT

📖 知识目标

1.理解并解释硝酸甘油、普萘洛尔、CCB等抗心绞痛药物的药理作用、临床应用、不良反应和用药护理。

2.分析并阐明硝酸酯类药物与β受体阻断药配伍使用的药理学基础。

3.说出其他抗心绞痛药物的作用机制和治疗原理。

📖 能力目标

1.学会观察治疗心肌缺血药物的疗效和不良反应，能够熟练进行用药护理，正确指导患

者合理、安全用药，具备熟练的用药护理能力。

2.具备与患者进行用药沟通的能力、及时处理药物不良反应的能力、准确监测用药后各项检查的护理能力。

📖 素养目标

培养关爱心肌缺血患者的医者仁心职业情怀、积极的工作态度、关注和尊重患者的人文关怀素养及甘于奉献的护理敬业精神；树立高尚的护士职业道德品质。

一、任务描述

患者，男，48岁，近半年来频繁出现胸闷、胸痛，疼痛持续时间逐渐加长，由开始时的3~5分钟，到最近的每次疼痛10分钟左右，到医院就医，胸片结果可见心影大、胸腔积液、肺积水，超声心动图显示节段性室壁运动异常，心电图出现一过性ST段压低及T波改变，根据各项检查结果及患者主诉，医生拟诊断为稳定性冠心病。

【相关治疗药物】

抗血小板药物：口服，阿司匹林75~150mg，一日1次。

硝酸酯类药物：扩张冠状动脉，增加冠状动脉供血。口服，硝酸异山梨酯5~10mg，一日2~3次；心绞痛发作时立即舌下含服硝酸甘油0.25~0.5mg。

美托洛尔：减少心肌耗氧，预防恶性心律失常，6.25~25mg，一日2次，最大可达一日200mg，分2次服用。

卡托普利：改善冠心病患者的预后，防止出现心室重构，12.5~25mg，一日2次。

辛伐他汀：20~40mg，一日1次，晚上睡前服用。

氨氯地平：5~10mg，一日1次，冠脉痉挛时使用。

【任务】

为了能正确地根据医嘱实施用药护理，护士应该熟悉每种治疗心肌缺血药物的相关知识，具备扎实的理论基础。请通过角色扮演的方式，向心绞痛"患者"实施用药过程。

1.向患者说明硝酸酯类的用药剂量、用药方法、用药目的及注意事项。

2.对患者实施硝酸酯类用药护理过程。

3.在用药过程中充分体现关爱心肌缺血患者的医者仁心职业情怀，护士对患者的人文关怀。

二、相关知识

心绞痛是在冠状动脉狭窄的基础上，冠状动脉供血不足，心肌急剧的、暂时的缺血、缺氧所引起的疾病，主要临床综合征表现为发作性胸痛或胸部不适。发作性胸痛，可放射至心前区、肩背部，疼痛性质多为压榨性、闷痛或紧缩感，疼痛一般持续3~5分钟。治疗心绞痛药物包括硝酸酯类、β受体阻断药、钙通道阻滞药、抗血小板药物、他汀类药物，本次任务，主要涉及前三种。具体分类和机制如表3-5-1所示。

表3-5-1 治疗心肌缺血药物分类与机制

分类	常用药物	作用机制		共性
		个性		
硝酸酯类	硝酸甘油、硝酸异山梨酯	释放NO，激活鸟苷酸环化酶，环鸟苷酸（cGMP）增多，胞内钙离子浓度下降，血管舒张，扩张冠状动脉，增加冠状动脉血流量，改善心肌供血；扩张外周血管，减轻心脏负荷，降低心肌耗氧量		通过增加供氧或减少耗氧，调节供氧和耗氧的不平衡来缓解心绞痛
β受体阻断药	普萘洛尔（心得安）、美托洛尔、比索洛尔	阻断β受体，减慢心率，降低心肌收缩力，减少心肌耗氧量，缓解心绞痛		
钙通道阻滞药	硝苯地平、地尔硫䓬、维拉帕米	阻断钙通道，抑制钙离子进入心肌细胞和平滑肌细胞，扩张冠状动脉，解除冠状动脉痉挛，改善心肌供血；扩张外周血管，降低心脏负荷		

硝酸甘油 ⓔ 微课7

【药理作用】硝酸甘油释放出NO，松弛血管平滑肌，扩张静脉为主。

1.**降低心肌耗氧量** 扩张静脉血管，减少回心血量，降低心脏前负荷，使心室壁张力下降；扩张动脉血管，降低心脏后负荷，从而降低心肌耗氧量。

2.**改善缺血区的血液供应** 扩张冠状动脉血管，增加冠状动脉缺血区血管的血流量。

3.**增加心内膜血液供应** 扩张静脉，减少回心血量，降低心室内压；扩张动脉，降低心室壁张力，有利于血液从心外膜流向心内膜缺血区域。

4.**保护缺血心肌细胞** 硝酸甘油释放NO，促进内源性的前列环素（PGI_2）和降钙素基因相关肽的生成和释放，这些物质对缺血心肌细胞具有保护作用；此外，还能抑制血小板聚集、黏附，有利于冠心病的治疗。

【临床应用】

1.**治疗预防心绞痛** 舌下含服能迅速缓解各种类型心绞痛的发作，常作为心绞痛发作的首选药；局部外用硝酸甘油软膏或缓释贴膜可预防心绞痛发作。

临床上治疗心绞痛时，常将硝酸酯类和β受体阻断药联合使用，不仅能明显降低心肌耗氧量，而且减少不良反应。一方面，β受体阻断药能纠正硝酸酯类所引起的反射性心率加快、心肌收缩力增强的不利影响。另一方面，硝酸酯类可对抗β受体阻断药所致冠脉收缩和心室容积增大的缺点。需要注意的是，两类药物均能降低血压，联合用药时需要调整剂量，并监测血压、心率，防止血压下降引起冠脉灌注压下降，从而降低冠脉供血。

2.**缓解治疗急性心肌梗死** 静脉给药，硝酸甘油减少耗氧量、增加供血、抗血小板聚集和黏附，因此，可减少心肌梗死面积。

3.**心力衰竭** 硝酸甘油扩张血管，降低心脏前、后负荷，缓解心衰，用于心力衰竭的治疗。

【禁忌证】严重低血压（收缩压低于90mmHg）、严重贫血、青光眼、对硝酸甘油过敏者、颅内压升高、使用枸橼酸西地那非（西地那非可明显加强有机硝酸盐的降压作用）的患者禁用。

【不良反应】

1.**副作用** 由于血管扩张，常见不良反应是搏动性头痛、面部潮红、心率加快、眼压升高、低血压、过量可引起严重低血压，导致眩晕、心悸等。剂量过大，诱发低血压时可合并反常性心动过缓，加重心绞痛。

2.高铁血红蛋白血症　大剂量或长期应用可导致高铁血红蛋白血症。轻微的，停药后可恢复严重的情况，需使用亚甲蓝等药物治疗。

3.耐受性　用药期间容易产生耐受性，停药1~2周可消失。

地尔硫䓬

地尔硫䓬为钙离子通道阻滞药，口服后吸收80%，有较强的首关效应，生物利用度为40%。在体内代谢完全，仅2%~4%原型药由尿液排出。

【**药理作用**】作用于心肌、冠脉血管、末梢血管的平滑肌以及房室结等部位的钙离子通道，抑制钙离子内流，降低细胞内钙离子浓度。可缓解和预防心肌细胞、血管平滑肌细胞的收缩，具有扩张冠脉和末梢血管、改善心肌肥大及延长房室结传导时间的作用。

【**适应证**】用于冠状动脉痉挛引起的心绞痛、劳力型心绞痛、高血压、肥厚型心肌病。

【**禁忌证**】对本品过敏、病态窦房结综合征未安起搏器、二至三度房室传导阻滞未安起搏器、收缩压低于90mmHg、充血性心力衰竭、严重低血压、心源性休克、急性心肌梗死或肺充血、严重心肌病、心房扑动或心房颤动合并房室旁路通道、室性心动过速的患者禁用。

【**不良反应**】常见水肿、头痛、恶心、眩晕、皮疹、乏力，其他可见心绞痛、心律失常、房室传导阻滞、低血压、感觉异常、食欲缺乏、呕吐、腹泻，罕见急性肝损害，停药后可恢复，暂时性皮肤反应等。

常用治疗心肌缺血药物相关特点见表3-5-2。

表3-5-2　常见治疗心肌缺血药物

药物	药理作用	临床应用	不良反应	用药护理
硝酸甘油	扩张外周血管，降低心肌耗氧量；改善心肌血流分布，增加心内膜下血液供应；开放侧支循环，增加缺血区血流灌注	防治各型心绞痛；急性心肌梗死；心功能不全	（1）血管舒张反应：搏动性头痛、颜面潮红、体位性低血压（过量）、心率加快（与普萘洛尔合用可减轻）（2）高铁血红蛋白血症（3）耐受性（停药1~2周/间歇给药）	（1）密封保存在有色玻璃瓶内，阴凉保存（2）随身携带，一旦发作，采坐位或卧位舌下含化，可嚼碎不可吞服，1片后疼痛不缓解，5分钟后可再含1~2片，最多连续用药3次，15分钟后不缓解，报告医生
普萘洛尔	降低心肌耗氧量，增加供血区心肌的供血，改善心肌代谢	稳定型和不稳定型心绞痛，尤其适用于合并高血压、心律失常的患者，不宜用于冠脉痉挛引起的变异性心绞痛	—	—
钙通道阻滞药	降低心肌耗氧量，扩张冠脉血管，改善缺血区供血、保护缺血心肌	变异型心绞痛，对曾有室上性心动过速、心房纤颤、心房扑动的心绞痛患者，宜选用维拉帕米和地尔硫䓬，对伴有高血压者宜选用硝苯地平	—	—

三、任务实施

【用药准备】根据任务内容和相关知识，请完成下面的用药实施清单。

用药前	评估准备	评估患者病史、用药史、各种检查结果等：
		准备药物和药物相关知识：
		调整自己工作状态，思考护士应具备的职业素养：
用药中	沟通观察实施	观察点：
		与患者进行一般性沟通和专业性沟通：
		实施用药过程：
用药后	观察宣教	观察患者的用药疗效和不良反应，以及病情变化：
		健康宣教：

【用药护理过程】学生分组，用角色扮演方式，实施对"患者"的用药护理过程。

【用药评价】由"患者"进行评价。

序号	内容	评价
1	是否介绍药物名称（1~10分）	
2	是否说明用药目的（1~10分）	
3	是否说明用法用量（1~10分）	
4	是否说明用药注意事项（1~10分）	
5	是否能熟练实施用药护理过程（1~15分）	
6	是否与患者进行有效沟通（1~15分）	
7	是否进行药物、疾病的健康宣教（1~15分）	
8	是否体现护士良好的职业素养（1~15分）	
总分		

四、课后习题

习题

（一）单项选择题（每题只有一个最佳答案）

1.抗心绞痛药的共同特点是（　　）

　　A.抑制心肌收缩力

　　B.加强心肌收缩力，改善冠脉血流

　　C.增加心肌耗氧量

　　D.降低心肌耗氧，增加心肌缺血区血流

　　E.减少心室容积，

2.最常用于缓解心绞痛急性发作的药物是（　　）

　　A.硝酸异山梨酯　　　　　　B.戊四硝酯　　　　　　C.硝酸甘油

　　D.普萘洛尔　　　　　　　　E.美托洛尔

3.硝酸甘油在体内释放NO，直接产生的作用是（　　）

　　A.减慢心率　　　　　　　　B.抑制心肌收缩力　　　C.抑制心肌代谢

　　D.松弛血管平滑肌　　　　　E.降低心肌Ca^{2+}负荷

4.下列哪项不是硝酸甘油的不良反应（　　）

　　A.升高眼压　　　　　　　　B.心率加快　　　　　　C.水肿

　　D.面部及皮肤潮红　　　　　E.搏动性头痛

5.较易引起耐受性的抗心绞痛药是（　　）

　　A.硝苯地平　　　　　　　　B.维拉帕米　　　　　　C.普萘洛尔

　　D.硝酸甘油　　　　　　　　E.地尔硫䓬

6.不具有扩张冠状动脉的抗心绞痛药物是（　　）

　　A.维拉帕米　　　　　　　　B.硝苯地平　　　　　　C.普萘洛尔

　　D.硝酸甘油　　　　　　　　E.硝酸异山梨酯

7.伴有青光眼的心绞痛患者不宜选用（　　）

　　A.普萘洛尔　　　　　　　　B.美托洛尔　　　　　　C.地尔硫䓬

　　D.硝酸甘油　　　　　　　　E.维拉帕米

（二）配伍选择题（从共用选项中选择一个最佳答案）

（8~10题共用答案）

　　A.普萘洛尔　　　　　　　　B.硝苯地平　　　　　　C.维拉帕米

　　D.地尔硫䓬　　　　　　　　E.硝酸甘油

8.存在显著首关消除，不宜口服的是（　　）

9.与硝酸甘油合用可提高疗效，降低不良反应的是（　　）

10.伴有哮喘史的心绞痛患者，不宜选用（　　）

任务六　治疗血脂异常药物基础及用药护理

教案　　PPT

知识目标

1.理解并解释HMG-CoA还原酶抑制药（他汀类）的药理作用、临床应用、不良反应和用药护理。

2.说出调血脂药物的分类及其作用机制。

3.对比分析并整理其他调血脂药的作用特点和临床应用。

能力目标

1.学会观察调血脂药物的疗效和不良反应，能够熟练进行用药护理，正确指导患者合理、安全用药，具备熟练的用药护理能力。

2.具备与患者进行用药沟通的能力、及时处理药物不良反应的能力、准确监测用药后各项检查的护理能力。

素养目标

培养关爱高脂血症病人的医者仁心职业情怀、积极的工作态度、关注和尊重患者的人文关怀素养及甘于奉献的护理敬业精神；树立高尚的护士职业道德品质。

一、任务描述

患者，女，42岁，高血压病史10年，肥胖。体检是发现血清总胆固醇9.6mmol/L，低密度脂蛋白6.2mmol/L，到医院就医，医生诊断为血脂异常。

【相关治疗药物】

辛伐他汀：10～20mg，每晚一次。

非诺贝特：200mg，每日一次。

【任务】

为了能正确地根据医嘱实施用药护理，护士应该熟悉每种调血脂药物的相关知识，具备扎实的理论基础。请通过角色扮演的方式，向血脂异常"患者"实施用药过程。

1.向患者说明他汀类的用药剂量、用药方法、用药目的及注意事项。

2.对患者实施他汀类用药护理过程。

3.在用药过程中充分体现关爱血脂异常患者的医者仁心职业情怀，护士对患者的人文关怀。

二、相关知识

调血脂药

高脂血症指各种原因导致的血浆胆固醇、甘油三酯等成分异常，包括高胆固醇血症、高甘油三酯血症、混合型血脂异常以及低高密度脂蛋白胆固醇血症。按病因分为原发性和继发性，原发性多为遗传性血脂代谢紊乱，继发性往往由于患其他疾病或使用药物而出现血脂异常，如糖尿病、肾病综合征、甲状腺功能减退症、系统性红斑狼疮等疾病，利尿剂、糖皮质激素等药物的使用。血脂异常可导致动脉粥样硬化，是心脑血管疾病发病的重要危险因素之一，也是冠心病的第一致病因素。

对于血脂异常的患者，以改变生活方式为首要治疗目的，不能擅自用药，要在有明确用药指征的情况下，才能遵医嘱使用调血脂药治疗血脂异常，改善体内脂蛋白代谢异常，防治动脉粥样硬化。调血脂药包括抑制胆固醇药物和清除甘油三酯药物，具体分类与机制见表3-6-1。

表3-6-1　调血脂药物分类与机制

分类	常见药物	机制
HMG-CoA还原酶抑制剂（他汀类）	洛伐他汀、普伐他汀、辛伐他汀、氟伐他汀	竞争性抑制HMG-CoA还原酶，减少内源性胆固醇合成，降TC、LDL
胆汁酸结合树脂类（胆汁酸螯合剂）	考来烯胺（消胆胺）、考来替泊（降胆宁）	阻滞胆汁酸肠道重吸收，促进肝脏胆汁酸合成增加而消耗胆固醇。降TC、LDL
苯氧酸类（贝特类）	氯贝特（氯贝丁酯、安妥明）、吉非贝齐、苯扎贝特、非诺贝特、	激活过氧化物酶体增殖体激活受体α（PPAR-α），激活脂蛋白脂肪酶（LPL），降低TG、VLDL
烟酸类	烟酸、阿昔莫司	抑制肝脏合成TG和释放VLDL，降低TG、VLDL

阿托伐他汀 微课8

阿托伐他汀口服吸收迅速，1～2小时内血浆浓度达峰，阿托伐他汀及其代谢产物主要经过代谢后经胆汁清除。

【药理作用】

1. 调血脂作用　抑制体内合成胆固醇所需的羟甲基戊二酰辅酶A（HMG-CoA）还原酶，减少机体内源性胆固醇的合成；通过负反馈调节机制，使血浆中大量低密度脂蛋白（LDL）被分解，降低血浆中LDL水平；肝脏合成与释放极低密度脂蛋白（VLDL）减少，降低血浆中VLDL水平。

2. 抗动脉粥样硬化作用　提高内皮对扩血管物质的反应性，稳定和缩小动脉粥样硬化斑块，减轻动脉粥样硬化过程的炎症反应，抑制血小板聚集和提高纤溶活性，有助于抗动脉粥样硬化。

【适应证】

1. 高胆固醇血症　原发性高胆固醇血症，包括家族性高胆固醇血症（杂合子型）或混合性Ⅱa型高脂血症患者。在纯合子家族性高胆固醇血症患者，阿托伐他汀可与其他降脂疗法合用或单独使用，以降低总胆固醇（TC）和LDL水平。

2. 冠心病　用于冠心病或合并血脂异常的冠心病患者。

【禁忌证】活动性肝脏疾病患者、对本品中任何成分过敏者、妊娠期妇女禁用。

【不良反应】不良反应少而轻。

1. 副作用　胃肠道反应、头痛、皮疹

2.肝毒性　无症状性血清转氨酶升高、肝酶升高，需要定期进行肝酶检测，必要时停药。

3.肌毒性　肌痛、肌炎、横纹肌溶解、肌病，需要定期监测肌酸激酶，对于出现肌酸激酶水平显著升高或疑似肌病的患者，应停用阿托伐他汀。与贝特类、烟酸、环孢素 A、克拉霉素、伊曲康唑等药物合用可增加肌病发生的风险。

非诺贝特

【药理作用】非诺贝特改善血浆中胆固醇的分布，可降低血清胆固醇 20%～25%；还可通过激活过氧化物酶增殖体激活受体 α（PPAR α），激活脂解酶和减少载脂蛋白 CM 合成，使血浆脂肪降解和甘油三酯清除明显增加，可降低甘油三酯 40%～50%。

【临床应用】供成人使用，用于治疗成人饮食控制效果不理想的高脂血症（Ⅱa 型），内源性高甘油三酯症。

【禁忌证】对非诺贝特或非诺贝特酸过敏者、活动性肝病患者、原发性胆汁性肝硬化患者、不明原因持续性肝功能异常患者、胆囊疾病患者、肾功能损害者、哺乳期妇女禁用。

【不良反应】可见肝功能异常，天门冬氨酸氨基转移酶（GOT）、谷氨酸氨基转移酶（GPT）、肌酸激酶升高；腹痛、头痛、恶心、便秘等。有肌痛、横纹肌溶解、胰腺炎、急性肾功能衰竭、肝炎等报道。

表3-6-2　调血脂药物知识归纳

药物名称	药理作用	临床应用	不良反应	用药护理
洛伐他汀	（1）调血脂作用：主要降低 TC、LDL（2）非调血脂作用：抗炎、免疫抑制，抑制血小板黏附、聚集、血栓形成、保护血管内皮细胞、抑制血管平滑肌细胞增殖、肾保护作用	原发性高胆固醇血症、杂合子家族性高胆固醇血症、Ⅲ型高脂血症、糖尿病和肾性高脂血症	胃肠道反应、头痛、皮疹；肝毒性，血清转氨酶升高；肌痛、肌无力、肌酸磷酸激酶（CPK）升高等骨骼肌溶解症（肌病）	睡前服用，孕妇、哺乳期女性、肝疾病、转氨酶持续升高者禁用。用药期间监测肝功能和 CPK
考来烯胺	调血脂作用，主要降低 TC、LDL	Ⅱa、Ⅱb 型高脂蛋白血症	腹胀、嗳气、便秘等消化道症状，长期应用引起脂溶性维生素缺乏	长期应用，要注意补充脂溶性维生素、脂肪痢等
非诺贝特	调血脂作用，主要降低 TG、VLDL；降低血浆黏滞度、增加纤溶酶活性、抗凝血等	以 TG、VLDL 升高为主的高脂血症	恶心、腹痛、腹泻等胃肠道症状；血清 GPT 升高、皮疹、脱发、视物模糊、血象异常	饭后服药、用药期间检测肝功和血象，肝肾功能不全、孕妇及哺乳期女性慎用
烟酸	调血脂作用，主要降低 TG、VLDL；抑制血小板聚集、扩张血管	广谱调血脂药（Ⅰ型除外）	皮肤潮红、瘙痒、头痛等，恶心、呕吐、腹泻、诱发溃疡等胃肠刺激症状，大剂量引起血糖升高、尿酸增加、肝功能异常	长期使用需监测肝功能、肾功能、血糖、尿酸。痛风、消化性溃疡、糖尿病患者禁用

三、任务实施

【用药准备】根据任务内容和相关知识，请完成下面的用药实施清单。

用药前	评估准备	评估患者病史、用药史、各种检查结果等：
		准备药物和药物相关知识：
		调整自己工作状态，思考护士应具备的职业素养：
用药中	沟通观察实施	观察点：
		与患者进行一般性沟通和专业性沟通：
		实施用药过程：
用药后	观察宣教	观察患者的用药疗效和不良反应，以及病情变化：
		健康宣教：

【用药护理过程】学生分组，用角色扮演方式，实施对"患者"的用药护理过程。

【用药评价】由"患者"进行评价。

序号	内容	评价
1	是否介绍药物名称（1~10分）	
2	是否说明用药目的（1~10分）	
3	是否说明用法用量（1~10分）	
4	是否说明用药注意事项（1~10分）	
5	是否能熟练实施用药护理过程（1~15分）	
6	是否与患者进行有效沟通（1~15分）	
7	是否进行药物、疾病的健康宣教（1~15分）	
8	是否体现护士良好的职业素养（1~15分）	
总分		

四、课后习题

习题

（一）单项选择题（每题只有一个最佳答案）

1.调血脂药不包括（　　）

　　A.考来烯胺　　　　　　　　B.烟酸　　　　　　　　　C.洋地黄毒苷

　　D.辛伐他汀　　　　　　　　E.氯贝特

2.血脂异常是引起下列哪项病变的重要因素（　　）

　　A.动脉粥样硬化　　　　　　B.高血压　　　　　　　　C.高血糖

　　D.肝硬化　　　　　　　　　E.高尿酸

3.能抑制肝脏HMG-CoA还原酶活性的药物是（　　）

　　A.考来烯胺　　　　　　　　B.烟酸　　　　　　　　　C.氯贝丁酯

　　D.洛伐他汀　　　　　　　　E.非诺贝特

4.下列能明显降低血浆胆固醇的药物是（　　）

　　A.烟酸　　　　　　　　　　B.考来烯胺　　　　　　　C.非诺贝特

　　D.洛伐他汀　　　　　　　　E.吉非贝齐

5.考来烯胺临床主要用于下列高脂血症类型是（　　）

　　A.Ⅰ型　　　　　　　　　　　　　B.Ⅱa、Ⅱb型

　　C.以Te_1升高为主的高脂血症　　　D.广谱

　　E.Ⅲ型

6.下列能减少肝内胆固醇合成的药物是（　　）

　　A.洛伐他汀　　　　　　　　B.普罗布考　　　　　　　C.烟酸

　　D.阿昔莫司　　　　　　　　E.考来烯胺

7.下列可阻断胆汁酸肝肠循环的药物是（　　）

　　A.洛伐他汀　　　　　　　　B.氯贝丁酯　　　　　　　C.烟酸

　　D.辛伐他汀　　　　　　　　E.考来烯胺

8.考来烯胺阻滞胆汁酸肠道重吸收后，如何实现降血脂作用（　　）

　　A.抑制小肠吸收胆固醇　　　B.促进胆固醇的消耗

　　C.减少胆固醇的合成　　　　D.抑制HMG-CoA还原酶

　　E.激活HMG-CoA还原酶

9.下列哪项是他汀类药物的不良反应（　　）

　　A.耳毒性　　　　　　　　　B.过敏反应　　　　　　　C.横纹肌溶解

　　D.体温升高　　　　　　　　E.水肿

（二）配伍选择题（从共用选项中选择一个最佳答案）

（10~14题共用答案）

　　A.烟酸　　　　　　　　　　B.考来替泊　　　　　　　C.阿昔莫司

　　D.贝特类　　　　　　　　　E.阿利西尤单抗

10.长期使用可引起脂溶性维生素缺乏的是(　　)

11.一般不与他汀类药物合用,以减少横纹肌溶解危险的药物是(　　)

12.消化性溃疡、痛风、糖尿病患者禁用(　　)

13.属于烟酸衍生物,不良反应少于烟酸的是(　　)

14.能引起流感样反应的是(　　)

书网融合······

微课1

微课2

微课3

微课4

微课5

项目四　血液系统疾病药物基础及用药护理

任务一　治疗贫血药物基础及用药护理

📖 知识目标

1.理解并解释铁剂、叶酸、维生素B_{12}的药理作用、临床应用、不良反应和用药护理。
2.对比分析并整理血容量扩充剂的药理作用、临床应用、不良反应和用药护理。
3.对比分析并整理促白细胞生成药的药物机制、药理作用、临床应用。

📖 能力目标

1.学会观察调抗贫血药物的疗效和不良反应，能够熟练进行用药护理，正确指导患者合理、安全用药，具备熟练的用药护理能力。
2.具备与患者进行用药沟通的能力、及时处理药物不良反应的能力、准确监测用药后各项检查的护理能力。

📖 素养目标

培养关爱贫血患者的医者仁心职业情怀、积极的工作态度、关注和尊重贫血患者的人文关怀素养以及甘于奉献的护理敬业精神；树立高尚的护士职业道德品质。

一、任务描述

患者，女，32岁，近一年以来，经常出现头晕、乏力、食欲减退，容易出现口角炎。到医院就医，经实验室检查，血象显示为小细胞低色素性贫血，血片中可见红细胞染色浅淡，中央浅淡区扩大，大小不一；血清铁含量35μg/dl，医生根据实验室检查结果及患者主诉，诊断为缺铁性贫血。

【相关治疗药物】

硫酸亚铁：餐后口服，0.3g，一日3次，同服维生素C、果汁以增加铁的吸收，稀盐酸促进铁的吸收；忌与茶、钙盐、镁盐、牛奶、蛋类、抗酸药同服；口服时使用吸管或服药后漱口以防牙齿被染黑。

右旋糖酐铁：静脉滴注，20mg/kg，肠外补铁，用于口服铁剂不耐受或不吸收者。

【任务】

为了能正确地根据医嘱实施用药护理，护士应该熟悉每种抗贫血药物的相关知识，具备扎实的理论基础。请通过角色扮演的方式，向贫血"患者"实施用药过程。

1.向患者说明铁剂的用药剂量、用药方法、用药目的及注意事项。

2.对患者实施铁剂用药护理过程。

3.在用药过程中充分体现关爱贫血患者的医者仁心职业情怀，护士对患者的人文关怀。

二、相关知识

贫血是指人体外周血红细胞容量低于正常范围下限的一种常见的综合征。贫血症状包括面色苍白、乏力、易倦、头晕、头痛、心慌、气短、耳鸣等。贫血的原因多种多样，如造血原料铁、维生素B_{12}及叶酸的缺乏、造血功能障碍、急性大量失血等。这些原因都会造成贫血，最常见的贫血有缺铁性贫血、巨幼细胞贫血、再生障碍性贫血。其中缺铁性贫血是指机体缺乏铁元素，导致红细胞生成障碍，造成小细胞低色素性贫血；巨幼细胞贫血是体内叶酸、维生素B_{12}缺乏引起血细胞生产异常，生成体积大但不成熟的红细胞，因此称为巨幼细胞贫血。

抗贫血药根据用药目的及贫血的病因，目前常用的有铁剂、叶酸、维生素B_{12}等。本任务涉及药物的类别和机制（表4-1-1）。

表4-1-1　抗贫血药、促白细胞增生药、血容量扩充药的常用药物及作用机制

药物分类	常用药物	作用机制
抗贫血药	铁剂	铁是红细胞生成的造血原料，缺乏时引起缺铁性贫血（小细胞低色素性贫血）
	叶酸	叶酸是红细胞生成的成熟因子，缺乏时引起巨幼细胞贫血
	维生素B_{12}	作为辅酶参与体内甲基转化，促进叶酸循环利用，是甲基丙二酰辅酶A的辅助因子，参与神经髓鞘磷脂的合成
促白细胞增生药	沙格司亭	刺激粒细胞、单核细胞和T细胞增殖、分化、成熟，间接促进红细胞增生
	非格司亭	刺激中性粒细胞增殖、分化、成熟，增强其趋化和吞噬功能
血容量扩充药	右旋糖酐	不易透过血管而迅速提高血浆胶体渗透压，扩充血容量

铁剂 e微课1

铁剂以Fe^{2+}形式主要在十二指肠及空肠近端吸收，有机铁和高价铁不易吸收。铁离子吸收后被氧化成Fe^{3+}，与转铁蛋白结合，以供造红细胞使用，或以铁蛋白或含铁血黄素形式积累在肝、脾、骨髓及其他单核-吞噬细胞系统。人体每日排泄极微量的铁，见于尿、粪、汗液、脱落的肠黏膜细胞及酶内，丧失总量每日为0.5～1.0mg，口服后不能从肠道吸收的铁剂均随粪便排出。临床上常用的铁剂有硫酸亚铁、葡萄糖酸亚铁、枸橼酸铁铵等。

【药理作用】铁为人体所必需的元素，是红细胞合成血红素必不可少的物质，吸收到骨髓的铁，进入骨髓幼红细胞，聚集到线粒体中，与原卟啉结合成血红素，后者再与球蛋白结合而成为血红蛋白，进而发育为成熟红细胞。缺铁时，血红素生成减少，但由于原红细胞增殖能力和成熟过程不受影响，因此红细胞数量不减少，只是每个红细胞中血红蛋白减少，导致红细胞体积较小，又称低色素小细胞性贫血。

【临床应用】主要用于慢性失血（月经过多、痔疮出血、子宫肌瘤出血、钩虫病失血等）、营养不良、妊娠期、儿童发育期及其他原因等引起的缺铁性贫血。

【禁忌证】血红蛋白沉着症、含铁血黄素沉着症、不伴缺铁的其他贫血（如地中海性贫血）、肝肾功能严重损害、对铁剂过敏者禁用。

【不良反应】

1.刺激胃肠道黏膜　可致恶心、呕吐、上腹疼痛，进餐时或餐后服用，可减轻胃肠道黏膜刺激。

2.急性中毒　大量口服，可出现胃肠道出血、坏死，严重时引发休克，造成急性中毒。小儿摄入铁元素超过体重20mg/kg，可能引起铁中毒；成人摄入铁元素超过体重90mg/kg，可能引发中毒。一旦发生，立即催吐，用碳酸盐或磷酸盐洗胃，去铁胺解毒，抗休克治疗。

3.便秘和黑便　铁与肠道内硫化氢结合生成黑色硫化铁，硫化氢减少，硫化氢对肠蠕动的刺激作用也减少，导致便秘，并排黑便。须预先对患者交代清楚，以免引起患者顾虑。

抗贫血药、血容量扩充药相关药物知识见表4-1-2。

表4-1-2　抗贫血药、血容量扩充药的药物知识归纳

药物名称	药理作用	临床应用	不良反应	用药护理
右旋糖酐	扩充血容量；改善微循环，降低血液黏滞度，加速血液流动；渗透性利尿	低血容量性休克，血浆代用品；血管栓塞性疾病；预防肾衰竭	过敏反应出血	每日用量不超过1500ml，充血性心力衰竭、出血性疾患者禁用，肝肾功能疾病者慎用
铁剂（硫酸亚铁、葡萄糖酸亚铁、枸橼酸铁铵等）	合成血红蛋白的必需物质	缺铁性贫血（小细胞低色素性贫血）	口服刺激胃肠道、注射局部刺激与刺痛、便秘；急性中毒用去铁胺解救	①饭后30分钟口服（吸管）铁剂并及时刷牙；②同服维生素C可促进铁的吸收；③不能与四环素、抗酸药、钙剂、磷酸盐、鞣酸、浓茶同服；④出现黑便及时报告医生；⑤定期检查红细胞数目、血红蛋白含量、网织红细胞计数；⑥多食纤维性食物，以促进排便
叶酸	叶酸是红细胞生成的成熟因子	巨幼细胞贫血、与维生素B_{12}合用治疗恶性贫血	不良反应少	①可出现黄色尿，不影响治疗；②苯妥英钠、乙胺嘧啶、甲氧苄啶、甲氨蝶呤（叶酸拮抗剂）引起的巨幼细胞贫血需使用甲酰四氢叶酸钙治疗
维生素B_{12}	促进叶酸循环利用，维持有鞘神经完整性	巨幼细胞贫血、恶性贫血；神经炎、神经萎缩、肝硬化、肝炎等肝脏疾病、再生障碍性贫血的辅助治疗	过敏反应	①一旦过敏，立即停药，给予抗过敏治疗；②引发低钾血症，注意监测，及时补钾

三、任务实施

【用药准备】根据任务内容和相关知识，请完成下面的用药实施清单。

用药前	评估准备	评估患者病史、用药史、各种检查结果等：
		准备药物和药物相关知识：
		调整自己工作状态，思考护士应具备的职业素养：
用药中	沟通观察实施	观察点：
		与患者进行一般性沟通和专业性沟通：
		实施用药过程：
用药后	观察宣教	观察患者的用药疗效和不良反应，以及病情变化：
		健康宣教：

【用药护理过程】学生分组，用角色扮演方式，实施对"患者"的用药护理过程。

【用药评价】由"患者"进行评价。

序号	内容	评价
1	是否介绍药物名称（1~10分）	
2	是否说明用药目的（1~10分）	
3	是否说明用法用量（1~10分）	
4	是否说明用药注意事项（1~10分）	
5	是否能熟练实施用药护理过程（1~15分）	
6	是否与患者进行有效沟通（1~15分）	
7	是否进行药物、疾病的健康宣教（1~15分）	
8	是否体现护士良好的职业素养（1~15分）	
总分		

四、课后习题

（一）单项选择题（每题只有一个最佳答案）

1. 治疗慢性失血所致贫血宜选用（　　）

    A. 叶酸　　　　　　　　　B. 维生素B_{12}　　　　　　C. 肝素

    D. 枸橼酸钠　　　　　　　E. 硫酸亚铁

2. 由甲氧苄啶（TMP，甲氧苄胺嘧啶）引起的巨幼细胞贫血适用哪种药物治疗（　　）

    A. 叶酸　　　　　　　　　B. 硫酸亚铁　　　　　　　C. 枸橼酸铁胺

    D. 甲酰四氢叶酸　　　　　E. 维生素B_{12}

3. 口服铁剂最常见的不良反应是（　　）

    A. 胃肠道反应　　　　　　B. 胃酸分泌过多　　　　　C. 心衰

    D. 肾衰竭　　　　　　　　E. 昏迷

4. 同服下列哪一物质会阻碍铁剂吸收（　　）

    A. 维生素C　　　　　　　B. 稀盐酸　　　　　　　　C. 碳酸氢钠

    D. 果糖　　　　　　　　　E. 橙汁

5. 口服铁剂产生黑便的原因是（　　）

    A. 铁剂与肠道中的硫化氢结合生成了硫化铁

    B. 肠道中存在硫化氢，减少肠蠕动

    C. 铁剂刺激胃肠道，引发胃肠道出血

    D. 食用了富含铁元素的食物

    E. 体内下消化道出血

6. 体重10kg的幼儿误食多少克铁，会引发铁中毒（　　）

    A. 0.6g　　　　　　　　　B. 0.8g　　　　　　　　　C. 1.5g

    D. 1g　　　　　　　　　　E. 0.2g

7. 叶酸缺乏会造成的贫血类型是（　　）

    A. 缺铁性贫血　　　　　　B. 巨幼细胞贫血　　　　　C. 恶性贫血

    D. 地中海贫血　　　　　　E. 再生障碍性贫血

8. 即能纠正贫血，又能改善神经损害症状的是（　　）

    A. 铁剂　　　　　　　　　B. 叶酸　　　　　　　　　C. 维生素B_{12}

    D. 右旋糖酐铁　　　　　　E. 非格司亭

9. 下列药物属于促白细胞生成药的是（　　）

    A. 铁剂　　　　　　　　　B. 叶酸　　　　　　　　　C. 维生素B_{12}

    D. 右旋糖酐铁　　　　　　E. 非格司亭

10. 能用于扩充血容量，改善微循环，治疗休克的药物是（　　）

    A. 铁剂　　　　　　　　　B. 叶酸　　　　　　　　　C. 维生素B_{12}

    D. 右旋糖酐　　　　　　　E. 非格司亭

11. 临床上作为血浆代用品使用的是（　　）

A.铁剂   B.叶酸   C.维生素B_{12}

D.右旋糖酐   E.非格司亭

（二）综合分析选择题（从共用选项中选择一个最佳答案）

（12～13题共用题干）

患者，女，37岁。月经量增多，头晕、乏力4个月，某医院检查发现贫血，白细胞和血小板正常，红细胞大小不等，中心浅染扩大，骨髓中铁粒幼红细胞减少。

12.最可能的诊断是（　　）

A.缺铁性贫血   B.溶血性贫血   C.感染性贫血

D.巨幼细胞贫血   E.海洋性贫血

13.针对上述情况，患者治疗应选择（　　）

A.口服硫酸亚铁

B.服用叶酸、维生素B_{12}治疗

C.使用泼尼松治疗

D.使用非格司亭治疗

E.给予输血治疗

（三）配伍选择题（从共用选项中选择一个最佳答案）

（14～16题共用答案）

A.肝素   B.维生素K   C.叶酸

D.右旋糖酐   E.硫酸亚铁

14.需使用吸管口服的药物是（　　）

15.与维生素B_{12}合用治疗恶性贫血的是（　　）

16.抢救低血容量性休克，作为血浆代用的是（　　）

任务二　治疗肺血栓栓塞症药物基础及用药护理

教案　　PPT

📖 知识目标

1.理解并解释维生素K、氨甲苯酸、肝素、华法林、枸橼酸钠的药理作用、临床应用、不良反应和用药护理。

2.对比分析并整理垂体后叶素、链激酶、尿激酶、阿司匹林的作用特点、临床应用、不良反应和用药护理。

3.说出血液系统药物的分类、常用药物及作用机制。

📖 能力目标

1.学会观察治疗肺血栓栓塞症药物的疗效和不良反应，能够熟练进行用药护理，正确指

导患者合理、安全用药，具备熟练的用药护理能力。

2.具备与患者进行用药沟通的能力、及时处理药物不良反应的能力、准确监测用药后各项检查的护理能力。

素养目标

培养关爱肺血栓栓塞症患者的医者仁心职业情怀、积极的工作态度、关注和尊重肺血栓栓塞症患者的人文关怀素养及甘于奉献的护理敬业精神；树立高尚的护士职业道德品质。

一、任务描述

患者，男，36岁，近一年以来，经常出现胸痛、气促、呼吸不畅、咳嗽。到医院就医，辅助检查显示：血浆D-二聚体指标阳性，心电图提示Ⅰ导联S波变深，Ⅲ导联出现深的Q/q波和倒置的T波。胸部X线平片表现为部分肺血管纹理变细、稀疏。医生根据检查结果及患者主诉，初步诊断为肺栓塞。

【相关治疗药物】

1.对症支持治疗 低氧者予以氧疗，多巴胺对抗血压下降。

2.抗凝治疗

普通肝素：2000～5000U（或按80U/kg）加入生理盐水中静脉注射，继之以每小时18U/kg持续静脉滴注。

低分子量肝素：1～2次/日，皮下注射。

华法林：口服抗凝，初始剂量可为3～5mg

利伐沙班：口服抗凝，使用初期需给予负荷剂量15mg，2次/日，应用3周后，改为20mg，1次/日。

达比加群酯：胃肠外抗凝至少5天，150mg，2次/日。

3.溶栓治疗 主要适用于合并休克或低血压的高危肺栓塞，常用的溶栓药物有尿激酶、链激酶和重组人组织纤溶酶原激酶衍生物。

尿激酶：负荷量25万U，静脉注射30分钟，继以10万U/h持续静脉滴注12～24小时。

重组人组织纤溶酶原激酶衍生物：18mg溶解于0.9%氯化钠溶液10ml，2分钟以上缓慢注射，间隔30分钟再次给药18mg。

【任务】

为了能正确地根据医嘱实施用药护理，在实施用药过程之前，护士应该熟悉每种影响血液系统药物的相关知识，具备扎实的理论基础。请通过角色扮演的方式，向肺血栓栓塞"患者"实施用药过程。

1.向患者说明肝素的用药剂量、用药方法、用药目的及注意事项。

2.对患者实施肝素用药护理过程。

3.在用药过程中充分体现关爱肺血栓栓塞症患者的医者仁心职业情怀，护士对患者的人文关怀。

二、相关知识

作用于血液系统的药物，根据其药物作用分为抗凝血药、促凝血药、促纤维蛋白溶解药、抗纤维蛋白溶解药、抗血小板药，临床上用于治疗出血、血栓栓塞相关疾病。

表4-2-1　抗血栓药和止血药的分类、机制及常用药物

药物分类		常用药物	作用机制
抗血栓药	抗凝血药	肝素	增强抗凝血酶原Ⅲ（AT-Ⅲ）功能
		双香豆素、华法林	拮抗维生素K，抑制凝血因子合成
	抗血小板药	双嘧达莫（潘生丁）	抑制磷酸二酯酶
		阿司匹林	抑制血小板的环氧化酶
	促纤维蛋白溶解药	链激酶、尿激酶	促进纤溶酶原（无活性）转变为纤溶酶（有活性）
		组织型纤溶酶原激活剂	
止血药	促进凝血因子生成药	维生素K	参与肝脏合成Ⅱ、Ⅶ、Ⅸ、Ⅹ凝血因子过程
		凝血酶	使纤维蛋白原变成纤维蛋白
	抗纤维蛋白溶解药	氨甲苯酸（止血芳酸）	抑制纤维蛋白溶解，产生止血效果
	作用于血管的止血药	垂体后叶素	血管收缩、子宫收缩
		卡巴克络	促进毛细血管收缩

抗凝血药是通过抑制凝血过程或促进纤溶过程中的不同环节而阻止血液凝固的药物。临床主要用于血栓栓塞性疾病的防治。长期使用抗凝药可引起严重的自发性出血。抗凝血药包括肝素、香豆素类、尿激酶、重组人组织型纤溶酶原激酶衍生物。

肝　素

临床上所用的肝素是由分子量不一的成分所组成的混合物。常用的药物有肝素钠，肝素钙。肝素起效时间与给药方式有关，直接静脉注射，即刻发挥最大抗凝效应；皮下注射起效时间为20~60分钟，有个体差异；口服不吸收，在肝内代谢，经肾排泄。

【药理作用】抗凝作用：肝素抗凝作用迅速、强大，体内、外均有效。抗凝作用的机制是抑制凝血酶原激酶的形成、干扰凝血酶、干扰凝血酶对凝血因子的激活、抑制血小板的黏附和聚集，还与分子中具负电荷的硫酸根有关。肝素可防止血栓的形成和扩大，但对已经形成的血栓无溶解作用。

【临床应用】

1.预防和治疗栓塞性疾病　肺栓塞、体外循环栓塞、血栓栓塞、脑栓塞。

2.体外抗凝　输血、体外循环、血液透析、腹膜透析血样标本体外实验。

3.弥散性血管内凝血（DIC）　对蛇咬伤所致的DIC无效。

【禁忌证】有出血倾向、不能控制的活动性出血、外伤或术后渗血、先兆流产、胃及十二指肠溃疡、严重肝肾功能不良、黄疸，重症高血压等患者禁用。

【不良反应及防治】

1.自发性出血　肝素过量易致自发性出血，可发生在任何部位。一旦出现，立即停药。

可缓慢静脉滴注1%鱼精蛋白拮抗(1mg鱼精蛋白可以中和100单位肝素,具有正电荷的鱼精蛋白能中和肝素中的负电荷)。注射鱼精蛋白速度不宜过快(不超过20mg/min或10分钟内注射50mg为宜),以免引发心力衰竭。与阿司匹林、口服抗凝药、右旋糖酐等药物合用可加重出血危险。

2.**过敏反应** 常见发热、荨麻疹、寒战,少见气喘、鼻炎、流泪、头痛等,可出现瘙痒,特别是脚底部。

3.**其他** 长期用药可引起骨质疏松症。

华法林 e微课2

本品起效缓慢,仅在体内有效,停药后药效持续时间较长,口服胃肠道吸收迅速而完全,生物利用度达100%,由肝脏代谢,代谢产物由肾脏排泄。

【**药理作用**】抗凝作用:抑制维生素K,肝脏内凝血因子Ⅱ、Ⅶ、Ⅸ、Ⅹ合成减少,从而发挥抗凝作用;此外,能诱导肝脏产生维生素K依赖性凝血因子前体物质,具有抗凝血作用;还能降低凝血酶诱导的血小板聚集反应,从而达到抗凝作用。

【**适应证**】适用于需长期持续抗凝的患者,防止血栓的形成及发展,预防和治疗血栓栓塞性疾病。

【**禁忌证**】肝、肾功能损害,严重高血压,凝血功能障碍伴有出血倾向,活动性溃疡,外伤,先兆流产,近期手术者禁用。

【**不良反应**】

1.**副作用** 常规剂量可见恶心、呕吐、腹泻、瘙痒性皮疹、过敏反应和皮肤坏死。

2.**自发性出血** 过量易致任何部位出血,特别是泌尿道和消化道,可用维生素K对抗。早期出血表现有皮下出血、牙龈出血、鼻出血、伤口出血经久不愈和月经量过多等。大量口服甚至出现双侧乳房坏死、微血管病或溶血性贫血以及大范围皮肤坏疽。肠壁血肿可致亚急性肠梗阻,也可见硬膜下和颅内血肿。

3.**致畸胎** 华法林易通过胎盘致畸胎及中枢神经系统异常,妊娠早期可致"胎儿华法林综合征",发生率可达5%~30%。表现为鼻发育不全、骨骺分离、视神经萎缩、小头畸形、智力迟钝。妊娠后期应用可引起母体及胎儿出血、死胎。

维生素K

维生素K是肝脏合成凝血因子Ⅱ、Ⅶ、Ⅸ、Ⅹ所必需的物质。天然维生素K为脂溶性,注射后1~2小时起效,3~6小时止血效果明显,12~24小时后凝血酶原时间恢复正常。维生素K吸收后在肝内迅速代谢,经肾脏及胆道排泄,几乎无体内积蓄。

【**临床应用**】维生素K缺乏引起的出血,如梗阻性黄疸、胆瘘、慢性腹泻等所致出血;香豆素类、水杨酸钠等所致的低凝血酶原血症;新生儿出血;长期应用广谱抗生素所致的体内维生素K缺乏。

【**禁忌证**】严重肝脏疾患或肝功能不良者禁用。新生儿应用本品后可能出现高胆红素血症、黄疸和溶血性贫血,但少见。偶见过敏反应。静脉注射过快,超过5mg/min,可引起面部潮红、出汗、支气管痉挛、心动过速、低血压等,曾有快速静脉注射致死的报道。肝功能不全、G-6-P脱氢酶缺乏者慎用，严重肝病者及孕妇禁用。

氨甲环酸

能竞争性抑制纤溶酶原在纤维蛋白上吸附，保护纤维蛋白不被纤溶酶所降解，最终达到止血效果。此外，能直接抑制纤溶酶活力，减少纤溶酶活补体的作用，从而防止遗传性血管神经性水肿的发生。主要用于急慢性，局限性、全身性，原发性纤维蛋白溶解亢进所致的各种出血；用作组织型纤溶酶原激活物链激酶和尿激酶的拮抗物；用于人工流产胎盘早期剥落、死胎、羊水栓塞引起的纤溶性出血。氨甲环酸可进入脑脊液注射后，有视物模糊、头痛、头晕、疲乏等中枢神经系统症状，用药过程中可致颅内血栓形成，有血栓形成倾向者慎用。

垂体后叶素

【药理作用】

1.收缩血管 含有抗利尿激素，可直接作用于血管平滑肌，尤其是使毛细血管和小动脉收缩，减少肺循环血量，降低肺静脉压力。

2.促进平滑肌收缩 对子宫平滑肌及肠平滑肌也有兴奋作用。

【临床应用】

1.治疗肺咯血 用于治疗支气管扩张、肺结核等引起的咯血，通过收缩肺小血管而发挥止血作用。

2.产后出血 促进子宫收缩，减少产后出血。

【不良反应】

1.心血管系统 可引起血压升高、心悸、胸闷等。

2.消化系统 恶心、呕吐、腹痛、腹泻等。

3.其他 面色苍白、出汗、乏力等，严重时可出现水中毒、低钠血症等。若出现严重不良反应，应及时停药并进行相应处理。

抗血栓药和止血药的药物知识见表4-2-2。

表4-2-2 抗血栓药和止血药药物知识归纳

药物名称	药理作用	临床应用	不良反应	用药护理
肝素	抗凝作用，强大而迅速；体内体外均有效；口服无效，注射给药	（1）血栓栓塞性疾病（2）DIC早期（3）体外抗凝（枸橼酸钠用于抗凝保存液，保证血液采集后与输注前为液态）	（1）过量致自发性出血，用鱼精蛋白对抗，1mg鱼精蛋白可中和100U肝素，每次剂量不超过50mg（2）偶见过敏（3）短暂性血小板减少症（4）长期使用可致骨质疏松症和自发性骨折	①刺激性大，更换注射部位，不宜按摩揉搓；②用药期间检测血象、出血及凝血时间，若有脉搏增快、发热、出血则报告医生；③告知患者可致可逆性脱发；④有出血倾向、消化性溃疡、严重高血压、术后及产后、肝肾功能不全者禁用
	抗血小板聚集、降血脂、抗炎、抗血管内膜增生、保护动脉内皮			

续表

药物名称	药理作用	临床应用	不良反应	用药护理
双香豆素	抗凝血作用：口服有效；起效慢、维持时间长；体内有效，体外无效	血栓栓塞性疾病	（1）过量致自发性出血 （2）其他：胃肠道反应、过敏反应等	用药期间若出现自发性出血，应立即停药，可用维生素K对抗
链激酶	溶解血栓	急性血栓栓塞性疾病	（1）过量可致出血 （2）荨麻疹、皮疹、药热等过敏反应	过量可致大量咯血、消化道大出血，应立即停药，可用氨甲苯酸治疗。新近创伤、活动性溃疡、严重高血压和严重肝病患者禁用
维生素K	促凝血作用	主要用于防治维生素K缺乏引起的出血：阻塞性黄疸、胆瘘、早产儿及新生儿出血、以及长期应用广谱抗菌药、香豆素类、水杨酸类药物或杀鼠药"敌鼠钠"中毒所致的出血	消化道反应	①饭后服用；②小儿选用维生素K_1；③维生素K_1多采用肌内注射方式；④维生素K_3、K_4多采用口服；⑤过量中毒，口服香豆素类解救；⑥用药期间检查出血、凝血及凝血激酶原时间

三、任务实施

【用药准备】根据任务内容和相关知识，请完成下面的用药实施清单。

用药前	评估准备	评估患者病史、用药史、各种检查结果等：
		准备药物和药物相关知识：
		调整自己工作状态，思考护士应具备的职业素养：
用药中	沟通观察实施	观察点：
		与患者进行一般性沟通和专业性沟通：
		实施用药过程：
用药后	观察宣教	观察患者的用药疗效和不良反应，以及病情变化：
		健康宣教：

【用药护理过程】学生分组，用角色扮演方式，实施对"患者"的用药护理过程。

【用药评价】由"患者"进行评价。

序号	内容	评价
1	是否介绍药物名称（1～10分）	
2	是否说明用药目的（1～10分）	
3	是否说明用法用量（1～10分）	
4	是否说明用药注意事项（1～10分）	
5	是否能熟练实施用药护理过程（1～15分）	
6	是否与患者进行有效沟通（1～15分）	
7	是否进行药物、疾病的健康宣教（1～15分）	
8	是否体现护士良好的职业素养（1～15分）	
总分		

四、课后习题

习题

（一）单项选择题（每题只有一个最佳答案）

1.肝素抗凝作用的主要机制是（　　）

　A.促进抗凝血酶的活性　　　B.与钙离子形成络合物　　　C.收缩血管

　D.对抗维生素K的作用　　　E.激活纤溶系统

2.肝素引起的自发性出血用下列哪种药物对抗（　　）

　A.氨甲苯酸　　　　　　　B.鱼精蛋白　　　　　　　C.维生素K

　D.氨甲环酸　　　　　　　E.华法林

3.关于香豆素类抗凝药的特点，下列哪项是错误的（　　）

　A.口服有效　　　　　　　　　　　B.起效缓慢，但作用持久

　C.体内外均有抗凝作用　　　　　　D.对已合成的凝血因子无对抗作用

　E.抑制凝血因子的合成

4.维生素K对下列哪种疾病所致出血无效（　　）

　A.阻塞性黄疸　　　　　　B.华法林过量　　　　　　C.肺疾病所致咯血

　D.长期大量应用四环素　　E.新生儿出血

5.纤溶系统亢进引起的出血宜选用（　　）

　A.维生素K　　　　　　　B.鱼精蛋白　　　　　　　C.右旋糖酐

　D.氨甲苯酸　　　　　　　E.华法林

6.垂体后叶素可用于肺咯血，是由于它能（　　）

　A.收缩肺小动脉　　　　　　　　　B.抑制咳嗽中枢

　C.促进血小板聚集　　　　　　　　D.抑制纤溶酶原转变为纤溶酶

　E.促进凝血因子的合成

7.尿激酶治疗血栓栓塞性疾病的机制是（　　）

　A.抑制凝血酶原激活物　　　　　　B.竞争性拮抗维生素K的作用

C.激活抗凝血酶，灭活多种凝血因子　　　　D.激活纤溶酶原使之形成纤溶酶

E.扩张毛细血管

8.在心导管检查中，需要用到的抗凝药是（　　）

A.维生素K　　　　　　　　B.双香豆素　　　　　　　　C.氨甲苯酸

D.肝素　　　　　　　　　　E.法华林

9.在血栓栓塞性疾病的治疗中，需要用到抗血小板药物，可选用（　　）

A.链激酶　　　　　　　　　B.肝素　　　　　　　　　　C.华法林

D.枸橼酸钠　　　　　　　　E.阿司匹林

10.主要用于贮存和输血时的抗凝，仅用于体外血液保存的是（　　）

A.链激酶　　　　　　　　　B.肝素　　　　　　　　　　C.华法林

D.枸橼酸钠　　　　　　　　E.阿司匹林

（二）配伍选择题（从共用选项中选择一个最佳答案）

（11～13题共用答案）

A.尿激酶　　　　　　　　　B.肝素　　　　　　　　　　C.维生素K

D.华法林　　　　　　　　　E.阿司匹林

11.需要溶栓时，应选用（　　）

12.新生儿出血宜选用（　　）

13.参与肝脏合成Ⅱ、Ⅶ、Ⅸ、Ⅹ因子的是（　　）

（14～17题共用答案）

A.鱼精蛋白　　　　　　　　B.维生素K　　　　　　　　C.氨甲苯酸

D.去铁胺　　　　　　　　　E.促红细胞生成素

14.双香豆素引起出血宜选用（　　）

15.肾性贫血宜选用（　　）

16.肺癌术后出血宜选用（　　）

17.铁剂中毒应选用（　　）

书网融合……

微课1

微课2

项目五 呼吸系统疾病药物基础及用药护理

任务 治疗慢性支气管炎急性加重药物基础及用药护理

教案

PPT

📖 知识目标

1.理解并解释喷托维林、溴己新、氨茶碱的作用特点、临床应用、不良反应和用药护理。

2.说出呼吸系统药物的分类、常用药物及作用机制。

3.对比分析并整理其他平喘、镇咳、祛痰药物的作用特点和临床应用。

📖 能力目标

1.学会观察平喘、镇咳、祛痰药物的疗效和不良反应，能够熟练进行用药护理，正确指导患者合理、安全用药，具备熟练的用药护理能力。

2.具备与患者进行用药沟通的能力、及时处理药物不良反应的能力、准确监测用药后各项检查的护理能力。

📖 素养目标

培养关爱慢性支气管炎患者的医者仁心职业情怀、积极的工作态度、关注和尊重慢性支气管炎急性加重患者的人文关怀素养以及甘于奉献的护理敬业精神；树立高尚的护士职业道德品质。

一、任务描述

患者，女，68岁，有慢性支气管病史，近一周，反复咳嗽、咳痰、喘息，并伴有发热症状，到医院就医，查体：肺部存在广泛湿啰音。实验室检查结果为白细胞和中性粒细胞增加，X线检查可见肺纹理增加。初步诊断为慢性支气管炎急性加重。

【相关治疗药物】

1.对症治疗

喷托维林：缓解咳嗽，口服25mg，每日3次。

复方甘草：缓解咳嗽，口服10mg，每日3次。

溴己新：祛痰，口服8~16mg，每日3次。

氨溴索：祛痰，口服30mg，每日3次。

氨茶碱：平喘，口服，0.1g，每日3次。

沙丁胺醇：平喘，用于喘息明显者，喷雾吸入。

布地奈德：平喘，用于喘息明显者，喷雾吸入。

泼尼松：平喘，用于喘息明显者，口服，不超过2周。

2.合并细菌感染者适当应用抗菌药物

阿莫西林、阿莫西林克拉维酸钾、头孢氨苄、头孢拉定、阿奇霉素、左氧氟沙星、莫西沙星等口服。

重症患者，可用头孢呋辛（1.5g，每8～12小时1次）、头孢曲松（1g/d）、左氧氟沙星（0.5g/d）、莫西沙星（0.4g）、哌拉西林（2～4g，每8小时1次），静脉滴注治疗。

合并耐药菌感染者，可用环丙沙星、哌拉西林钠他唑巴坦钠静脉滴注治疗。

【任务】

为了能正确地根据医嘱实施用药护理，护士应该熟悉镇咳、祛痰、平喘药物的相关知识，具备扎实的理论基础。请通过角色扮演的方式，向慢性支气管炎急性加重"患者"实施用药护理。

1.向患者说明喷托维林的用药剂量、用药方法、用药目的及注意事项。

2.对患者实施喷托维林用药护理过程。

3.在用药过程中充分体现关爱慢性支气管炎急性加重患者的医者仁心职业情怀，护士对患者的人文关怀。

二、相关知识

呼吸系统疾病是日常生活中常见的疾病，危害我们的健康，特别针对老年人和婴幼儿，主要症状是咳、痰、喘。常见的疾病有支气管炎、支气管哮喘、慢性支气管炎、肺炎、阻塞性肺气肿和肺源性心脏病等。针对呼吸系统疾病的治疗药物包括两方面，一方面是对因治疗，另一方面是对症治疗。对症治疗缓解咳嗽、咳痰、喘息、呼吸衰竭症状；对因治疗是消除引发疾病的病因，如细菌感染、病毒感染等。本次任务主要讨论祛痰药、镇咳药及平喘药三类。临床上这三类药物的机制和常见药物如表5-1-1所示。

表5-1-1 镇咳、祛痰、平喘药物分类、机制及常见药物

药物分类			药物名称	作用机制
镇咳药	中枢性镇咳	依赖性中枢镇咳	可待因	直接抑制延髓咳嗽中枢
		非依赖性中枢镇咳	喷托维林	选择性抑制咳嗽中枢，大剂量时解除支气管平滑肌痉挛
			右美沙芬	直接抑制延髓咳嗽中枢
	外周性镇咳		苯佐那酯	对肺牵张感受器有麻醉作用，阻断咳嗽反射冲动传导
祛痰药	痰液稀释药		氯化铵（刺激性祛痰药、恶心性祛痰药）	刺激胃黏膜引发恶心，反射性兴奋走迷走神经，促进呼吸道分泌浆液，痰液稀释；提高呼吸道渗透压，保留水分稀释痰液
	黏痰溶解药		乙酰半胱氨酸	裂解黏性痰液中黏蛋白的二硫键；断裂脓性痰液中的DNA
			溴己新	使黏液产生细胞分泌小分子黏蛋白，裂解黏多糖纤维，促进纤毛运动

续表

药物分类			药物名称	作用机制
平喘药	β 受体激动药		沙丁胺醇	激动支气管平滑肌上 $β_2$受体，松弛支气管平滑肌
			克伦特罗	
			特布他林（对 $β_2$受体有高选择性）	
			福莫特罗	
	茶碱类		氨茶碱	松弛支气管平滑肌，增强心肌收缩力，扩张肾血管，提高肾小球滤过率，抑制肾小管对水、钠重吸收
	M受体阻断药		异丙托溴铵 异丙东莨菪碱	阻断M受体，松弛支气管平滑肌
	过敏介质阻释剂	肥大细胞膜稳定药	色甘酸钠	稳定肥大细胞膜；降低支气管高反应性；阻断炎症细胞介导的反应
		抗白三烯药物	扎鲁司特	拮抗白三烯 C_4、D_4、E_4受体
	糖皮质激素类药		倍氯米松	缓解气道局部炎症；减少过敏介质的释放；减少白三烯、前列腺素的合成；增加 β 受体敏感性

（一）祛痰药

痰液是良好的培养基，有利于病原体滋生，从而造成继发感染。大量痰液还会阻塞呼吸道，引起气急、窒息，此时则急需排痰。祛痰药主要包括痰液稀释药、黏痰溶解药。具体的作用机制和代表药物如表5-1-1所示。

溴己新

溴己新具有较强的溶解黏痰作用，可裂解痰中的黏多糖纤维素或黏蛋白，抑制黏多糖合成，降低痰液黏度；刺激胃黏膜反射性增加呼吸道腺体分泌，使痰液变稀，易于咳出。适用于慢性支气管炎、哮喘等痰液黏稠不易咳出的患者。副作用为头痛、头晕、恶心、呕吐、胃部不适、腹痛、腹泻，血清转氨酶一过性升高，减量后可消失；严重不良反应为皮疹和遗尿。由于对胃黏膜有刺激作用，因此胃炎、胃溃疡患者慎用。溴己新能增加四环素、阿莫西林在支气管的分布浓度，联合用药可增强抗菌疗效。

氨溴索 微课1

氨溴索药理作用、临床应用与溴己新相同，但不良反应较多，包括中枢神经系统症状，头痛、眩晕；胃肠道反应；过敏反应；少数患者可出现呼吸困难、面部肿胀、发热伴寒战、口腔及气道干燥、唾液分泌增多、鼻分泌物增加、排尿困难。

羧甲司坦

口服起效快，服用4小时可见明显疗效。主要作用于支气管腺体的分泌，使低黏度的唾液黏蛋白分泌增加，高黏度的岩藻黏蛋白产生减少，因而使痰液的黏性降低，易于咳出。用于慢性支气管炎、支气管哮喘等疾病引起的痰液黏稠、咳痰困难患者。消化道溃疡活动期患者、对本品过敏者禁用。用药后可见恶心、胃部不适、腹泻、轻度头痛以及皮疹等。

乙酰半胱氨酸

乙酰半胱氨酸属于较强的黏痰溶解药。其化学结构中的巯基可使黏蛋白的双硫键断裂，降低痰黏度，使痰容易咳出。此外，乙酰半胱氨酸可保护细胞免受氧自由基等毒性物质的损害，故还可用于对乙酰氨基酚中毒的解救及治疗环磷酰胺引起的出血性膀胱炎。

适用于慢性支气管炎等咳嗽，有黏痰而不易咳出的患者。乙酰半胱氨酸对呼吸道黏膜有刺激作用，有时会引起呛咳或支气管痉挛，加用异丙肾上腺素可避免，并可提高疗效。哮喘患者、对本品过敏者禁用。偶可引起咯血。水溶液中有硫化氢的臭味，可能引起恶心、呕吐、流涕、胃炎等。

（二）镇咳药

凡是能够抑制咳嗽反射弧中任何一个环节而产生止咳作用的药称为镇咳药。镇咳药包括中枢性镇咳药和外周性镇咳药，咳嗽伴有痰液时，应先祛痰，否则会使痰液滞留在气道，引发窒息，在无痰干咳时，可适当选用镇咳药。

喷托维林 🅔 微课2

人工合成的非成瘾性中枢性镇咳药，口服后吸收迅速，20～30分钟起效，一次给药可维持4～6小时，部分由呼吸道排出。

【药理作用】镇咳作用强度约为可待因的1/3，对咳嗽中枢有选择性的抑制作用，对延髓呼吸中枢有直接抑制作用，同时还有微弱的阿托品样作用和局部麻醉作用，吸收后可轻度抑制支气管内感应器，减弱咳嗽反射，并可使痉挛的支气管平滑肌松弛，降低气道阻力，故兼有外周性镇咳作用。

【临床应用】用于多种原因（如急、慢性支气管炎等）引起的无痰干咳。

【禁忌证】呼吸功能不全、心力衰竭和因尿道疾病而致尿潴留的患者及妊娠期、哺乳期妇女禁用。青光眼、前列腺肥大者慎用。

【不良反应】本药具阿托品样作用，偶可致轻度头痛、眩晕、头晕、嗜睡、口干、恶心、腹胀、腹泻、便秘及皮肤过敏等不良反应。

可待因

口服后较易被胃肠吸收，主要分布于肺、肝、肾和胰腺中。易通过血－脑屏障，透过胎盘。镇痛起效时间为30～45分钟，在60～120分钟期间作用最强。镇痛作用持续时间为4小时，镇咳为4～6小时。经肾排泄。

【药理作用】

1.镇咳　对延髓的咳嗽中枢有选择性抑制作用，镇咳作用强而迅速，疗效可靠。

2.镇痛　强度为吗啡的1/12～1/7，强于一般解热镇痛药。

3.抑制支气管腺体的分泌　可使痰液黏稠，难以咳出，故不宜用于痰多、黏稠的患者。

【临床应用】

1.镇咳　用于剧烈的频繁干咳，痰多者合用祛痰药。

2.镇痛　用于中度以上的疼痛。

3.镇静　用于局麻或全麻时的辅助用药，具有镇静作用。

【禁忌证】对本药过敏的患者、儿童、多痰患者禁用。

【不良反应】

1.常见不良反应 呼吸微弱、缓慢或不规则，心率异常（或快或慢），心理变态或幻想。

2.少见不良反应 荨麻疹、瘙痒、皮疹或脸肿等过敏反应，惊厥、耳鸣、震颤或不能自控的肌肉运动等，精神抑郁或肌肉强直等。

3.依赖性 长期应用可引起药物依赖性，弱于吗啡。

右美沙芬

右美沙芬属于中枢性镇咳药，中枢、镇咳作用与可待因相似或略强，无镇痛作用，治疗量不抑制呼吸，无耐受性和成瘾性。适用于各种原因引起的干咳，为目前应用广泛的止咳药。偶有头晕、轻度嗜睡、口干、恶心、呕吐、便秘等。

苯佐那酯

苯佐那酯属于外周性镇咳药，通过抑制咳嗽反射弧中的末梢感受器、传入神经或传出神经的传导，发挥镇咳作用。苯佐那酯又称为退嗽，是局麻药丁卡因的衍生物，具有较强的局麻作用，主要用于急性上呼吸道炎症引起的干咳或阵咳，也用于支气管镜、喉镜、支气管造影前预防咳嗽。有轻度嗜睡、头晕、恶心、皮疹等，服用时勿咬碎药丸，以免引起口腔麻木。

（三）平喘药

平喘药通过多种作用机制，解除支气管平滑肌痉挛，扩张支气管，缓解支气管哮喘、气急、呼吸困难等症状。

氨茶碱 ⓔ 微课3

【药理作用】

1.松弛支气管平滑肌 通过抑制磷酸二酯酶，提高细胞内环磷酸腺苷（cAMP）浓度，使支气管平滑肌松弛。

2.强心作用 抑制磷酸二酯酶，使细胞内cAMP浓度升高，促使肌浆网释放钙离子，增强心肌收缩力，增加心输出量。

3.轻微的利尿作用 增加肾血流量和肾小球滤过率，抑制重吸收，促进水和电解质的排泄，增加尿量。

4.利胆作用 松弛胆道平滑肌，缓解胆道痉挛。

【临床应用】

1.支气管哮喘 缓解喘息症状，是治疗哮喘的有效药物之一。

2.慢性阻塞性肺疾病（COPD） 减轻呼吸困难，改善肺功能。

3.心源性哮喘 辅助治疗心功能不全引起的喘息。

【不良反应】当血药浓度大于$20\,\mu g/ml$时，易发生不良反应。用药期间，要监测血药浓度。用药早期，血药浓度大于$15\,\mu g/ml$时，会出现以下不良反应。

1.胃肠道反应 恶心、呕吐、腹痛、食欲减退等，饭后服用可减轻。

2.中枢神经系统反应 用药早期，血药浓度大于$15\mu g/ml$时，会出现兴奋、失眠、头痛等。血药浓度大于$20\mu g/ml$时，会出现心血管系统反应，如心悸、心动过速、心律失常等。

血药浓度大于40μg/ml时，会出现发热、失水、惊厥，甚至心搏骤停。

镇咳、祛痰、平喘药物相关知识见表5-1-2。

表5-1-2　镇咳、祛痰、平喘药相关药物知识归纳表

药物名称	药理作用	临床应用	不良反应	用药护理
可待因	镇咳、镇痛、镇静	剧烈干咳、刺激性干咳，对胸膜炎干咳伴胸痛者尤为适用	恶心、呕吐、便秘、眩晕等；一次剂量超过60mg，抑制呼吸中枢；小儿大剂量引发惊厥	注意用药剂量；观察有无呼吸抑制现象；防止眩晕摔倒，久用产生耐受性、成瘾性；痰多禁用
喷托维林（咳必清）	解除支气管痉挛、镇咳、微弱阿托品样、局麻样作用（无成瘾性）	干咳、百日咳，有痰者与氯化铵合用	头痛、头晕、口干、恶心、腹胀、便秘等	青光眼、前列腺肥大、心功能不全伴肺淤血者慎用或禁用
沙丁胺醇（舒喘灵）	松弛支气管平滑肌	控制支气管哮喘症状，缓解支气管痉挛	心悸、心动过速、血压波动、肌肉震颤、耐受性	用药前监测心率、血压，手指震颤；心功能不全、高血压、甲状腺功能亢进者慎用
氨茶碱	平喘；强心利尿；松弛胆道平滑肌	缓解支气管哮喘和喘息性支气管炎（口服/静注）的喘息症状；急性心功能不全、心源性哮喘、心性水肿的辅助治疗	15~20μg/ml时，恶心、呕吐、烦躁不安、失眠、中枢兴奋症状；>20μg/ml时，心动过速、心律失常；>40μg/ml时，发热、失水、惊厥，甚至呼吸心跳停止、致死	碱性，禁止与酸性药物混合注射；不宜与哌替啶、洛贝林、维生素C等药物配伍；静注药缓慢，每次注射不少于5~10分钟；与β2R激动药合用，过量易导致心脏毒性
色甘酸钠	抑制过敏介质的释放、抑制支气管痉挛	预防哮喘发作	不良反应少	粉雾吸入时，少数患者有咽喉刺激感、呛咳、胸闷、诱发哮喘，可同时吸入异丙肾上腺素避免发生
氯化铵	祛痰、酸化体液尿液、利尿作用	急慢性支气管炎痰多、黏稠不宜咳出者；促进碱性药物哌替啶、苯丙胺排泄；纠正代谢性碱中毒	刺激胃黏膜引起恶心呕吐、胃部不适等；过量可引起酸中毒、血氨升高和促进K+排出	口服片剂，溶于水中，饭后服用；用药期间注意血氨水平，观察有无低钾血症症状；溃疡病患者慎用，严重肝肾功能不全者禁用
溴己新（必咳平）	降低痰液黏稠度，促进纤毛运动，促进痰液排出	适用于慢性支气管炎、哮喘等痰液黏稠不易咳出的患者	恶心、呕吐、胃部不适、血清氨基酸转移酶一过性升高，停药后自行消失，刺激胃黏膜，严重的出现皮疹、遗尿	胃炎、胃溃疡者，妊娠期和哺乳期妇女慎用。宜饭后服用。增加四环素、阿莫西林在支气管的分布浓度，合用增强抗菌疗效

（四）缓解哮喘发作药物

具体见表5-1-3。

表5-1-3　缓解哮喘发作的药物

药物	作用机制	代表药物	临床应用	不良反应
β2受体激动剂（控制症状的首选药）	松弛支气管平滑肌，抗气道炎症，增强黏膜纤毛功能	沙丁胺醇（舒喘宁）、特布他林、福莫特罗	首选吸入法，是轻度哮喘的首选药	心悸、骨骼肌震颤、低钾血症

续表

药物	作用机制	代表药物	临床应用	不良反应
茶碱类	松弛支气管平滑肌，增强呼吸肌收缩，抗气道炎症，增强黏膜纤毛功能	氨茶碱、多索茶碱	口服：适用于夜间哮喘，静脉给药、适用于重症哮喘	胃肠道、心血管症状，呼吸中枢兴奋，重者抽搐，甚至死亡
抗胆碱能药物	舒缓支气管，减少分泌物	异丙托溴铵	吸入法对夜间哮喘、痰多者尤其适用	口苦、口干

三、任务实施

【用药准备】根据任务内容和相关知识，请完成下面的用药实施清单。

用药前	评估准备	评估患者病史、用药史、各种检查结果等： 准备药物和药物相关知识： 调整自己工作状态，思考护士应具备的职业素养：
用药中	沟通观察实施	观察点： 与患者进行一般性沟通和专业性沟通： 实施用药过程：
用药后	观察宣教	观察患者的用药疗效和不良反应，以及病情变化： 健康宣教：

【用药护理过程】学生分组，用角色扮演方式，实施对"患者"的用药护理过程。

【用药评价】由"患者"进行评价。

序号	内容	评价
1	是否介绍药物名称（1～10分）	
2	是否说明用药目的（1～10分）	
3	是否说明用法用量（1～10分）	

序号	内容	评价
4	是否说明用药注意事项（1~10分）	
5	是否能熟练实施用药护理过程（1~15分）	
6	是否与患者进行有效沟通（1~15分）	
7	是否进行药物、疾病的健康宣教（1~15分）	
8	是否体现护士良好的职业素养（1~15分）	
总分		

四、课后习题

习题

（一）单项选择题（每题只有一个最佳答案）

1.既能促进支气管产生黏滞性低的分泌物，又能裂解痰中黏多糖纤维的药物是（ ）

    A.乙酰半胱氨酸   B.溴己新   C.氯化铵

    D.羧甲司坦   E.美司钠

2.常用的痰液稀释药是（ ）

    A.氯化铵   B.溴己新   C.乙酰半胱氨酸

    D.胰道酶   E.羧甲司坦

3.大量黏痰阻塞气道引起呼吸困难、窒息等危急情况时宜选用（ ）

    A.氯化铵口服   B.溴己新口服

    C.脱氧核糖核酸酶气雾吸入   D.羧甲司坦口服

    E.乙酰半胱氨酸气管滴入

4.过量可引起酸中毒的祛痰药是（ ）

    A.氨茶碱   B.氯化铵   C.乙酰半胱氨酸

    D.美司钠   E.溴己新

5.下列属于非成瘾性中枢性镇咳药的是（ ）

    A.吗啡   B.可待因   C.喷托维林

    D.右美沙芬   E.苯佐那酯

6.可待因适合用于下列哪种病症（ ）

    A.剧烈干咳伴有胸痛   B.长期慢性咳嗽痰少者   C.咳嗽多痰

    D.痰黏稠不易咳出   E.喘息性支气管炎

7.下列不是喷托维林药理作用的是（ ）

    A.局麻作用   B.阿托品样作用   C.抑制咳嗽中枢

    D.抗过敏介质释放   E.支气管解痉作用

8.上呼吸道感染引起的干咳可选用（ ）

    A.氯化铵   B.溴己新   C.右美沙芬

    D.色甘酸钠   E.麻黄碱

9.关于苯佐那酯的叙述，错误的是（ ）

A.直接抑制咳嗽中枢

B.有较强的局麻作用，是丁卡因的衍生物

C.抑制肺牵张感受器阻止咳嗽反射

D.服用时勿咬碎药丸，以免引起口腔麻木

E.属于外周性镇咳药

10.预防哮喘发作宜选用（　　）

　　A.肾上腺素　　　　　　　B.氨茶碱　　　　　　　C.色甘酸钠

　　D.舒喘灵　　　　　　　　E.异丙肾上腺素

11.既可用于心源性哮喘又可用于支气管哮喘的平喘药是（　　）

　　A.吗啡　　　　　　　　　B.肾上腺素　　　　　　C.氨茶碱

　　D.克仑特罗　　　　　　　E.异丙托溴铵（异丙阿托品）

12.气雾吸入的平喘药不包括（　　）

　　A.异丙肾上腺素　　　　　　　　B.氨茶碱

　　C.克仑特罗　　　　　　　　　　D.异丙托溴铵（异丙阿托品）

　　E.倍氯米松

13.患者，女，12岁，过敏体质，哮喘病史，春游前为了防止哮喘发作，可以提前服
　　用（　　）

　　A.氨茶碱　　　　　　　　B.色甘酸钠　　　　　　C.沙丁胺醇

　　D.异丙肾上腺素　　　　　E.异丙托溴铵

14.患者，男，65岁。多年吸烟史，近一周来出现发热、咳嗽，且痰多不易咳出，宜选
　　用（　　）

　　A.氯化铵　　　　　　　　B.可待因　　　　　　　C.喷托维林

　　D.右美沙芬　　　　　　　E.吗啡

（二）综合分析选择题（每题只有一项最佳答案）

（15～16题共用题干）

患者，男，25岁。呼吸困难1小时入院，有类似病史，查体：呼吸20次/分，两肺可闻
哮鸣音，心率80次/分，诊断为急性支气管哮喘。

15.应选用下列何种药物（　　）

　　A.色甘酸钠　　　　　　　B.地塞米松　　　　　　C.氨茶碱

　　D.抗生素　　　　　　　　E.扎鲁司特

16.在应用该药治疗时，下列哪项是错误的（　　）

　　A.稀释后缓慢静脉注射　　　　　　B.禁止与酸性药混合

　　C.可产生中枢抑制　　　　　　　　D.呈强碱性，局部刺激作用强

　　E.剂量过大或注射速度过快可引起心律失常

（三）配伍选择题（从共用选项中选择一个最佳答案）

（17～20题共用答案）

　　A.沙丁胺醇　　　　　　　B.氨茶碱　　　　　　　C.异丙托溴铵

D.倍氯米松　　　　　　　　E.扎鲁司特

17.属于糖皮质激素类药物的是（　　）

18.属于 β 受体激动药的是（　　）

19.可竞争性阻断白三烯受体的是（　　）

20.阻断M受体，松弛支气管平滑肌的是（　　）

书网融合……

微课1

微课2

微课3

项目六 消化系统疾病药物基础及用药护理

任务 治疗急性胃炎药物基础及用药护理

教案　　　PPT

📖 知识目标

1.理解并解释抗消化性溃疡药（奥美拉唑、氢氧化铝、枸橼酸铋钾、西咪替丁）的药理作用、临床应用、不良反应和用药护理。

2.对比分析并整理甲氧氯普胺、硫酸镁的作用特点和临床应用；及其他消化系统药物的作用特点和临床应用。

3.说出消化系统药物的分类及作用机制。

📖 能力目标

1.学会观察消化系统疾病用药的疗效和不良反应，能够熟练进行用药护理，正确指导患者合理、安全用药，具备熟练的用药护理能力。

2.具备与患者进行用药沟通的能力、及时处理药物不良反应的能力、准确监测用药后各项检查的护理能力。

📖 素养目标

培养关爱急性胃炎患者的职业情怀、积极的工作态度、关注和尊重急性胃炎患者的人文关怀素养及甘于奉献的护理敬业精神；树立高尚的护士职业道德品质。

一、任务描述

患者，男，39岁，长期大量饮酒，平日饮酒后轻微不适。昨晚过量饮酒，今日晨起，恶心、呕吐，上腹部剧烈疼痛，伴呕血，到医院就医，经查体，幽门螺杆菌阳性，胃内镜看到胃黏膜多发红斑、糜烂、浅溃疡、多处出血点。结合检查结果和患者主诉症状，医生初步诊断为急性胃炎。

【相关治疗药物】

雷尼替丁：口服，150mg，一日2次，抑酸。

法莫替丁：口服，20mg，一日2次，抑酸。

奥美拉唑：口服，一次20mg，一日1～2次，每日晨起吞服，或早晚各1次。

枸橼酸铋钾：口服，0.11g，一日4次，前3次于三餐前半小时服用，第4次于晚餐后2小时服用，保护胃黏膜。

胶体果胶铋：口服，150mg，一日4次，餐前与睡前服用，保护胃黏膜。

铝碳酸镁：口服，0.5~1g，一日3次，抗酸。

多潘立酮：口服，10~20mg，一日3次，饭前服用，增强胃肠动力，缓解恶心、呕吐、腹胀。

莫沙必利：口服，5mg，一日3次，饭前或饭后服用，增强胃肠动力，缓解恶心、呕吐、腹胀。

甲氧氯普胺：口服，5~10mg，一日3次，增强胃肠动力，缓解恶心、呕吐、腹胀。

颠茄片：口服，10mg，疼痛时服用。必要时4小时后可重复1次，解除胃肠平滑肌痉挛，缓解痉挛性疼痛。

匹维溴铵：口服，50mg，一日3次，解除胃肠平滑肌痉挛，缓解痉挛性疼痛。

山莨菪碱：口服，5~10mg，一日3次；或肌内注射，一日1~2次，解除胃肠平滑肌痉挛，缓解痉挛性疼痛。

【任务】

为了能正确地根据医嘱实施用药护理，护士应该熟悉急性胃炎治疗药物的相关知识，具备扎实的理论基础。请通过角色扮演的方式，向急性胃炎"患者"实施用药护理。

1.向患者说明奥美拉唑、枸橼酸铋钾的用药剂量、用药方法、用药目的及注意事项。

2.对患者实施奥美拉唑、枸橼酸铋钾用药护理过程。

3.在用药过程中充分体现关爱急性胃炎患者的医者仁心职业情怀，护士对患者的人文关怀。

二、相关知识

消化系统疾病包括各种急慢性胃炎、胃食管反流症、消化性溃疡、酒精性药物性肝病、急慢性胰腺炎、溃疡性结肠炎、消化道出血、便秘、腹泻等。相关治疗药物有抗酸药、抑酸药、胃黏膜保护药、促胃肠动力药、泻药、止泻药、胃肠解痉药等。其中，抗酸药是指能中和胃酸、降低胃内容物酸度、降低胃蛋白酶活性的碱性药物，能减少胃酸和胃蛋白酶对溃疡面的侵蚀，缓解胃灼热、疼痛等症状。抑酸药是通过不同的作用机制，产生抑制胃酸分泌、降低胃酸和胃蛋白酶活性的药物。胃黏膜保护药增加胃黏膜血流、增加胃黏膜细胞黏液和碳酸盐的分泌，促进黏膜修复，发挥保护胃黏膜作用的药物。该类药物具体分类与机制如表6-1-1所示。

表6-1-1 消化系统疾病用药分类、机制与常用药物

药物类别	常用药物	作用机制
助消化药	稀盐酸、胃蛋白酶、胰酶、乳酶生	替代补偿作用，促进消化液分泌，抑制肠道过度发酵

续表

药物类别		常用药物	作用机制
抗消化性溃疡药	中和胃酸药	碳酸氢钠、氢氧化铝、碳酸钙、氧化镁、三硅酸镁	碱性药物，中和胃酸
	胃酸分泌抑制药	H_2受体阻断药——西咪替丁	阻断胃壁细胞上的H_2受体，抑制胃酸分泌
		M_1受体阻断药——哌仑西平	阻断胃壁细胞上的M_1受体，抑制胃酸分泌
		胃泌素受体阻断药——丙谷胺	阻断胃泌素受体，抑制胃酸、胃蛋白酶分泌
		质子泵抑制药——奥美拉唑	抑制胃壁细胞H^+，K^+-ATP酶，抑制胃酸分泌
	胃黏膜保护药	胶体铋——枸橼酸铋钾	形成一层坚固的氧化铋胶体膜
		前列腺素衍生物——米索前列醇	促进胃黏液和HCO_3^-盐分泌，增强黏液-HCO_3^-盐屏障功能
		其他类——硫糖铝	在胃液中形成黏稠的胶冻，黏附于胃、十二指肠黏膜表面，形成保护膜
	抗幽门螺杆菌药	阿莫西林、庆大霉素、甲硝唑、呋喃唑酮等抗菌药物	抗幽门螺杆菌（Hp）（G^-杆菌）
胃肠运动功能调节药	促胃肠动力药	甲氧氯普胺	阻断延髓催吐化学感受区（CTZ）的多巴胺（D_2）受体，大剂量阻断5-HT_3受体而产生强大的镇吐作用
		多潘立酮	阻断胃肠道的多巴胺（D_2）受体，促进胃肠蠕动与胃排空，协调胃肠运动，防止食物反流而止吐
		西沙比利	促进肠壁肌间神经丛节后乙酰胆碱的释放，促进食管、胃、小肠及大肠的蠕动并协调胃肠运动，从而防止食物滞留与反流
		昂丹司琼	阻断中枢及迷走神经传入纤维的5-HT_3受体，抑制呕吐
	胃肠解痉药	颠茄生物碱类——阿托品、山莨菪碱等；解痉药——溴丙胺太林（普鲁本辛）、丁溴东莨菪碱（解痉灵）等	M胆碱受体阻断，解除胃肠平滑肌痉挛或蠕动亢进
催吐药与止吐药	催吐药	阿扑吗啡	兴奋延髓催吐化学感受器，引起较强的催吐作用
	止吐药	M受体阻断药——东莨菪碱	阻断M受体，降低内耳迷路感受器的敏感性，抑制前庭小脑通路的传导
		H_1受体阻断药——苯海拉明	抑制前庭功能，中枢镇静和止吐作用
		多巴胺受体阻断药 · 抗精神病药——氯丙嗪	抑制延髓呕吐中枢
		多巴胺受体阻断药 · 促胃动力药——多潘立酮、甲氧氯普胺	阻断延髓催吐化学感受区及胃肠道的多巴胺（D_2）受体
		5-HT_3受体阻断药——昂丹司琼	阻断中枢及迷走神经传入纤维的5-HT_3受体，抑制呕吐
		促胃肠动力药——西沙比利	促进肠壁肌间神经丛节后乙酰胆碱的释放

续表

药物类别		常用药物	作用机制
泻药与止泻药	泻药	容积性泻药——硫酸镁、硫酸钠	肠腔容积增大，刺激肠壁，反射性地引起肠道蠕动加快
		刺激性泻药——酚酞、比沙可啶	解除刺激肠黏膜，促进蠕动
		润滑性泻药——液状石蜡、甘油	软化粪便，润滑肠壁
	止泻药	地芬诺酯	提高肠道平滑肌张力
		鞣酸蛋白	肠黏膜表层蛋白轻度凝固，形成保护膜，减轻刺激，收敛止泻
		药用炭	吸附气体、毒物、细菌，减少刺激而止泻
肝胆疾病用药	利胆药与胆石溶解药	去氢胆酸	促进胆汁分泌，固体成分不变，胆汁变稀
		熊去氧胆酸	增加胆汁酸分泌，抑制胆固醇合成酶，胆石溶解
	治疗肝性脑病药	谷氨酸	参与血氨合成尿素的过程，将氨排出体外；参与脑内糖及蛋白质的代谢，改善中枢神经系统功能
		左旋多巴	在中枢生成多巴胺，改善神经元之间的正常冲动传递，恢复大脑功能
		乳果糖	进入结肠分解为乳酸和醋酸，阻止肠内氨的吸收，降低血氨；在肠内形成高渗，产生渗透性导泻

（一）抗酸药

抗酸药通过中和胃酸，降低胃酸浓度，降低胃蛋白酶活性，减弱胃酸对溃疡面的刺激和侵蚀，缓解疼痛，有利于溃疡愈合。常用药物是氢氧化铝、三硅酸镁、碳酸钙、碳酸氢钠、氧化镁等。其中含有碳酸根离子的药物，用药后会产生二氧化碳，引起嗳气；含铝、钙的抗酸药用药后，会引起便秘；含镁的抗酸药用药后，会引起腹泻；抗酸药长期使用，会使得胃内pH升高，可导致代谢性碱中毒；长期使用含钙和镁的抗酸药，可能导致高钙血症、高镁血症。

复方氢氧化铝

【药理作用】复方氢氧化铝为多种药物组成的复方制剂，其中包含抗酸药氢氧化铝、抗酸药三硅酸镁、解痉药颠茄。前两种有中和胃酸、保护溃疡面、局部止血的作用，第三种颠茄能解除胃平滑肌痉挛，可使胃排空延缓，有利于溃疡的愈合。

【临床应用】用于缓解胃酸过多引起的胃痛、胃灼烧感（烧心）、反酸；还用于慢性胃炎。

【禁忌证】对本品过敏者、阑尾炎、急腹症患者禁用。

【不良反应】长期大剂量服用，可致便秘，粪结块引起肠梗阻；老年人长期服用，可致骨质疏松症；肾功能不全患者服用后，可能引起血铝升高。前列腺肥大、青光眼、高血压、心脏病、胃肠道阻塞性疾患、甲状腺功能亢进症、溃疡性结肠炎等患者慎用。不宜与四环素类合用。

（二）抑制胃酸分泌药

抑制胃酸分泌药包括H_2受体阻断药、M_1受体阻断药、胃泌素受体阻断药、质子泵抑制药。

法莫替丁 e微课1

法莫替丁为第三代H_2受体阻断药，口服吸收迅速，服药后约1小时起效，约2小时血浓度达高峰，作用可维持12小时以上。在体内分布广泛，在消化道、肾、肝、颌下腺及胰腺有高浓度分布，也可出现于乳汁中。主要以原型自肾脏（80%）排泄，胆汁排泄量少，半衰期约为3小时。

【药理作用】选择性阻断胃壁细胞H_2受体，明显抑制胃酸分泌，增强胃黏膜血流量，抑制胃蛋白酶分泌，保护胃黏膜。

【临床应用】口服给药时，用于缓解各种原因引起的胃酸过多所致的胃痛、胃灼热（烧心）、反酸。注射给药时，用于消化性溃疡、急性胃黏膜损害、非甾体抗炎药引起的消化道出血。

【禁忌证】对本品过敏者，严重肾功能不全者，妊娠期、哺乳期妇女禁用。

【不良反应】少数患者可见口干、头晕、失眠、便秘、腹泻、皮疹、面部潮红、月经失调、白细胞减少；偶有轻度一过性转氨酶升高等。

奥美拉唑

奥美拉唑为质子泵抑制剂，为脂溶性弱碱性药物，口服后经小肠吸收，1小时内起效，作用持续24小时以上，易透过胎盘，约80%代谢物从尿液排泄，其余由胆汁分泌后从粪便排泄。

【药理作用】奥美拉唑分布于胃黏膜壁细胞的分泌小管中，并在此强酸环境下，与壁细胞分泌膜中的H^+，K^+-ATP酶（又称质子泵）不可逆性地结合，生成复合物，从而抑制H^+，K^+-ATP酶的活性，阻断胃酸分泌的最后环节，使壁细胞内H^+不能转移到胃腔中，降低胃液中的酸含量。对胃酸分泌具有强而持久的抑制作用。奥美拉唑与抗生素合用能增加抗生素对幽门螺杆菌的杀菌作用，可根除幽门螺杆菌。

【临床应用】

1.用于治疗胃溃疡、十二指肠溃疡、应激性溃疡、反流性食管炎和卓-艾综合征（胃泌素瘤）；缓解胃酸过多引起的胃部灼烧和反酸的症状；预防非甾体抗炎药引起的消化性溃疡、胃十二指肠糜烂或消化不良症状。

2.用于治疗消化性溃疡出血、吻合口溃疡出血、急性胃黏膜损害，非甾体抗炎药引起的急性胃黏膜损伤、预防重症疾病胃手术后预防再出血

3.用于防止胃酸反流，治疗全身麻醉或大手术后以及衰弱昏迷患者防止胃酸反流合并吸入性肺炎。

4.与抗生素联合用药，治疗感染幽门螺杆菌的十二指肠溃疡。

【禁忌证】对本品过敏者、严重肾功能不全者禁用。

【不良反应】常见头痛和胃肠道症状（腹泻、恶心、腹痛、胃肠胀气及便秘）；偶见血清转氨酶升高、皮疹、眩晕、嗜睡、失眠等，多为轻度损害，可自动消失，与剂量无关，肝功能受损者慎用，根据需要酌情减量。长期治疗可能增加胃黏膜细胞增生、萎缩性胃炎、骨折、微量元素缺乏发生的风险。不应与阿扎那韦、抗酸剂、抑酸剂合用。

枸橼酸铋钾 e 微课2

【**药理作用**】口服枸橼酸铋钾，在胃的酸性环境中生成糖蛋白铋，形成保护层覆盖于溃疡面上，起到保护屏障的作用。能阻止胃酸、胃蛋白酶、食物对溃疡的侵蚀与刺激，并促进溃疡黏膜再生和溃疡愈合。同时，还可降低胃蛋白酶活性，增加黏蛋白分泌，促进黏膜释放前列腺素，从而保护胃黏膜。此外，对幽门螺杆菌具有杀灭作用，因而可促进胃炎的愈合。

【**临床应用**】临床用于胃、十二指肠溃疡及慢性胃炎，可缓解胃酸过多引起的胃痛、胃烧灼感（烧心）和反酸。与抗生素联用，根除幽门螺杆菌。

【**禁忌证**】对本品过敏者、严重肾功能不全者、妊娠期及哺乳期妇女禁用。肝功能不全、儿童、急性胃黏膜病慎用。服药期间口带氨味，并可使舌苔及大便呈灰黑色，停药后即自行消失；偶见恶心、便秘。服药时不得同食高蛋白食物、不得与抗酸药、牛奶、四环素同时服用。

（三）抗幽门螺杆菌药物

20世纪80年代，澳大利亚两位科学家从慢性胃炎的患者体内，成功培养出了一种病原菌，这种病原菌多居住在胃幽门附近，外形呈螺旋状，因此称之为幽门螺杆菌（Hp）。幽门螺杆菌感染人体后，释放出毒素，对胃肠黏膜造成损害并促进胃酸分泌增多，从而导致疾病的发生。幽门螺杆菌是慢性胃炎的主要病因，通过根除幽门螺杆菌可使消化性溃疡能够真正治愈。幽门螺杆菌的发现是20世纪医学上最重大的发现之一。

抗幽门螺杆菌药物使用后，能够消除幽门螺杆菌，降低十二指肠溃疡复发率，常用抗生素有克拉霉素、阿莫西林、替硝唑、四环素、呋喃唑酮等。需要联合用药，三联用药是指2～3种抗菌药、质子泵抑制药联合用药，例如，阿莫西林＋甲硝唑＋奥美拉唑；四联用药是指2～3种抗菌药、质子泵抑制药、铋剂，例如，阿莫西林＋甲硝唑＋奥美拉唑＋枸橼酸铋钾。

（四）助消化药

助消化药多为消化液成分或促进消化液分泌的药物，临床用于消化不良，消化道功能减弱等疾病。常用药物有稀盐酸、胃蛋白酶、胰酶、乳酶生、干酵母。胃蛋白酶常与稀盐酸合用，不能与碱性药物配伍。乳酶生在肠内分解糖类物质产生乳酸，增强肠道内酸性，抑制肠内腐败菌生长繁殖，减少发酵和产气，促进消化，并产生止泻作用。临床上用于治疗消化不良、腹胀、小儿腹泻、绿便。不宜与抗微生物药，药用炭、铋剂、鞣酸等吸附药同时服用，以免降低疗效。该类药物还需低温保存。

（五）胃肠解痉药

山莨菪碱

山莨菪碱为M受体阻断药，口服吸收较差，口服30mg与肌内注射10mg产生的药理作用相近。静脉注射后1～2分钟起效。半衰期约为40分钟。注射后很快从尿中排出，无蓄积作用。口服90％由粪便排出。长期应用无蓄积中毒。

【药理作用】通过阻断胃肠道M受体，解除胃肠平滑肌痉挛、抑制腺体分泌、扩大瞳孔、升高眼压、麻痹视力调节、加快心率、扩张支气管等。大剂量时能作用于血管平滑肌，扩张血管、解除痉挛性收缩，改善微循环。因不能通过血-脑屏障，故中枢作用较弱。与阿托品相比，具有选择性较高、毒副作用较低的优点。

【临床应用】临床主要用于解除平滑肌痉挛、胃肠绞痛、胆道痉挛、急性微循环障碍、有机磷中毒等。

【禁忌证】颅内压增高、脑出血急性期、青光眼、幽门梗阻、肠梗阻及新鲜眼底出血、恶性肿瘤患者及哺乳期妇女禁用。反流性食管炎、重症溃疡性结肠炎患者慎用。

【不良反应】常见口干、面红、轻度扩瞳、视物模糊等。少见心率加快及排尿困难等，多在1~3小时内消失。长期应用无蓄积中毒。用量过大时可出现阿托品样中毒症状。

（六）促胃肠动力药

甲氧氯普胺 📱微课3

甲氧氯普胺又称灭吐灵、胃复安，口服易吸收，为第一代促胃肠动力药，作用于延髓催吐化学感受区，通过阻断多巴胺受体，增强胃及上部肠段运动，促进胃及小肠蠕动和排空，加速胃排空，从而产生强大的中枢性止吐作用。临床用于治疗各种原因引起的呕吐、顽固性呃逆、胃肠功能失调所致的食欲减退、消化不良及胃胀气，也可用于反流性食管炎、胆汁反流性胃炎及产后少乳症等。

不良反应常见嗜睡、头晕、乏力等中枢抑制反应，偶见便秘、腹泻、皮疹溢乳及男性乳房发育等。注射给药可引起直立性低血压。大剂量或长期使用可出现锥体外系反应，主要表现为发音困难、斜颈、肌肉震颤、坐立不安、共济失调等。妊娠期妇女禁用。

多潘立酮

多潘立酮又称吗丁啉，为第二代胃肠促动力药。阻断外周多巴胺受体，加强胃肠蠕动，促进胃的排空，防止食物反流，抑制恶心、呕吐，防止胆汁反流。不易透过血-脑屏障，无锥体外系反应。临床主要用于治疗消化不良，缓解腹胀、腹痛、嗳气、胀气症状；治疗各种疾病或药物所致的恶心、呕吐。不良反应较少，但有轻度腹痛、腹泻、皮疹、口干、头痛、乏力等，注射给药可引起过敏。不宜与抗胆碱药合用，以免降低疗效。嗜铬细胞瘤、分泌催乳素的垂体肿瘤患者，胃肠道出血、机械性梗阻、穿孔患者，妊娠期妇女禁用。

西沙必利

西沙必利为新型胃肠促动力药，促进肠道神经丛释放乙酰胆碱发挥作用，还能阻断5-HT受体，增强胃肠排空动力，并产生强大的止吐作用。临床用于胃肠运动障碍性疾病，如反流性食管炎、功能性消化不良、胃痉挛、术后胃肠麻痹、便秘等。可有一过性腹痛、腹泻、肠鸣等；过量可引起心律失常。妊娠期妇女及对本药过敏者禁用。

昂丹司琼

昂丹司琼选择性阻断外周和中枢与呕吐有关的5-HT受体，产生强大的止吐作用。临床主要用于化疗、放疗药物或手术后的呕吐，对晕动病引起的呕吐无效。不良反应有头痛、疲劳、便秘或腹泻等。妊娠期及哺乳期妇女慎用。

消化系统疾病常用药物相关知识见表6-1-2。

表6-1-2　消化系统疾病常用药物相关药物知识归纳

药物名称	药理作用	临床应用	不良反应	用药护理
硫酸镁	容积性导泻（口服）	急性便秘、促进肠内毒物排出、服用驱虫药后加速虫体排出	口服过量引起恶心、呕吐、腹痛、腹泻等；泻下作用剧烈，导致盆腔充血和失水	（1）用药期间应注意纠正水、电解质平衡失调 （2）妊娠期、月经期妇女及急腹症患者禁止口服，肾功能不全者慎用，充血性心衰和水肿患者禁用 （3）口服导泻时，应空腹用药并大量饮水 （4）肌内注射可到剧痛，应深部缓慢注射，观察患者呼吸、血压和膝腱反射，若膝腱反射迟钝或消失，呼吸少于16次/分，应立即停药，缓慢静注10%葡萄糖酸钙或氯化钙急救，保持呼吸通畅
	利胆（口服33%、导管导入十二指肠）	阻塞性黄疸、慢性胆囊炎		
	抗惊厥（注射给药，松弛骨骼肌）	破伤风和子痫所致的惊厥		
	降血压（注射，松弛血管平滑肌）	高血压脑病、高血压危象、妊娠高血压综合征		
	消炎止肿（50%局部热敷）	局部消炎止肿		
西咪替丁（H_2受体阻断药）	抑制胃酸分泌，减轻或解除H^+对胃、十二指肠的刺激和腐蚀	胃及十二指肠溃疡、胃酸分泌过多症、上消化道出血	不良反应较多，常见头痛、腹泻、皮疹；久用抑制骨髓、粒细胞减少；男性乳房发育、性功能减退、女性溢乳；肝、肾功能损伤；老年患者可出现精神紊乱、谵妄	注意静滴速度和浓度，过快可引起血压骤降和心律失常；妊娠期和哺乳期妇女禁用
奥美拉唑（质子泵抑制药）	抑制胃酸分泌（起效快、作用强、持续时间长）；抗幽门螺杆菌作用	胃及十二指肠溃疡、反流性食管炎、卓-艾综合征、幽门螺杆菌感染	（1）神经系统反应：头痛、头晕、失眠、外周神经炎等；（2）消化系统症状：口干、恶心、呕吐、腹胀等；男性乳房发育；溶血性贫血	用药期间不得驾驶或高空作业；严重肾功能不全及婴幼儿禁用
多潘立酮	促进胃肠蠕动与胃排空，协调胃肠运动，防止食物反流而止吐	胃排空缓慢；胃食管反流；胃肠道功能紊乱及药物、放疗、偏头痛、颅外伤所致的恶心、呕吐	不良反应少，偶见头痛、眩晕	婴儿及妊娠期妇女禁用

（七）治疗慢性便秘药物

慢性便秘使用药物分别是容积性泻剂、润滑性泻剂、高渗性泻剂、盐类泻剂、刺激性泻剂。

1.容积性泻剂 肠内容积增大，对肠黏膜产生刺激，引起肠管蠕动增强而排便如硫酸镁、硫酸钠。

2.润滑性泻剂 液状石蜡能软化粪便，又称大便软化剂可口服或灌肠，但要注意吸入肺内可引起脂性肺炎。由于影响脂溶性维生素吸收，故长期用药，需监测患者脂溶性维生素水平。适用于老人、小儿便秘患者。

3.高渗性泻剂 乳果糖和山梨醇经结肠细菌降解成低分子酸类，增加粪便的渗透性和酸度。为了减少对直肠激惹及引起腹泻的不良反应，要适当的调整剂量，使其仅达到通便的目的。

4.盐类泻剂 含有不被吸收的阳离子和阴离子，由于渗透压的作用，使腔内保留足够的水分，促进肠蠕动。

5.刺激性泻剂 如蓖麻油、蒽醌类药物、酚酞及双醋苯啶等。蓖麻油在肠道被脂酶水解成蓖麻油酸后刺激肠道蠕动，减少吸收，促进肠动力。这些药物均在肝内代谢（二氰蒽醌例外）。

三、任务实施

【**用药准备**】根据任务内容和相关知识，请完成下面的用药实施清单。

用药前	评估 准备	评估患者病史、用药史、各种检查结果等： 准备药物和药物相关知识： 调整自己工作状态，思考护士应具备的职业素养：
用药中	沟通 观察 实施	观察点： 与患者进行一般性沟通和专业性沟通： 实施用药过程：
用药后	观察 宣教	观察患者的用药疗效和不良反应，以及病情变化： 健康宣教：

【用药护理过程】学生分组，用角色扮演方式，实施对"患者"的用药护理过程。

【用药评价】由"患者"进行评价。

序号	内容	评价
1	是否介绍药物名称（1～10分）	
2	是否说明用药目的（1～10分）	
3	是否说明用法用量（1～10分）	
4	是否说明用药注意事项（1～10分）	
5	是否能熟练实施用药护理过程（1～15分）	
6	是否与患者进行有效沟通（1～15分）	
7	是否进行药物、疾病的健康宣教（1～15分）	
8	是否体现护士良好的职业素养（1～15分）	
总分		

四、课后习题

习题

（一）单项选择题（每题只有一个最佳答案）

1. 具有收敛止血和保护胃溃疡面的抗酸药是（　　）

　　A. 碳酸氢钠　　　　　　　　B. 氢氧化铝　　　　　　　　C. 三硅酸镁

　　D. 氧化镁　　　　　　　　　E. 碳酸钙

2. 下列说法错误的是（　　）

　　A. 氢氧化铝用药后易引发便秘

　　B. 中和胃酸药产生的是局部作用

　　C. 含镁的抗酸药，用药后会引起腹泻

　　D. 胃蛋白酶属于中和胃酸药

　　E. 抗酸药长期使用，可导致代谢性碱中毒

3. 下列说法错误的是（　　）

　　A. 西咪替丁属于H_2受体阻断药，抑制胃酸分泌

　　B. 奥美拉唑属于H^+、K^+-ATP酶，抑制胃酸分泌

　　C. 哌仑西平属于M_1受体阻断药，中和胃酸

　　D. 丙谷胺属于胃泌素受体阻断药

　　E. 硫糖铝属于胃黏膜保护药

4. 不宜与抗酸药、四环素、牛奶合用的黏膜保护药是（　　）

　　A. 哌仑西平　　　　　　　　B. 枸橼酸铋钾　　　　　　　C. 奥美拉唑

　　D. 丙谷胺　　　　　　　　　E. 恩前列醇

5. 下列哪项不是枸橼酸铋钾的作用（　　）

    A.保护胃黏膜   B.抑制胃酸分泌

    C.促进溃疡黏膜再生和溃疡愈合   D.杀灭幽门螺杆菌

    E.降低胃蛋白酶活性

6.有关法莫替丁的描述，错误的是（   ）

    A.选择性阻断H_2受体，抑制胃酸分泌   B.主要用于胃、十二指肠溃疡

    C.可缓解胃酸过多所致胃痛、胃灼热   D.不能用于非甾体抗炎药引起的消化道出血

    E.妊娠期及哺乳期妇女禁用

7.禁与酸性药物配伍的药是（   ）

    A.胃蛋白酶   B.胰酶   C.稀盐酸

    D.乳酶生   E.干酵母

8.硫酸镁无下列哪项作用（   ）

    A.导泻   B.利胆   C.降血压

    D.抗惊厥   E.抗癫痫

9.关于硫酸镁导泻作用的叙述，错误的是（   ）

    A.口服后产生容积性导泻，用于急性便秘

    B.口服后还会产生利胆作用，可治疗慢性胆囊炎

    C.注射给药，可松弛骨骼肌，产生降血压作用，可治疗高血压危象

    D.常用于药物中毒，尤其是中枢抑制药中毒昏迷时的导泻

    E.因可致盆腔充血，故妊娠期、月经期妇女禁用

10.硫酸镁注射过量中毒时用何药抢救（   ）

    A.氯化钾   B.氯化钠   C.氯化钙

    D.氯化铵   E.氯化铝

11.能选择性地阻断$5-HT_3$受体，用于放疗和化疗药所致呕吐的止吐药是（   ）

    A.氯丙嗪   B.甲氧氯普胺   C.昂丹司琼

    D.多潘立酮   E.西沙必利

12.无杀灭幽门螺杆菌作用的药是（   ）

    A.枸橼酸铋钾   B.奥美拉唑   C.雷尼替丁

    D.甲硝唑   E.呋喃唑酮

13.患者，女，32岁。因家庭纠纷，吞服大量安眠药后昏睡不醒，为加速肠内毒物的排泄，你认为应用下列何药（   ）

    A.硫酸镁   B.硫酸钠   C.液状石蜡

    D.甘油   E.酚酞

（二）综合分析选择题（每题只有一个最佳答案）

（14~16题共用题干）

    患者，男，36岁，因经常上腹疼痛来院就诊，诊断为胃溃疡伴十二指肠溃疡。医生处方：西咪替丁胶囊0.2g，一次0.2~0.4g，一天4次于餐后及睡前服，连用4~8周。

14.西咪替丁的作用是( )

    A.中和胃酸   B.保护黏膜   C.抑制胃酸分泌

    D.杀灭幽门螺杆菌   E.止痛

15.下列药物中不属于抑酸药的是( )

    A.质子泵抑制剂   B.雷尼替丁   C.哌仑西平

    D.硫糖铝   E.丙谷胺

16.用于消化性溃疡、急性胃黏膜损害、非甾体抗炎药引起的消化道出血的是( )

    A.法莫替丁   B.复方氢氧化铝   C.枸橼酸铋钾

    D.硫酸镁   E.乳酶生

（三）配伍选择题（从共用选项中选择一个最佳答案）

（17~20题共用答案）

    A.碳酸氢钠   B.枸橼酸铋钾   C.硫酸钠

    D.甲氧氯普胺   E.药用炭

17.止泻的药物是( )

18.止吐的药物是( )

19.导泻的药物是( )

20.可以杀灭幽门螺杆菌的药物是( )

书网融合……

微课1

微课2

微课3

项目七　内分泌系统疾病药物基础及用药护理

任务一　治疗系统性红斑狼疮药物基础及用药护理

教案　　PPT

📖 知识目标

1. 理解并解释糖皮质激素类药物的药理作用、临床用途、不良反应和用药护理。
2. 对比分析并整理糖皮质激素类药物的分类、体内过程特点、用法和禁忌证。
3. 说出肾上腺皮质激素的分类及常用药物。

📖 能力目标

1. 学会观察糖皮质激素的药物疗效和不良反应，能够熟练进行用药护理，正确指导患者合理、安全用药，具备熟练的用药护理能力。
2. 具备与患者进行用药沟通的能力、及时处理药物不良反应的能力、准确监测用药后各项检查的护理能力。

📖 素养目标

培养关爱系统性红斑狼疮患者医者仁心的职业情怀、积极的工作态度、关注和尊重系统性红斑狼疮患者的人文关怀素养及甘于奉献的护理敬业精神；树立高尚的护士职业道德品质。

一、任务描述

患者，女，38岁，近半年以来，多发口腔溃疡，无痛感，近日皮肤出现红斑，到医院就医。主要症状为高起于皮肤的片状红斑，并黏附角质脱屑，在两颧突出部位有颊部红斑，对日光过敏持续1月余，半年口腔溃疡病史，多处关节疼痛。经实验室检查，尿蛋白1.0g/24h，抗磷脂抗体阳性。初步诊断为系统性红斑狼疮。

【相关治疗药物】

双氯芬酸：25～50mg。非甾体抗炎药用于控制关节炎、浆膜腔积液。

氯喹：0.25g，一日1次。抗疟药可控制皮疹和减轻光敏感。

服用氯喹应注意眼部损害，有心脏病史者慎用或禁用。

泼尼松：糖皮质激素，是治疗SLE的首选药。一日0.5～1mg/kg，晨起顿服，如有发热也可分2～3次服用，病情稳定后2周，开始以每1～2周减10%的速度缓慢减量，减至泼尼松一日0.5mg/kg，减药速度按病情适当调慢；维持剂量泼尼松一日5~10mg。

环磷酰胺：免疫抑制剂，口服、静脉注射均可，常用剂量为每次100mg，口服，每周2~3次，或每次400mg，静脉注射，每1~2周1次。免疫抑制剂用药期间应注意检查血常规、肝肾功能，环孢素使用期间还需注意血压和血钾情况。

雷公藤多苷：植物药，10~20mg，一日2~3次，注意生殖系统损伤、肝损伤、骨髓抑制的副作用。

【任务】

为了能正确地根据医嘱实施用药护理，护士应该熟悉系统性红斑狼疮治疗药物的相关知识，具备扎实的理论基础。请通过角色扮演的方式，向系统性红斑狼疮"患者"实施用药护理。

1.向患者说明泼尼松的用药剂量、用药方法、用药目的及注意事项。

2.对患者实施泼尼松的用药护理过程。

3.在用药过程中充分体现关爱系统性红斑狼疮患者的医者仁心职业情怀，护士对患者的人文关怀。

二、相关知识

肾上腺皮质激素是肾上腺皮质分泌的各种激素的总称，其化学结构为甾核结构，所以又称为甾体类激素。包括盐皮质激素（醛固酮、去氧皮质酮）、糖皮质激素（氢化可的松、可的松）、性激素（雌激素、雄激素）。肾上腺皮质激素的分泌，受下丘脑-腺垂体-肾上腺皮质轴的调节，一般来说肾上腺皮质激素在早晨6：00~8：00分泌达高峰，随之分泌量逐渐减少，到夜间达到最低值，提高机体白天的应激能力，提高身体的抵抗力和适应力。本任务主要学习的是糖皮质激素类，根据半衰期的不同，将糖皮质激素类药物分为短效、中效、长效（表7-1-1）。

表7-1-1　糖皮质激素药物分类、机制、常用药物

分类	常用药物	作用机制
短效	氢化可的松	糖皮质激素（GC）与其受体（GCR）结合，进入细胞核，与糖皮质激素应答元件（GRE）结合，调控基因表达。①激活抗炎性基因表达；②抑制炎性因子转录；③降低炎症的细胞反应与血管反应；④减少致炎物质释放；⑤抑制肉芽组织形成；⑥直接与膜相互作用，抑制细胞内炎症介质释放；⑦通过糖皮质激素和受体介导，以非转录方式释放特定蛋白分子，调控炎症反应
	可的松	
中效	泼尼松	
	泼尼松龙	
	曲安西龙	
	曲安奈德	
长效	地塞米松	
	倍他米松	
外用	氟轻松	
	氟氢可的松	

糖皮质激素 ⓔ微课1

【药理作用】

1.影响物质代谢

（1）糖代谢　促进糖异生，减少外周组织对葡萄糖的摄取和利用，升高血糖，使肝、肌糖原合成增加。

（2）蛋白质代谢　能促进肝外组织的蛋白质分解代谢，血清中氨基酸含量和尿中氮排出增多，造成负氮平衡；大剂量还能抑制蛋白质合成。久用可致肌肉萎缩、皮肤变薄、儿童生长缓慢等。

（3）脂肪代谢　能促进脂肪分解，抑制脂肪合成。长期大剂量应用能增高血中胆固醇含量，激活四肢皮下酯酶等，使四肢皮下脂肪分解并重新分布于面部、腹部、背部，形成向心性肥胖。

（4）水和电解质代谢　长期大量使用，呈现明显的保钠排钾作用，可致水钠潴留、低钾血症。也能干扰骨、肝、肠、肾等器官的钙磷代谢，使尿中钙排出增加，血钙降低，长期应用可致骨质疏松症。

2.抗炎作用
在急性炎症早期，降低毛细血管的通透性，可减轻充血、水肿及渗出，抑制白细胞浸润和吞噬等反应，减少各种炎性介质的释放，从而改善红、肿、热、痛症状。在急性炎症后期和慢性炎症时，抑制毛细血管和成纤维细胞的增生，防止粘连和瘢痕形成，减轻炎症的后遗症。因此具有强大的抗炎作用。

3.抗免疫作用
小剂量糖皮质激素主要抑制细胞免疫，大剂量则能抑制体液免疫，对免疫过程的多个环节均有抑制作用。还能减少组胺、5-羟色胺过敏性慢反应物质、缓激肽等过敏介质的产生，呈现抗过敏作用。

4.抗毒素作用
糖皮质激素能提高机体对细菌内毒素的耐受力，减轻细胞损伤，但不能中和内毒素，也不能破坏内毒素，对外毒素也无效。同时，有良好的退热作用，能明显缓解毒血症症状。

5.抗休克作用
糖皮质激素的抗休克作用与抗炎、抗毒、抗免疫作用有关。此外，还与下列因素有关：稳定溶酶体膜，减少心肌抑制因子的形成，减轻由心肌抑制因子引起的心肌收缩无力和内脏血管收缩；降低血管对某些缩血管活性物质的敏感性，使痉挛血管舒张，改善微循环；直接兴奋心脏，增强心肌收缩力，使心排血量增多。

6.其他作用

（1）血液和造血系统　能刺激骨髓造血功能，使红细胞、血红蛋白、多核白细胞数增加；也能增加血小板、纤维蛋白原等数量，从而缩短凝血时间。此外，还可使血液中淋巴细胞、单核细胞和嗜酸性粒细胞计数明显减少。

（2）中枢神经系统　能提高中枢神经系统兴奋性，出现欣快、激动、失眠等，偶可诱发精神失常。

（3）消化系统　可增加胃酸及胃蛋白酶的分泌，增强食欲，促进消化。

【临床用途】

1.替代疗法
主要用于肾上腺皮质功能减退症，垂体功能减退症的替代补充。

2.治疗自身免疫性疾病 如风湿性关节炎、系统性红斑狼疮、自身免疫性溶血、血小板减少性紫癜、重症肌无力、皮肌炎等。

3.治疗过敏性疾病 如支气管哮喘、过敏性鼻炎、血管神经性水肿、荨麻疹、血清病等过敏性疾病。

4.治疗器官移植排斥反应 有抑制作用，如肾、肝、心、肺等组织移植，常与其他免疫抑制剂联合应用。

5.治疗中毒性感染 如中毒性菌痢、中毒性肺炎、重症伤寒、结核性脑膜炎、胸膜炎等，必须合用足量有效的抗微生物药，病毒性感染一般不用糖皮质激素治疗，严重病毒性感染可以缓解症状。

6.治疗炎症性疾病 如节段性回肠炎、溃疡性结肠炎、损伤性关节炎等。解除炎症症状及抑制瘢痕形成，早期应用可防止或减轻脑膜、胸膜、心包、关节及眼部等重要器官的炎症损害；炎症后期应用可抑制粘连、阻塞，改善瘢痕过度形成而造成的功能障碍。

7.治疗各种休克 对感染中毒性休克，须与足量有效的抗微生物药合用，并应早期、大量、短时间使用。对过敏性休克，首选肾上腺素，严重者可合用糖皮质激素。对心源性休克和低血容量性休克要结合病因治疗。

8.治疗血液病 如急性白血病、淋巴瘤。

9.治疗皮肤病 外用制剂对接触性皮炎、湿疹、肛门瘙痒和牛皮癣等皮肤病都有效，严重者要配合全身用药。

【禁忌证】肾上腺皮质功能亢进、严重高血压、活动性消化性溃疡、糖尿病、精神病、癫痫、骨折、创伤修复期、胃肠吻合术后近期、角膜溃疡、妊娠期妇女、抗微生物药不能控制的感染如水痘、麻疹、真菌感染等患者禁用。

【不良反应】

1.医源性库欣综合征 出现满月脸、水牛背、向心性肥胖、水肿、低钾血症、高血糖、高血压、皮肤变薄、多毛、痤疮、肌无力和肌萎缩等。停药后可自行消退，必要时可对症治疗，并采用低盐、低糖、高蛋白、高纤维素饮食，多食含钾丰富的水果、蔬菜，摄入足够热量。

2.诱发或加重感染 长期应用可使体内潜在病灶扩散，特别免疫力低下者，如肾病综合征、肺结核、再生障碍性贫血等患者更易发生。必要时合用足量有效的抗微生物药。

3.消化系统并发症 可诱发或加重消化性溃疡，对少数患者可诱发胰腺炎或脂肪肝。应定期做大便隐血试验，必要时加服抗酸药及胃黏膜保护药。

4.心血管系统并发症 可诱发高血压和动脉粥样硬化，还可引起脑卒中、慢性心功能不全、血管脆性增加等。

5.其他 长期大剂量使用易引起骨质疏松、肌肉萎缩、伤口愈合迟缓、影响儿童生长发育等，应适当补充维生素D和钙剂。诱发或加重精神失常、白内障、青光眼、糖尿病和癫痫等。偶可致胎儿畸形。

6.停药反应

（1）医源性肾上腺皮质功能不全 表现为恶心、呕吐、乏力、低血压，甚至休克等。因此，不可骤然停药，需缓慢递减，且停用激素后需连续应用促肾上腺皮质激素（ACTH）7天左右。

（2）反跳现象　长期用药，突然停药或减量过快，可致原病复发或加重。应缓慢减量、停药。

【用法与疗程】

1.大剂量突击疗法　常于短时间内给予大剂量糖皮质激素，一般选用氢化可的松静脉滴注，用于急性、重度、危及生命的疾病抢救。

2.一般剂量长期疗法　常选用泼尼松、泼尼松龙口服，用于结缔组织病和肾病综合征等。对于已用糖皮质激素控制的某些慢性病，可改用隔日给药，即把2天用量在早晨8：00一次服用，减少对肾上腺皮质的抑制。

3.小剂量替代疗法　用于治疗肾上腺皮质功能不全症、腺垂体功能减退、艾迪生病及肾上腺皮质次全切除术后。常选用可的松或氢化可的松。

4.局部应用　将糖皮质激素的外用剂型（软膏、洗剂等）涂抹于皮肤、黏膜，或将糖皮质激素混悬液注入韧带压痛点或关节腔内。

糖皮质激素药物知识见表7-1-2。

表7-1-2　糖皮质激素药物知识归纳

药理作用	对物质代谢的影响	糖代谢：血糖升高
		蛋白质代谢：抑制蛋白质合成，负氮平衡
		脂肪代谢：血浆胆固醇升高，激活四肢皮下酯酶，促进皮下脂肪分解而重新分布，出现向心性肥胖
		水和电解质代谢：保钠排钾、血钙降低
	允许作用	增强儿茶酚胺收缩血管作用；增强胰高血糖素的升血糖作用
	抗炎作用（抗炎强大，抗炎不抗菌）	炎症期：减轻渗出、水肿，降低毛细血管通透性，抑制白细胞浸润和吞噬反应，减少各种炎症介质释放，缓解红、肿、热、痛症状
		炎症后期：抑制毛细血管和纤维母细胞增生及胶原蛋白合成，延缓肉芽组织形成，防治粘连和瘢痕形成
	抗免疫作用	小剂量抑制细胞免疫，大剂量抑制体液免疫
	抗毒作用	提高机体对细菌内毒素的耐受力，减少内毒素对机体的伤害
	抗休克作用	稳定溶酶体膜，减少心肌抑制因子的形成与释放
		增强心肌收缩力，增加心排出量，扩张小血管，改善微循环
		降低血管对某些收缩血管活性物质的敏感性，解除血管痉挛
		抗炎、抗毒、抗免疫
	对血液和造血系统作用	刺激骨髓造血功能：红细胞、血红蛋白、血小板、纤维蛋白原升高；中性粒细胞增多但功能减弱；淋巴细胞、嗜酸性粒细胞减少
	中枢神经系统	提高中枢兴奋性，欣快、失眠、激动、惊厥、癫痫样发作
	消化系统	胃酸和胃蛋白酶分泌增多，诱发或加重胃和十二指肠溃疡
	骨骼系统	降低成骨细胞活性，增加破骨细胞活性
	心血管系统	增强血管对血管活性物质的反应性
	生长发育	发育迟缓
	退热（迅速良好）	稳定溶酶体膜，减少内源性致热源的释放，抑制体温调节中枢对致热原的敏感性，有助于机体度过严重感染危险期

续表

临床应用	严重感染	严重急性感染，并伴有中毒、休克者；大剂量突击给药；提供机体耐受力和发挥抗炎作用；配伍足量有效抗生素；病毒感染一般不用
	炎症及防止后遗症	改善重要器官部位的炎症及后遗症，避免组织粘连和瘢痕形成
	过敏性疾病	多种过敏性疾病的治疗，如：过敏性鼻炎（皮炎、休克）、支器管哮喘、血管神经性水肿、湿疹、严重输血反应等
	自身免疫性疾病	多种自身免疫性疾病，如：风湿热、风湿性心肌炎、风湿性及类风湿关节炎、红斑狼疮、肾病综合征、异体器官移植等
	休克	感染性休克：早期、大剂量、短程突击，合用抗菌药
		过敏性休克：合用肾上腺素
		心源性休克
		低血容量休克
	血液系统疾病	急性淋巴细胞性白血病、再生障碍性贫血、粒细胞减少症、血小板减少症、过敏性紫癜等，改善症状，停药易复发
	局部用药	皮肤病（皮炎、银屑病等）、眼部炎症（角膜炎等）、肌肉韧带或关节劳损局部封闭治疗
	替代疗法	肾上腺皮质功能不全、肾上腺次全切除术、脑垂体前叶功能减退症
不良反应	长期应用	医源性库欣综合征：满月脸、向心性肥胖、紫纹、出血倾向、痤疮、糖尿病倾向（血糖升高）、高血压、骨质疏松症或骨折等
		诱发加重感染，使体内潜在的感染灶扩散
		诱发或加重消化性溃疡，促进胃酸、胃蛋白酶分泌，抑制胃黏膜修复功能
		诱发或加重高血压和动脉粥样硬化等心血管疾病（醛固酮样作用）
		诱发或加重骨质疏松、肌肉萎缩、伤口愈合延缓等，甚至自发性骨折（抑制蛋白质合成，增加钙、磷排泄，抑制生长素分泌造成负氮平衡，影响儿童生长发育）
		诱发或加重精神病和癫痫等（中枢兴奋作用）
		诱发或加重白内障和青光眼（升高血糖、水钠潴留、眼压升高）
	停药反应	医源性肾上腺皮质功能不全，通过负反馈作用，腺垂体分泌促皮质激素（ACTH）减少，引起肾上腺皮质萎缩和功能不全；出现恶心、呕吐、食欲不振、肌无力、低血糖、低血压等肾上腺皮质危象症状
		反跳现象
用药护理		（1）长期使用，停药的患者，补充促皮质激素7天左右，防治皮质危象出现 （2）用药期间，加强健康评估，防失眠、烦躁、惊厥等不良反应；定期监测血钾、血钙、血糖、血脂、血压、心率、体重、观察病灶变化、小儿生长发育情况、眼科检查等，出现异常，立即报告 （3）用药期间低盐、低糖、低脂、高蛋白饮食，补充维生素D、钙剂、钾盐等 （4）遵医嘱，选用正确的给药方案、服药剂量，保证用药的安全性、正确性 （5）下列疾病者禁用：严重的精神病（史）和癫痫、活动性消化性溃疡、新近胃肠吻合术、骨折（严重骨质疏松）、创伤修复期、角膜溃疡、肾上腺皮质功能亢进、高血压、糖尿病、妊娠期妇女、未能控制的感染（如水痘、麻疹、真菌感染）等 （6）以下患者避免使用：动脉粥样硬化、心力衰竭或慢性营养不良

续表

用法和疗程	大剂量冲击疗法：严重感染和各种休克——氢化可的松
	一般剂量长程疗法：过敏性疾病、自体免疫性疾病和血液疾病——口服泼尼松，产生疗效，减少至最小剂量，持续数月
	小剂量替代疗法：腺垂体功能减退、艾迪生病（肾上腺皮质功能不全综合征）及肾上腺皮质次全切除术——可的松或氢化可的松维持量疗法
	隔日疗法：长疗程法中，将一日或两日的总药量在隔日早晨8：00一次给予——泼尼松、泼尼松龙

三、任务实施

【用药准备】根据任务内容和相关知识，请完成下面的用药实施清单。

用药前	评估准备	评估患者病史、用药史、各种检查结果等：
		准备药物和药物相关知识：
		调整自己工作状态，思考护士应具备的职业素养：
用药中	沟通观察实施	观察点：
		与患者进行一般性沟通和专业性沟通：
		实施用药过程：
用药后	观察宣教	观察患者的用药疗效和不良反应，以及病情变化：
		健康宣教：

【用药护理过程】学生分组，用角色扮演方式，实施对"患者"的用药护理过程。

【用药评价】由"患者"进行评价。

序号	内容	评价
1	是否介绍药物名称（1~10分）	
2	是否说明用药目的（1~10分）	

续表

序号	内容	评价
3	是否说明用法用量（1~10分）	
4	是否说明用药注意事项（1~10分）	
5	是否能熟练实施用药护理过程（1~15分）	
6	是否与患者进行有效沟通（1~15分）	
7	是否进行药物、疾病的健康宣教（1~15分）	
8	是否体现护士良好的职业素养（1~15分）	
总分		

四、课后习题

习题

（一）单项选择题（每题只有一个最佳答案）

1.糖皮质激素影响代谢不正确的是（　　）

　A.升高血糖　　　　　　　　B.抑制蛋白质分解代谢　　　　C.促进脂肪分解

　D.脂肪重新分布　　　　　　E.保钠排钾

2.经体内转化后才有效的糖皮质激素是（　　）

　A.泼尼松龙　　　　　　　　B.可的松　　　　　　　　　　C.地塞米松

　D.曲安西龙　　　　　　　　E.氟轻松

3.糖皮质激素用于严重感染时必须（　　）

　A.逐渐加大剂量　　　　　　　　　　B.大剂量用药

　C.合用肾上腺素　　　　　　　　　　D.合用有效、足量的抗菌药

　E.用药至症状改善后1周

4.长疗程应用糖皮质激素采用隔日疗法可避免（　　）

　A.反馈性抑制垂体-肾上腺皮质功能　　B.骨质疏松

　C.停药症状　　　　　　　　　　　　D.诱发或加重溃疡

　E.反跳现象

5.糖皮质激素抗毒素的机制是（　　）

　A.对抗外毒素　　　　　　　　　　　B.破坏内毒素

　C.中和内毒素　　　　　　　　　　　D.提高机体为内毒素的耐受力

　E.消除内毒素

6.糖皮质激素抗休克时，不正确的是（　　）

　A.小剂量用药治疗休克

　B.对感染中毒性休克，须与足量有效抗微生物药合用

　C.对于过敏性休克，首选肾上腺素，严重者合用糖皮质激素

　D.对于心源性休克，要结合病因治疗

　E.在感染中毒性休克治疗中，应早期、大量、短时间使用

7.糖皮质激素隔日疗法的给药时间最好在（　　）

  A.早上5点   B.上午8点   C.中午12点

  D.下午5点   E.晚上8点

8.下面不能用糖皮质激素治疗的疾病是（　　）

  A.系统性红斑狼疮   B.急性淋巴性白血病   C.接触性皮炎

  D.肾脏移植   E.糖尿病

9.糖皮质激素禁用于（　　）

  A.角膜炎   B.视神经炎   C.虹膜炎

  D.角膜溃疡   E.视网膜炎

（二）配伍选择题（从共用选项中选择一个最佳答案）

（10～12题共用答案）

  A.皮肤变薄   B.水牛背   C.癫痫

  D.易于感染   E.血压下降

10.不属于糖皮质激素不良反应的是（　　）

11.属于糖皮质激素禁忌证的是（　　）

12.属于向心性肥胖不良反应表现的是（　　）

任务二 　治疗糖尿病药物基础及用药护理

教案 　　PPT

📖 知识目标

  1.理解并解释胰岛素、磺酰脲类、双胍类降糖药的药理作用、临床应用、不良反应和用药护理。

  2.对比分析并整理 α–葡萄糖苷酶抑制药、胰岛素增敏剂及其他降血糖药的作用特点和临床应用。

  3.说出降血糖药物的分类和机制。

📖 能力目标

  1.学会观察降糖药疗效和不良反应，能够熟练进行用药护理，正确指导患者合理、安全用药，具备熟练的用药护理能力。

  2.具备与患者进行用药沟通的能力、及时处理药物不良反应的能力、准确监测用药后各项检查的护理能力。

📖 素养目标

  培养关爱糖尿病患者医者仁心的职业情怀、积极的工作态度、关注和尊重糖尿病患者的人文关怀素养及甘于奉献的护理敬业精神；树立高尚的护士职业道德品质。

一、任务描述

患者，女，57岁，近来出现饮食增多，体重下降，到医院就诊，实验室检查空腹血糖为10mmol/L，口服75g无水葡萄糖耐量试验（OGTT）负荷后2小时血糖15mmol/L。初步诊断为糖尿病。

【相关治疗药物】

二甲双胍：双胍类，用于2型糖尿病，或与胰岛素联合用于1型糖尿病。0.25～0.5g，一日2～3次，最大剂量每日2.0g，餐前、餐中、餐后服用均可。

格列本脲：磺酰脲类，用于2型糖尿病。1.25～5mg，一日2～3次，可从小剂量开始服用，最大剂量为每天15mg，餐前20分钟服用。

格列吡嗪：磺酰脲类，用于2型糖尿病。2.5～10mg，一日2～3次，可从小剂量开始服用，最大剂量为每天30mg，餐前20分钟服用。

格列喹酮：磺酰脲类，用于2型糖尿病。15～60mg，一日3次，于餐前半小时服用。可从小剂量开始服用，每日最大剂量不超过180mg。

格列美脲：磺酰脲类，用于2型糖尿病。1～6mg，一日1次，固定于餐前服用，早、中、晚餐均可。

格列齐特：磺酰脲类，用于2型糖尿病。40～80mg，一日1次起始，以血糖调整剂量，最大日剂量不超过320mg，分两次服用。

瑞格列奈：非磺酰脲类短效促胰岛素分泌剂，用于2型糖尿病。从0.5mg起始，于餐前15分钟内服用，一日2～4次。

吡格列酮：胰岛素增敏剂，用于2型糖尿病。15～45mg，一日1次，口服。

利拉鲁肽：GLP-1类似物，GLP-1是一种内源性肠促胰岛素激素，葡萄糖浓度依赖性地促胰岛素分泌。用于2型糖尿病。起始剂量为每天0.6mg，可在任意时间皮下注射。

西格列汀：用于2型糖尿病。推荐剂量为100mg，每日1次，口服。

达格列净：钠葡萄糖协同转运蛋白2（SGLT2）抑制剂，增加尿糖排泄，用于2型糖尿病。推荐起始剂量为5mg，可增加至10mg，每日1次，口服。

阿卡波糖：葡萄糖苷酶抑制剂，用于2型糖尿病，或与胰岛素联合用于1型糖尿病。50～100mg，一日1～3次，一般推荐剂量为起始剂量一次50mg，一日3次，最大剂量至一次100mg，一日3次，餐前嚼服。

胰岛素：1型糖尿病患者，须终身使用胰岛素。2型糖尿病患者采用上述药物治疗效果不理想，或出现急性、慢性并发症以及围手术期、妊娠期时须用胰岛素治疗。

【任务】

为了能正确地根据医嘱实施用药护理，护士应该熟悉降糖药的相关知识，具备扎实理论基础。请通过角色扮演的方式，向糖尿病"患者"实施用药过程。

1.向患者介绍胰岛素的用药剂量、用药方法、用药目的及注意事项。

2.对患者实施胰岛素的用药护理过程。

3.在用药过程中充分体现关爱糖尿病患者的医者仁心职业情怀，护士对患者的人文关怀。

二、相关知识

糖尿病是一种常见的内分泌代谢性疾病，是由于胰岛素分泌减少或者靶细胞对胰岛素的敏感性降低，引起糖、蛋白质、脂肪、水和电解质紊乱，以持续性高血糖为主要症状的代谢性疾病。糖尿病的临床分型主要有胰岛素依赖型（1型、幼年型、瘦型）和胰岛素非依赖型（2型、成年型、肥胖型）。具有多饮、多食、多尿、体重减少典型表现，即"三多一少"；继而引起心血管、肾脏、神经、眼、下肢的一系列病例变化，严重时可发生酮症酸中毒、高渗性昏迷等急性代谢紊乱。

2型糖尿病的治疗，注重科学的饮食、健康的运动等良好的生活方式，首选药物二甲双胍，未达到预期疗效则加用不同机制的口服降糖药和胰岛素。1型糖尿病，选用胰岛素治疗。妊娠期糖尿病或糖尿病妊娠，经合理饮食血糖不达标时，采用胰岛素治疗，首选基因重组人胰岛素。

胰岛素分类、给药及机制见表7-2-1。

表7-2-1 胰岛素分类、给药及机制

类别	名称	给药时间与次数	给药途径	机制
短效	速效胰岛素、普通胰岛素、可溶性胰岛素、中性胰岛素等	急救酮症酸血症等。餐前15~30分钟，3~4次/日	静脉、皮下给药	胰岛素通过靶组织（肝、脂肪、肌肉）细胞膜上的特异性受体结合后产生生理效应
中效	低精蛋白锌胰岛素	早餐或晚餐前30~60分钟，1~2次/日	皮下给药	
	珠蛋白锌胰岛素			
长效	鱼精蛋白锌胰岛素	早餐或晚餐前30~60分钟，1次/日	皮下给药	

（一）胰岛素类 🄴 微课2

胰岛素是调节和维持血糖代谢和稳定的重要激素，是治疗糖尿病的重要药物。胰岛素皮下注射吸收迅速、不规则，静脉注射立即起效，但维持作用时间短。皮下注射，一般一日3次，餐前15~30分钟注射，必要时睡前加注一次小剂量。

【药理作用】胰岛素与靶组织（肝、脂肪、肌肉）细胞膜上的胰岛素受体结合后，产生生理效应。具体为：①促进葡萄糖吸收，产生能量，生成肝糖原；②抑制肝糖原分解及糖原异生，减少肝输出葡萄糖；③抑制酮体生成，调节物质代谢。因此，胰岛素可使血中葡萄糖来源减少、消耗增加，并在一定程度上纠正各种代谢紊乱，从而降低血糖，延缓糖尿病慢性并发症的发生。

同时，还可促进钾离子内流，与10%葡萄糖、氯化钾组成极化液。极化液能营养心肌，为心肌细胞提供能量，促进心肌细胞的代谢和修复，改善心肌缺血缺氧状态；稳定心电活动，调节心肌细胞的离子分布，使心肌细胞膜电位稳定，减少心律失常的发生；改善心脏功能，在一定程度上可增强心肌收缩力，改善心脏的泵血功能。

【临床应用】

1.治疗1型糖尿病、2型糖尿病伴并发症或应激情况、糖尿病酮症酸中毒，高血糖非酮症性高渗性昏迷、2型糖尿病口服降糖药治疗不佳、2型糖尿病者有口服降糖药禁忌、发病急体重显著减轻明显消瘦的糖尿病患者、妊娠期糖尿病、继发于胰腺疾病的糖尿病。

2.对严重营养不良、消瘦、顽固性妊娠呕吐、肝硬化初期可同时静脉滴注葡萄糖和小剂量胰岛素，以促进组织利用葡萄糖。

3.可用于治疗冠心病、心肌梗死等心肌损害性疾病。

【禁忌证】 对本品过敏者、低血糖患者禁用。

【不良反应】

1.过敏反应 注射部位红肿、瘙痒、荨麻疹、血管神经性水肿。

2.低血糖反应 出汗、心悸、乏力，重者出现意识障碍、共济失调、心动过速甚至昏迷，可通过口服糖水或注射50%葡萄糖溶液缓解。

3.胰岛素抵抗 指机体对胰岛素敏感性下降，日剂量超过200单位以上容易产生，可通过更换高纯度制剂或人胰岛素缓解。

4.局部反应 注射部位脂肪萎缩、脂肪增生、硬结，通过更换注射部位缓解。

5.眼屈光失调

胰岛素药物知识见表7-2-2。

表7-2-2　胰岛素药物知识归纳

药物名称	药理作用	临床应用	不良反应	用药护理
胰岛素	（1）血糖来源减少、去路增加，降低血糖 （2）促进脂肪、蛋白质合成，抑制分解 （3）促进钾离子进入细胞内，降低血钾	（1）治疗1型糖尿病 （2）治疗2型糖尿病经饮食控制或口服降糖药未能控制者 （3）合并重度感染、消耗性疾病等情况的各型糖尿病 （4）酮症酸中毒、高渗性昏迷、乳酸性酸中毒伴随高血糖者	（1）低血糖（常见），轻者可应用糖水，重者应立即静脉注射50%葡萄糖 （2）过敏反应 （3）胰岛素抵抗（胰岛素耐受现象） （4）局部反应——红肿、硬结、脂肪萎缩（更换注射部位）	（1）用药时期间定时监测血糖、尿糖、血及尿酮体指标等 （2）针对过敏性休克可以用抗组胺药或糖皮质激素治疗 （3）出现胰岛素抵抗时，可改用高纯度胰岛素，不同制剂胰岛素或是加用口服降糖药 （4）自备糖果，以防低血糖急用

（二）口服降血糖药

口服降血糖药多用于2型糖尿病的治疗，使用方便、操作简单，患者用药耐受性较好。常用的药物有双胍类、磺酰脲类、胰岛素增敏剂、α-葡萄糖苷酶抑制剂、促胰岛素分泌剂。分类、机制见表7-2-3。

表7-2-3 口服降糖药分类、机制及常用药物

分类		常用药物	机制
磺酰脲类	第一代	甲苯磺丁脲、氯磺丙脲	刺激胰岛B细胞分泌胰岛素
	第二代	格列本脲（优降糖）、格列美脲	
	第三代	格列齐特（达美康）	
双胍类		二甲双胍（甲福明）、苯乙双胍	促进脂肪、肌肉组织对葡萄糖的摄取和利用，抑制肝糖原异生，减少肠道吸收，抑制胰高血糖素释放
α-葡萄糖苷酶抑制药		阿卡波糖、伏格列波糖	在小肠竞争性抑制葡萄糖苷酶，减少糖的吸收
胰岛素增敏药		罗格列酮、吡格列酮、环格列酮	增强肝脏、肌肉、脂肪组织对胰岛素的敏感性
非磺酰脲类促泌剂		瑞格列奈、那格列奈	刺激胰岛B细胞分泌胰岛素

二甲双胍 微课3

口服后由小肠吸收，本药很少与血浆蛋白结合，以原型随尿液迅速排出，24小时内有90%被清除，肾功能障碍时，警惕药物蓄积。

【药理作用】增加胰岛素介导的葡萄糖利用，增加非胰岛素依赖的组织（脑、血细胞、肾髓质、肠道、皮肤等）对葡萄糖的利用，抑制肝糖原异生，降低肝糖输出。抑制肠壁细胞摄取葡萄糖。抑制胆固醇的生物合成和贮存，降低甘油三酯、总胆固醇水平。能降低2型糖尿病患者的空腹血糖及餐后高血糖。

但本药无刺激胰岛素分泌作用，对正常人无明显降血糖作用，2型糖尿病患者单用本药时一般不引起低血糖。与苯乙双胍相比，本药引起乳酸酸中毒的危险性小，较为安全。

【临床应用】本品首选用于单纯饮食控制及体育锻炼治疗无效的2型糖尿病，特别是肥胖的2型糖尿病患者。对于1型或2型糖尿病，本品与胰岛素合用，可增加胰岛素的降血糖作用，减少胰岛素用量，防止低血糖发生。与磺酰脲类口服降血糖药合用，具协同作用。

【禁忌证】对双胍类药物过敏者，酗酒者，严重心肺疾病患者，维生素B_{12}、叶酸和铁缺乏者，营养不良、脱水等全身情况较差者，肝肾功能不全、慢性心功能不全及尿酮体阳性等患者禁用。

【不良反应】

1.消化道反应 常见腹泻、恶心、呕吐、胃胀、乏力、消化不良、腹部不适及头痛，偶有口中金属味。

2.少见 大便异常、低血糖、肌痛、头晕、指甲异常、皮疹、出汗增加、味觉异常、胸部不适、寒战、流感症状、潮热、心悸、体重减轻等，有时出现疲倦。

3.血液系统 可减少维生素B_{12}的吸收，极少引起贫血。罕见乳酸酸中毒，表现为呕吐、腹痛、过度换气、精神障碍。

用药期间，应当监测空腹血糖、尿糖、尿酮体及肝、肾功能，对有维生素B_{12}摄入或吸收不足倾向的患者，应每年监测血常规，每2~3年监测一次血清维生素B_{12}水平。乙醇与本药同服时，会增强本药对乳酸代谢的影响，易致患者出现乳酸酸中毒，故服用本药时应尽

量避免饮酒。

格列本脲

【药理作用】

1.降血糖　促进胰岛B细胞分泌胰岛素，对2型糖尿病患者有效，有强大的降血糖作用。可降低空腹及餐后血糖、糖化血红蛋白。此外，具有提高外周组织（如肝脏、肌肉、脂肪）对胰岛素的敏感性，改善胰岛素抵抗。

2.影响凝血功能　磺酰脲类药物（特别是二代、三代）可能会使血小板黏附力减弱，刺激纤溶酶原的合成，从而影响凝血功能。在使用这些降血糖药时，应密切关注凝血功能相关指标，如有异常应及时就医调整治疗方案。

3.抗利尿作用　氯磺丙脲可刺激抗利尿激素释放并增强其作用，从而影响水的重吸收，产生抗利尿作用，但由于氯磺丙脲的不良反应较多，目前在临床上已较少使用。

【适应证】适用于单用饮食控制疗效不佳的轻、中度2型糖尿病。

【禁忌证】对磺酰脲类过敏者，或对磺胺类药物过敏者，已明确诊断的1型糖尿病患者，2型糖尿病伴有酮症酸中毒和昏迷、严重烧伤、感染、外伤和重大手术等应激情况，严重肝、肾疾病患者，严重甲状腺疾病患者，白细胞减少者，妊娠期妇女禁用。

【不良反应】

1.低血糖　在热量摄入不足、剧烈体力活动、饮酒、用量过大或与可致低血糖的药物合用时更易发生。乙醇本身具有致低血糖的作用，并可延缓本药的代谢。与乙醇合用可引起腹痛、恶心、呕吐、头痛以及面部潮红，且更易发生低血糖。

2.消化道反应　可出现上腹灼热感、食欲减退、恶心、呕吐、腹泻、口腔金属味，一般不严重，且多与剂量偏大有关。

阿卡波糖　📱微课4

【药理作用】在肠道中抑制 α-葡萄糖苷酶的活性，延缓葡萄糖的降解和吸收。阿卡波糖延缓并降低餐后血糖的升高，阿卡波糖还能够降低糖化血红蛋白的水平。

【适应证】配合饮食控制，用于2型糖尿病；降低糖耐量减低者的餐后血糖。

【禁忌证】妊娠期及哺乳期妇女、慢性胃肠功能紊乱患者、由于胀气可能恶化的疾病（如严重的疝气、肠梗阻和肠溃疡）者、严重肾功能不全者、18岁以下患者、对本品任何成分过敏者、肝硬化患者禁用。

【不良反应】

1.消化道反应　常见胃肠胀气和肠鸣音；偶见腹泻、腹胀和便秘，极少见腹痛。

2.过敏反应　个别可能出现红斑、皮疹和荨麻疹等。

3.肝损伤　一过性肝功能异常，极个别情况出现黄疸和（或）肝炎合并肝损害。个别患者大剂量用药时，可发生无症状的肝转氨酶升高，停药后肝转氨酶值会恢复正常。

4.低血糖　单独使用不会引起低血糖。与磺酰脲类药物、二甲双胍或胰岛素一起使用时，可能会出现低血糖，故需减少磺酰脲类药物、二甲双胍或胰岛素的剂量。发生低血糖不宜使用蔗糖，要用葡萄糖纠正，因为阿卡波糖会延缓蔗糖的分解。

表7-2-4　常见口服降糖药的药物知识归纳

名称	药理作用	临床应用	不良反应	用药护理
磺酰脲类	（1）降低血糖 （2）抗利尿作用（氯磺丙脲） （3）影响凝血功能（格列齐特）	（1）糖尿病 （2）尿崩症（氯磺丙脲）	（1）低血糖 （2）消化道反应（厌食、恶心、上腹部灼烧感） （3）中枢反应（大剂量氯磺丙脲引起精神错乱、嗜睡、眩晕等）	禁用于磺胺类药物过敏患者；合用保泰松、水杨酸钠、吲哚美辛、双香豆素易引起更加严重的低血糖反应
二甲双胍	降血糖	轻中度2型糖尿病，肥胖及单用饮食控制无效糖尿病	（1）胃肠反应（口苦、口腔金属味、厌食恶心、呕吐、腹泻） （2）过敏反应 （3）乳酸性酸中毒	合用磺酰脲类或胰岛素，可增强降糖作用
胰岛素增敏药（罗格列酮）	增加肝脏、肌肉、脂肪组织对胰岛素的敏感性	胰岛素抵抗的1型糖尿病；2型糖尿病	低血糖发生率低，嗜睡、消化道反应、肌肉痛等。少数有肝毒性	一般应与其他降糖药物配伍使用

（三）新型降糖药

新型降糖药的分类、机制、应用见表7-2-5。

表7-2-5　新型降糖药分类、机制、应用

类别	常用药物	机制	临床应用
胰高血糖素样肽-1（GLP-1）受体激动药	依克那肽、艾塞那肽	以依赖血糖增高的方式控制血糖水平	单用二甲双胍或磺酰脲类药控制不佳的成人2型糖尿病
二肽基肽酶4（DPP-4）抑制剂	西格列汀、沙格列汀、维格列汀	升高血清GLP-1水平	2型糖尿病，不适用于GLP-1（胰高血糖素样肽-1）分泌障碍者
脂肪酸代谢干扰剂	依托莫司	减少糖尿病患者的脂肪酸氧化，增加葡萄糖的利用	1、2型糖尿病
胰淀粉样多肽类似物	普兰林肽	延缓葡萄糖的吸收，抑制胰高血糖素的分泌	1、2型糖尿病胰岛素治疗的辅助治疗
醛糖还原酶抑制剂	依帕司他	改善机体聚醇代谢通路异常	预防并改善糖尿病并发的末梢神经障碍、震动感觉异常等症状

三、任务实施

【用药准备】根据任务内容和相关知识，请完成下面的用药实施清单。

用药前	评估准备	评估患者病史、用药史、各种检查结果等：
		准备药物和药物相关知识：
		调整自己工作状态，思考护士应具备的职业素养：

续表

用药中	沟通 观察 实施	观察点：
		与患者进行一般性沟通和专业性沟通：
		实施用药过程：
用药后	观察 宣教	观察患者的用药疗效和不良反应，以及病情变化：
		健康宣教：

【用药护理过程】学生分组，用角色扮演方式，实施对"患者"的用药护理过程。

【用药评价】由"患者"进行评价。

序号	内容	评价
1	是否介绍药物名称（1~10分）	
2	是否说明用药目的（1~10分）	
3	是否说明用法用量（1~10分）	
4	是否说明用药注意事项（1~10分）	
5	是否能熟练实施用药护理过程（1~15分）	
6	是否与患者进行有效沟通（1~15分）	
7	是否进行药物、疾病的健康宣教（1~15分）	
8	是否体现护士良好的职业素养（1~15分）	
总分		

四、课后习题

习题

（一）单项选择题（每题只有一个最佳答案）

1.有关胰岛素药理作用的叙述，错误的是（　　）

　　A.促进葡萄糖的酵解和氧化　　　　　B.促进蛋白质的合成并抑制其分解

　　C.促进脂肪的合成并抑制其分解　　　D.促进钾离子进入细胞内

　　E.促进糖原异生

2.下列哪种糖尿病不宜首选胰岛素（　　）

 A.合并重度感染的糖尿病　　　　　B.轻、中型糖尿病

 C.需作手术的糖尿病　　　　　　　D.妊娠期糖尿病

 E.糖尿病酮症酸中毒

3.有关胰岛素的描述，错误的是（　　）

 A.适用于各型糖尿病　　　B.2~8℃冷藏保存　　　C.饭后半小时给药

 D.经常更换注射部位　　　E.防止发生低血糖症

4.格列本脲降血糖作用的机制是（　　）

 A.促进葡萄糖降解

 B.拮抗胰高血糖素的作用

 C.抑制葡萄糖从肠道吸收

 D.刺激胰岛B细胞释放胰岛素

 E.减少糖原异生

5.大剂量可引起畸胎，孕妇禁用的药物是（　　）

 A.二甲双胍　　　　　B.低精蛋白锌胰岛素　　　C.苯乙双胍（苯乙福明）

 D.氯磺丙脲　　　　　E.珠蛋白锌胰岛素

6.阿卡波糖不会引起（　　）

 A.粒细胞减少　　　　B.肝损害　　　　C.过敏反应

 D.低血糖症　　　　　E.高钾血症

7.患者，女，40岁。患有1型糖尿病，长期用胰岛素治疗。突感饥饿、软弱无力、出汗、心悸、应立即给予（　　）

 A.静脉注射胰岛素　　　B.口服糖水　　　C.口服格列本脲

 D.口服苯乙双胍　　　　E.口服阿卡波糖

8.患者，男，46岁。有糖尿病史15年，近日并发肺炎。查体：呼吸35次/分，心率105次/分，血压90/60mmHg。呼出气体有丙酮味，意识模糊。尿酮呈强阳性，血糖27.8mmol/L。处置药物应选用（　　）

 A.三碘甲状腺原氨酸　　　B.珠蛋白锌胰岛素　　　C.普通胰岛素

 D.格列奇特　　　　　　　E.低精蛋白锌胰岛素

（二）配伍选择题（从共用选项中选择一个最佳答案）

（9~13题共用答案）

 A.二甲双胍　　　　　B.氯磺丙脲　　　　C.普通胰岛素

 D.罗格列酮　　　　　E.阿卡波糖

9.刺激胰岛B细胞，并能刺激抗利尿激素释放增强的是（　　）

10.肥胖糖尿病患者宜选用（　　）

11.糖尿病酮症酸中毒患者宜选用（　　）

12.用于胰岛素抵抗的糖尿病患者的是（　　）

13.竞争性抑制葡萄糖苷酶的药物是（　　）

任务三　治疗甲状腺疾病药物基础及用药护理

教案　　PPT

📖　知识目标

1.理解并解释硫脲类药物、甲状腺素的药理作用、临床应用、不良反应和用药护理。

2.对比分析并整理碘剂和放射性碘等抗甲状腺药物的作用特点、临床应用、不良反应和用药护理。

3.说出治疗甲状腺疾病药物分类。

📖　能力目标

1.学会观察甲状腺疾病药物的疗效和不良反应，能够熟练进行用药护理，正确指导患者合理、安全用药，具备熟练的用药护理能力。

2.具备与患者进行用药沟通的能力、及时处理药物不良反应的能力、准确监测用药后各项检查的护理能力。

📖　素养目标

培养关爱甲状腺疾病患者医者仁心的职业情怀、积极的工作态度、关注和尊重甲状腺疾病患者的人文关怀素养及甘于奉献的护理敬业精神；树立高尚的护士职业道德品质。

一、任务描述

患者，女，41岁，体检中发现甲状腺激素水平高于正常值，2个月后，到医院复查，检查结果为：甲状腺激素水平高于正常值，促甲状腺激素（TSH）水平低于正常值，甲状腺激素受体抗体阳性。诊断为甲状腺功能亢进症。

【相关治疗药物】

甲巯咪唑：30mg/d，分2~3次服用，跟据症状体征和甲状腺功能化验结果，逐渐减少至维持剂量，2.5mg/d。

丙硫氧嘧啶：300mg/d，分2~3次服用，跟据症状体征和甲状腺功能化验结果，逐渐减少至维持剂量，25mg/d。

建议总疗程达1年半到2年，期间有病情波动者，疗程相应延长。

【任务】

为了能正确地根据医嘱实施用药护理，护士应该熟悉治疗甲状腺疾病药物的相关知识，具备扎实的理论基础。请通过角色扮演的方式，向甲状腺功能亢进"患者"实施用药过程。

1.向患者介绍丙硫氧嘧啶的用药剂量、用药方法、用药目的及注意事项。

2.对患者实施丙硫氧嘧啶的用药护理过程。

3.在用药过程中充分体现关爱甲状腺功能亢进患者的医者仁心职业情怀，护士对患者的人文关怀。

二、相关知识

甲状腺疾病包括甲状腺功能亢进症和甲状腺功能减退症。甲状腺功能亢进症是合成和分泌甲状腺激素增加所导致的，以神经、循环、消化系统兴奋性增高和代谢亢进为主要表现的综合征，简称甲亢。甲状腺功能减退症是甲状腺合成和分泌甲状腺激素减少或组织利用不足导致的全身代谢减退综合征，简称甲减。其中，甲减的治疗主要是替代疗法，多数患者需要终身用药。

（一）甲状腺功能减退症用药

甲状腺激素类药物主要包括甲状腺片、人工合成的左甲状腺素片、碘赛罗宁（图7-3-1）。

$$甲状腺激素 \begin{cases} T_3（三碘甲状腺原氨酸）——结合率低、起效快、游离多、作用强 \\ T_4（四碘甲状腺原氨酸）——结合率高、起效慢、游离少、作用弱 \end{cases}$$

图 7-3-1 甲状腺激素药分类及特点

左甲状腺素钠 ⓔ 微课5

口服后，由胃肠道吸收，用于甲状腺功能减退症的替代治疗时，口服后 1~2 周才能达到最大疗效，停药后作用可持续 1~3 周。主要以去碘化过程在肝脏部分代谢，主要随尿排泄，部分与葡糖醛酸和硫酸结合后随胆汁排泄。

【**药理作用**】合成左甲状腺素在外周器官中被转化为高活性的 T_3，与 T_3 受体结合发挥作用。

1.影响物质代谢。生理剂量的 T_3 可促进蛋白质合成；促进糖的吸收，加强糖的利用，有降低血糖的作用；促进脂肪酸氧化，加速胆固醇降解，增强儿茶酚胺与胰高血糖素对脂肪的分解。

2.是机体生长发育必需的激素，对脑和长骨的生长发育至关重要。

3.提高中枢神经系统的兴奋性，也可直接作用于心肌，使心肌收缩力增强，心率加快。

【**临床应用**】

1.用于甲状腺功能减退症的替代治疗、黏液性水肿、单纯性甲状腺肿。

2.甲状腺肿切除术后，预防甲状腺肿复发。

3.用于甲状腺癌术后的抑制治疗。

4.用于甲状腺抑制试验。

5.治疗呆小症（克汀病）。

【**禁忌证**】对本品过敏者、未经治疗的肾上腺功能不足、垂体功能不足和甲状腺毒症的患者禁用。

【**不良反应**】按医嘱剂量服用，一般不会出现不良反应。过量服药，出现甲状腺功能亢进表现：心动过速、心悸、心律失常、心绞痛、头痛、肌肉无力和痉挛、潮红、发热、呕吐、月经紊乱、假脑瘤（头部受压感及眼胀）、震颤、坐立不安、失眠、多汗、体重下降和腹泻。可减少每日用药剂量或停药数日，症状消失后，重新开始药物治疗。对部分超敏患者，可能会出现过敏反应。

甲状腺激素类药物知识见表7-3-1。

表7-3-1　甲状腺激素类药物知识归纳

药物名称	作用	临床应用	不良反应	用药护理
甲状腺激素	（1）维持正常生长发育 （2）促进代谢——促进糖原分解及氧化，增加耗氧量，提高基础代谢；促进脂肪、蛋白质、糖类、水、电解质等代谢。 （3）提高机体交感神经系统的敏感性	（1）单纯性甲状腺肿 （2）克汀病（呆小病） （3）黏液性水肿	甲状腺功能亢进：心悸、手指震颤、消瘦、神经反射敏感、失眠、情绪激动、严重时出现发热、呕吐、腹泻、心动过速，甚至心律失常等，可诱发心绞痛和心肌梗死。一旦出现严重不良反应；立即停药，用β受体阻断药对抗	准医嘱按疗程规律用药，甲减患者要终身服药。甲状腺素使用时应注意剂量，避免出现心悸，血压波动

（二）甲状腺功能亢进症用药

甲状腺功能亢进症常用的药物有硫脲类、碘和碘化物、放射性碘、β受体阻断药四类。具体分类、机制、常用药物如图7-3-2所示。

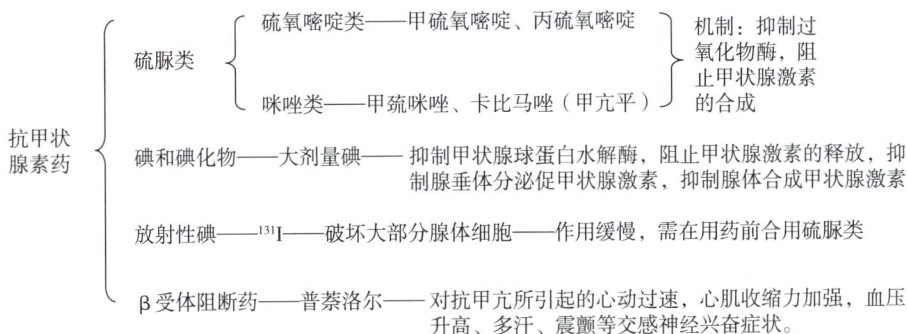

图7-3-2　抗甲状腺素药分类、机制、常用药物

丙硫氧嘧啶　微课6

口服迅速吸收，药物吸收后，主要在甲状腺中聚集，肾上腺及骨髓中浓度亦较高，还可透过胎盘（但比甲巯咪唑少）。主要在肝脏代谢，60%被代谢破坏；其余部分24小时内从尿中排出，也随乳汁排出。

【药理作用】

1.丙硫氧嘧啶抑制甲状腺内过氧化物酶系统，阻碍甲状腺素（T_3）的合成。本药并不阻断贮存的甲状腺激素释放，也不对抗甲状腺激素的作用，故只有当体内已有甲状腺激素被耗竭后，本药才产生明显的临床效应。

2.丙硫氧嘧啶抑制T_4在外周组织中脱碘生成T_3，故可在甲状腺危象时起到减轻病情的即刻效应。

3.丙硫氧嘧啶尚有免疫抑制作用，可抑制甲状腺自身抗体的产生。

【临床应用】

1.用于各种类型的甲状腺功能亢进症，包括格Graves病（伴有自身免疫功能紊乱、甲状腺弥漫性肿大、可有突眼）。

2.用于甲状腺危象，以阻断甲状腺素的合成，作为辅助治疗。大剂量碘与大剂量甲状腺激素联合用药。

3.甲亢术前准备，防止术后甲状腺危险产生，术前使用至甲状腺功能水平正常，术前两周加服大剂量碘，抑制垂体分泌TSH，使甲状腺缩小、变硬，血管减少，抑制增生。

【禁忌证】对本药过敏者、严重的肝功能损害者、白细胞严重缺乏者、甲亢伴结节性甲状腺肿患者、甲状腺癌患者、哺乳期妇女禁用。

【不良反应】用药后2个月，出现不良反应。

1.常见头痛、眩晕、关节痛、唾液腺和淋巴结肿大以及味觉减退、恶心、呕吐、上腹部不适；也有皮疹、皮肤瘙痒、药物热等过敏反应。

2.血液系统多见轻度粒细胞缺乏；还会减少白细胞。

3.可见脉管炎，表现为局部红、肿、痛；可见红斑狼疮样综合征，表现为发热、畏寒、全身不适、软弱无力。

4.罕见间质性肺炎、肾炎、肝功能损害（血清碱性磷酸酶、谷草转氨酶、谷丙转氨酶升高，黄疸）。老年人尤其是肾功能不全者，应酌情减量给药。

抗甲状腺素药物相关知识见表7-3-2。

表7-3-2 抗甲状腺素药物相关知识归纳

药物名称	药理作用	临床应用	不良反应	用药护理
硫脲类	抑制甲状腺激素合成，对甲状腺激素释放影响较小，不能直接拮抗其作用，起效慢，2～3周改善甲亢症状，1～3个月接近正常代谢率	甲亢内科治疗；甲亢术前准备；甲状腺危象辅助治疗	过敏、粒细胞缺乏、甲状腺功能减退、消化道反应	出现咽痛、发热立即停药。结节性甲状腺肿合并甲亢及甲状腺癌患者、哺乳期妇女禁用，孕妇慎用
碘和碘化物	促进甲状腺激素的合成（小剂量）；抗甲状腺作用（大剂量）	防治单纯性甲状腺肿、甲亢术前准备、甲状腺危象治疗	过敏、呼吸道刺激症状、甲状腺功能紊乱	对碘过敏者、活动性肺结核患者禁用；妊娠期、哺乳期妇女慎用。呼吸道刺激症及过敏症状，停药后可消失
β受体阻断药	改善交感神经兴奋症状；抑制外周T_4脱碘为T_3	甲状腺危象辅助治疗；不宜手术，不全其他药物治疗的甲亢	参见项目一任务四	参见项目一任务四

三、任务实施

【用药准备】根据任务内容和相关知识，请完成下面的用药实施清单。

用药前	评估准备	评估患者病史、用药史、各种检查结果等：
		准备药物和药物相关知识：
		调整自己工作状态，思考护士应具备的职业素养：
用药中	沟通观察实施	观察点：
		与患者进行一般性沟通和专业性沟通：
		实施用药过程：
用药后	观察宣教	观察患者的用药疗效和不良反应，以及病情变化：
		健康宣教：

【用药护理过程】学生分组，用角色扮演方式，实施对"患者"的用药护理过程。

【用药评价】由"患者"进行评价。

序号	内容	评价
1	是否介绍药物名称（1~10分）	
2	是否说明用药目的（1~10分）	
3	是否说明用法用量（1~10分）	
4	是否说明用药注意事项（1~10分）	
5	是否能熟练实施用药护理过程（1~15分）	
6	是否与患者进行有效沟通（1~15分）	
7	是否进行药物、疾病的健康宣教（1~15分）	
8	是否体现护士良好的职业素养（1~15分）	
总分		

四、课后习题

习题

（一）单项选择题（每题只有一个最佳答案）

1. 适用于治疗呆小病的药物是（   ）

 A.甲硫氧嘧啶   B.甲巯咪唑   C.普萘洛尔

 D.卡比马唑   E.甲状腺素

2. 用于治疗黏液性水肿的药物是（   ）

 A.甲硫氧嘧啶   B.甲巯咪唑   C.普萘洛尔

 D.卡比马唑   E.甲状腺素

3. 用于治疗单纯性甲状腺肿的药物是（   ）

 A.小剂量碘   B.丙硫氧嘧啶   C.甲巯咪唑

 D.卡比马唑   E.大剂量碘

4. 硫脲类药物的作用机制是（   ）

 A.抑制TSH释放

 B.直接拮抗已合成的甲状腺素

 C.抑制甲状腺腺泡内过氧化物酶，妨碍甲状腺素合成

 D.抑制甲状腺激素释放

 E.破坏甲状腺组织

5. 甲亢手术前准备正确给药是（   ）

 A.先给硫脲类，术前2周再加服大剂量碘剂

 B.使用硫脲类甲状腺功能正常

 C.只给大剂量碘剂

 D.只给小剂量碘剂

 E.术前不需给药

6. 治疗甲状腺危象的主要药物是（   ）

 A.丙硫氧嘧啶   B.小剂量碘   C.大剂量碘

 D.泼尼松龙   E.甲状腺激素

7. 抑制甲状腺球蛋白水解酶，减少甲状腺激素释放的是（   ）

 A.小剂量碘   B.大剂量碘   C.放射性碘

 D.甲状腺素   E.丙硫氧嘧啶

（二）综合分析选择题（每题只有一个最佳答案）

（8~9题共用题干）

患者，甲状腺肿大，伴多汗、多食、消瘦，根据同位素扫描及血T_3、T_4检查，诊断为甲状腺功能亢进症。

8. 该患者应选用以下哪种药物进行治疗（   ）

 A.甲状腺素   B.丙硫氧嘧啶   C.碘剂

 D.胰岛素   E.肾上腺皮质激素

9.对该药的叙述，错误的是（　　）

　　A.定期查血象

　　B.定期查肝功能

　　C.该药起效慢，2~3周改善甲亢症状

　　D.抗甲状腺药治疗是长期的过程

　　E.对伴结节的甲亢患者疗效好

（三）配伍选择题（从共用选项中选择一个最佳答案）

（10~15题共用答案）

　　A.甲状腺素　　　　　　　　B.^{131}I　　　　　　　　　　　C.大量碘化钾

　　D.普萘洛尔　　　　　　　　E.碘

10.甲状腺危象宜选用（　　）

11.甲亢术后复发对硫脲类无效宜选用（　　）

12.黏液性水肿宜选用（　　）

13.用于测定甲状腺摄碘功能的是（　　）

14.属于甲状腺合成原料的是（　　）

15.用于心率增快，出现心悸症状的甲亢治疗药物是（　　）

任务四　治疗异常子宫出血药物基础及用药护理

教案

PPT

📖 知识目标

1.理解并解释性激素类药物的分类及常见药物。

2.对比分析并整理雌激素类药物、孕激素类药物、雄激素类药物的药理作用、临床应用、不良反应及用药护理

📖 能力目标

1.学会观察异常子宫出血治疗药物的疗效和不良反应，能够熟练进行用药护理，正确指导患者合理用药、安全用药，具有熟练运用药物知识、处理药物不良反应能力。

2.具备与患者进行用药沟通、用药宣教的能力，及时处理和上报药物不良反应的能力，以及及时向医生反馈患者用药情况并与医生沟通协作能力。

📖 素养目标

培养关爱异常子宫出血患者医者仁心的职业情怀、积极的工作态度、关注和尊重患者的人文关怀素养及甘于奉献的护理敬业精神；树立高尚的护士职业道德品质。

一、任务描述

患者，女，35岁，已婚育一子。既往月经规律，周期27天，经期6天。近半年，出现月经不规律，月经量增多，经期延长，甚至持续十几天。前往医院就诊，医生查体，B超显示：子宫内膜增厚，回声不均；血常规显示：血红蛋白偏低，提示有贫血，凝血功能正常。诊断性刮宫后病理检查结果显示：子宫内膜单纯性增生。初步拟诊断为异常子宫出血。

【 相关治疗药物 】

1.针对无排卵者止血

（1）孕激素内膜脱落法　使子宫内膜全部脱落后再次生长止血，亦称药物性刮宫。适于任何年龄出血时间长、量不多、血红蛋白>80g/L者。

黄体酮：肌内注射，20mg/d，连续3～5天。

甲羟孕酮：口服，8～10mg/d，连续5～7天。

地屈孕酮：120mg/d，连续10～14天。

（2）雌激素内膜生长修复法　使子宫内膜腺体和血管增生修复而止血。适于青春期患者。

苯甲酸雌二醇：肌内注射，4mg，每日2～3次。

戊酸雌二醇：口服，4～6mg，每日2～3次。

血止后每3天减1/3量，减至每日1mg后维持21～28天，至贫血明显纠正后再加用孕激素（如甲羟孕酮8～10mg/d）7～10天撤退。

（3）孕激素内膜萎缩法　对抗雌激素抑制子宫内膜增生。适于孕龄期或绝经过渡期患者。

炔诺酮：口服，5～10mg/d，连续21天。

醋酸甲地孕酮片剂：8mg/d，连续21天。

甲羟孕酮：10mg/d，连续21天。

缓释左旋18甲基炔诺酮：20μg/24h，抑制子宫内膜增生。

（4）雌、孕激素联合治疗　同时给予雌孕激素以快速止血，适于青春期、生育期和围绝经期、出血多、贫血、不适宜诊断性刮宫或撤退出血者。

复方去氧孕烯：大剂量（3～4片/日）开始，通常用药3～4天后明显减少，此后每3天减1片，减至每日1片时维持20天止血撤药。

丙酸睾酮：肌内注射，25～50mg/d，连续3～4天。用于出血过多者。

（5）诊断性刮宫　兼有止血和明确诊断双重作用，一定要行病理检查。本法适于对药物治疗无效或可疑器质性病变者。

2.针对黄体功能不足者止血

绒促性素：基础体温上升后，隔日肌内注射1000～2000U，共5次，使血浆孕酮明显升高延长黄体期，常用于有生育要求的妇女。

黄体酮：月经第15天开始，一日10mg肌内注射，共10～14天，补充黄体孕酮分泌不足

3.针对黄体萎缩不全者止血

醋酸甲羟孕酮：月经第15天开始，每次10mg，一日1次，连服10天。

复方左炔诺孕酮片：月经周期第1天，一日1片，连服21天为1个周期。

绒促性素：用法同黄体功能不足者。

【任务】

为了能正确地根据医嘱实施用药护理，护士应该熟悉治疗异常子宫出血药物的相关知识，具备扎实的理论基础。请通过角色扮演的方式，向异常子宫出血"患者"实施用药过程。

1.向患者介绍黄体酮的用药剂量、用药方法、用药目的及注意事项。

2.对患者实施黄体酮的用药护理过程。

3.在用药过程中充分体现关爱异常子宫出血患者的医者仁心职业情怀，护士对患者的人文关怀。

二、相关知识

（一）性激素类药物

机体内的性激素主要由性腺（卵巢和睾丸）分泌，肾上腺皮质也能分泌少量性激素，其分泌受到下丘脑-垂体-性腺轴的调控。卵巢主要分泌雌激素和孕激素，睾丸主要分泌雄激素。

雌激素能促进女性生殖器官的生长发育，促进乳腺发育、脂肪在特定部位堆积等，使女性具有女性体态特征；促进钙的吸收和沉积，维持骨密度；对心血管有一定保护作用；对生殖系统使子宫内膜由增生期转变为分泌期，为受精卵着床做准备；降低子宫平滑肌兴奋性，抑制子宫收缩，维持妊娠；促进乳腺腺泡发育，为泌乳做准备。

雄激素能促进男性生殖器官的生长发育和精子生成；维持男性性欲；促进男性胡须、喉结等第二性征的出现；促进蛋白质合成，增加肌肉量；促进新陈代谢，尤其是蛋白质合成代谢，使男性基础代谢率较高。

性激素类药物主要包括雌激素类、孕激素类和雄激素类。具体分类如表7-4-1所示。

表7-4-1　性激素类药物、抗生育药分类

药物分类		常用药物
雌激素类	雌激素药物	雌二醇（天然）、炔雌醇、炔雌醚、己烯雌酚
	抗雌激素药物	氯米芬（克罗米芬）、他莫昔芬、雷洛昔芬
孕激素类	孕激素药物	黄体酮（孕酮）、甲羟孕酮、甲地孕酮（炔诺酮）
	抗孕激素药物	孕酮受体阻断药——孕三烯酮、米非司酮
		3β-羟甾脱氢酶（3βSDH）抑制剂——曲洛司坦、环氧司坦
雄激素类	雄激素药物	睾酮（天然）、甲睾酮、丙酸睾酮
	抗雄激素药物	雄激素合成抑制剂
		5α-还原酶抑制剂
		雄激素受体阻断药——环丙孕酮
促性腺激素类药		人绒毛膜促性腺激素（hCG）

续表

药物分类		常用药物
抗生育药（避孕药）	抑制排卵避孕药	复方炔诺酮片（口服避孕片I号）——炔诺酮、炔雌醇 复方甲地孕酮片（口服避孕片II号）——甲地孕酮、炔雌醇 复方甲基炔诺酮片（口服避孕片）——甲基炔诺酮、炔雌醇 复方己酸孕酮注射剂（避孕针I号）——己酸孕酮、戊酸雌二醇
	阻碍受精避孕药	苯醇醚（较强杀精作用、不良反应少）
	干扰孕卵着床避孕药	复方双炔失碳酯片（53号探亲避孕片） 炔诺酮片（探亲避孕片） 甲地孕酮片（探亲避孕片1号）
	影响精子避孕药	棉酚（影响精子的发生过程，使精子数量减少，直至无精子）

己烯雌酚 e 微课7

人工合成的非甾体雌激素，口服给药的作用为雌二醇的 2～3 倍。主要在肝脏缓慢代谢灭活，经肠肝循环可再吸收，代谢物随尿和粪便排泄。

【药理作用】

1.促使女性性器官及第二性征正常发育。

2.促使子宫内膜增生和阴道上皮角化，使阴道上皮具有较强的抵抗力，能抵御外界病原体的入侵，维持阴道的酸性环境。

3.减轻妇女围绝经期或妇科手术后因性腺功能不足而产生的全身性紊乱。

4.增强子宫收缩，提高子宫对催产素的敏感性。

5.大剂量抑制腺垂体促性腺激素及催乳激素的分泌，小剂量则刺激分泌，小剂量还可促使宫颈黏液稀薄，使精子易于透入。

6.具有抗雄激素作用。

【临床应用】

1.补充体内雌激素不足，如萎缩性阴道炎、女性性腺发育不良、围绝经期综合征、老年性外阴干枯症及阴道炎、卵巢切除后、原发性卵巢缺如。

2.治疗绝经后乳腺癌、男性晚期乳腺癌，不能进行手术治疗者；用于前列腺癌，不能手术治疗的晚期患者。

3.产后回乳，抑制乳汁分泌，缓解胀痛。

【禁忌证】妊娠期妇女、哺乳期妇女、有血栓性静脉炎和肺栓塞性病史者、与雌激素有关的肿瘤患者（如子宫内膜癌）、除前列腺癌及绝经后乳腺癌以外的肿瘤患者、未确诊的阴道不规则流血患者、高血压患者及有胆汁淤积性黄疸史、子宫内膜异位症状者禁用。

【不良反应】

1.不规则的阴道流血、子宫肥大、尿频或小便疼痛。

2.引发血栓症以及心功能不正常。

3.引起肝功能异常、高脂血症、钠潴留。

4.引起恶心、呕吐、厌食症状。

5.引起头痛、头晕等精神症状。

6.引起乳房胀痛和肿胀。

7.长期大量摄入本品可能诱发恶性肿瘤，如子宫内膜癌、乳腺癌等。

黄体酮 🄮微课8

黄体酮是由卵巢黄体分泌的一种天然孕激素，肌内注射后吸收迅速。

【药理作用】

1.在经期的后半周期，促使子宫充血，内膜增厚，为受精卵植入做好准备；并减少妊娠期子宫的兴奋性，松弛平滑肌，使胚胎安全生长。

2.与雌激素共同作用，促进乳腺小叶及腺体的发育，为泌乳做准备。

3.使子宫颈口闭合，黏液减少、变稠，使精子不宜穿透；大剂量时通过对下丘脑的负反馈作用，抑制垂体性腺激素的分泌，产生抑制排卵作用。

【临床应用】用于月经失调（如闭经）、功能性子宫出血、黄体功能不足、先兆流产和习惯性流产、经前期紧张综合征治疗。

【禁忌证】动脉疾患高危者、乳腺癌患者、肝功能损害者、未确诊的阴道出血者、对本品及花生油过敏者、妊娠期妇女、新近急性或反复的盆腔感染者（包括淋病或衣原体感染的患者）禁用。

【不良反应】

1.常见胃肠道反应、痤疮、体液潴留和水肿、体重增加、过敏性皮炎、精神抑郁、乳房疼痛、女性性欲改变、阴道分泌物增加、月经紊乱、不规则出血或闭经。

2.少见头疼，胸、臀、腿（特别是腓肠肌处）疼痛，手臂和脚无力、麻木或疼痛，突发的或原因不明的呼吸短促，突发的言语不清，突发的视力改变、复视、不同程度失明等。

3.长期应用可引起肝功能异常、缺血性心脏病发生率上升以及子宫内膜萎缩、月经减少，易发生阴道真菌感染。

丙酸睾酮

丙酸睾酮的雄激素作用与蛋白同化作用之比为1：1，肌内注射吸收较慢，起效时间为2~4天。大部分在肝内代谢，代谢产物随尿排出，6%非结合代谢产物由胆汁排出，其中少部分仍可再吸收，形成肝肠循环。

【药理作用】丙酸睾酮可促进青春期男性第二性征发育，维持成年男性性功能；抑制内源性促性腺激素的分泌，使男性睾丸萎缩；也可抑制女性子宫内膜增生。长时间用药，对粒细胞系统及巨核细胞系统有影响。对骨髓造血功能的作用是通过刺激肾脏分泌促红细胞生成素而间接起作用的，也可能是直接刺激骨髓，促进血红蛋白合成。

【临床应用】

1.用于治疗原发性、继发性男性性腺功能减退症。

2.用于治疗男性青春期发育迟缓。

3.用于绝经女性晚期乳腺癌安宁疗护。

4.首选治疗慢性再生障碍性贫血。

【禁忌证】对本药过敏者，妊娠期和哺乳期妇女，肝、肾功能不全患者和前列腺癌患者禁用。

【不良反应】

1.大剂量可致女性男性化，如多毛、痤疮、闭经、阴蒂增大、嗓音变粗等。成年男性久用，可出现性腺功能减退症、无精子产生。

2.可出现肝功能损害，但不及甲睾酮和司坦唑醇多见。

3.过敏、头晕、注射部位可出现疼痛、硬结、感染及荨麻疹。

性激素类药物相关知识见表7-4-2和表7-4-3。

表7-4-2 雌激素、孕激素、雄激素药物知识归纳

药物名称	药理作用	临床应用	不良反应	用药护理
雌激素	①促进与维持女性第二性征，性器官发育成熟，形成月经，提高子宫平滑肌对缩宫素的敏感性；②较大剂量抑制促性腺激素分泌，对抗雄激素，抑制排卵，抑制乳汁分泌；③增加骨钙沉积，降低血中胆固醇	卵巢功能不全、闭经、围绝经期综合征、功能性子宫出血、退乳及乳房肿痛、晚期乳腺癌、前列腺癌、绝经期或老年骨质疏松症、避孕等	清晨多见食欲不振、恶心、呕吐、头晕；长期大量应用可引起子宫内膜过度增生及子宫出血；大剂量可引起水钠潴留，导致水肿；肝功能不全者可致胆汁淤积性黄疸	小剂量开始用药；谨防水肿、黄疸、阴道不规则出血；监测血压、肝功能；肝功不全者、妊娠期妇女、乳腺癌、女性生殖系统癌症患者禁用，乳腺增生及子宫肌瘤者慎用；不得涂于乳房、外阴及黏膜部位；与卡马西平、苯妥英钠、苯巴比妥、利福平合用，药理作用被减弱
孕激素	①促使子宫内膜由增生期转变为分泌期，有利于受精卵着床和胚胎发育；②降低子宫平滑肌对缩宫素的敏感性，抑制子宫收缩，有利于安胎；③促进乳腺腺泡的生长发育；④一定剂量可抑制黄体生成素的分泌，抑制排卵，产生避孕作用	先兆性流产、习惯性流产、功能性子宫出血、痛经、子宫内膜异位症、避孕等	较少，偶见头晕、恶心、乳房胀痛等，长期应用可致女性胎儿男性化及肝损害，黄体酮有时也可致生殖器畸形	避免紫外线或长时间日光照射；警惕出血、褐斑、血栓形成、巩膜发黄、眼病早期症状、水肿等现象；糖尿病患者使用孕酮期间监测尿糖，长期用药监测肝功能
雄激素	①抗雌激素作用；②促进男性性器官和男性性征的发育和成熟；③促进蛋白质合成，抑制其分解，减轻氮质血症；④刺激骨髓造血功能，促进红细胞生成；⑤促进肾小管对钙、磷的吸收	睾丸功能不全、功能性子宫出血、晚期乳腺癌、卵巢癌、再生障碍性贫血、绝经期及老年骨质疏松症	男性性早熟、性功能亢进、女性患者男性化倾向、胆汁淤积性黄疸、水钠潴留	雄激素用药期间宜摄入高热量、高蛋白、高维生素、富含矿物质及其他营养成分的饮食，女性患者出现男性化现象、男性患者阴茎异常勃起及黄疸或肝功能障碍时，应停药

表7-4-3　性激素类药物止血归纳

药物名称	作用机制	使用范围
雌激素	大剂量雌激素促使子宫内膜生长，短期内修复创面止血	青春期功血
孕激素	使增生期子宫内膜转化为分泌期，停药后内膜脱落，出现撤药性出血，即"药物性刮宫"	体内有一定雌激素水平，尤其是淋漓不断出血者
雄激素	拮抗雌激素、增强子宫平滑肌及子宫血管张力而减少出血	围绝经期功血患者的辅助治疗

（二）作用于子宫药物 🇪 微课9

具体见表7-4-4和表7-4-5。

表7-4-4　作用于子宫药物的分类与机制

类别	常用药物	作用机制
子宫兴奋药	垂体后叶素类——缩宫素	激动子宫平滑肌上的缩宫素受体
	前列腺素类——地诺前列酮	刺激子宫平滑肌产生节律性收缩
	麦角生物碱类——麦角新碱	选择性地兴奋子宫平滑肌
子宫抑制药	利托君	选择性地兴奋子宫平滑肌上的 β_2 受体，使子宫收缩强度及收缩频率降低，松弛子宫平滑肌
	硫酸镁	抑制子宫平滑肌，使子宫收缩强度及频率减弱

表7-4-5　作用于子宫药物的相关知识归纳

药物名称	药理作用	临床应用	不良反应	用药护理
缩宫素（催产素）	（1）兴奋子宫平滑肌（强、快、短）（2）兴奋乳腺泡周围平滑肌，使乳腺导管收缩，促进排乳（3）大剂量扩张血管，血压下降	（1）催产或引产：小剂量2～5U静脉滴注，增强子宫节律性收缩，促进胎儿娩出或引产（2）防治产后出血和子宫出血：较大剂量5～10U肌内注射，子宫强直收缩，压迫子宫肌层内血管而止血	恶心、呕吐，大剂量使血压下降、心率加快，过大剂量使子宫强直收缩，胎儿窒息、子宫破裂	用药期间注意严格控制剂量和滴速；产道异常、胎位不正、头盆不称、前置胎盘和有剖宫史者禁用。监测宫缩和胎心
麦角生物碱类	（1）兴奋子宫（麦角新碱兴奋子宫平滑肌，迅速、强大、持久）（2）收缩血管（麦角胺能直接收缩血管，减少动脉搏动的幅度）（3）阻断 α 受体	（1）治疗产后出血及其他原因所致的子宫出血（2）与咖啡因合用可治疗偏头痛	恶心、呕吐、面色苍白、头晕、血压升高等	禁忌证：催产、引产、妊高症、高血压、冠心病、胎儿及胎盘娩出前。不能与血管收缩药、升压药同用。大量麦角胺有毒，损害内皮细胞，引起肢端坏死
利托君	抑制子宫平滑肌，降低子宫收缩力、收缩频率、收缩时间	防治先兆流产（静注+口服）	口服不良反应少，静滴产生心悸、血压升高、水肿、高血糖	妊娠不足20周，分娩进行期（宫口开大4cm以上）者或伴有子痫、出血、心脏病者禁用

三、任务实施

【用药准备】根据任务内容和相关知识，请完成下面的用药实施清单。

续表

用药前	评估准备	评估患者病史、用药史、各种检查结果等：
		准备药物和药物相关知识：
		调整自己工作状态，思考护士应具备的职业素养：
用药中	沟通观察实施	观察点：
		与患者进行一般性沟通和专业性沟通：
		实施用药过程：
用药后	观察宣教	观察患者的用药疗效和不良反应，以及病情变化：
		健康宣教：

【用药护理过程】学生分组，用角色扮演方式，实施对"患者"的用药护理过程。

【用药评价】由"患者"进行评价。

序号	内容	评价
1	是否介绍药物名称（1~10分）	
2	是否说明用药目的（1~10分）	
3	是否说明用法用量（1~10分）	
4	是否说明用药注意事项（1~10分）	
5	是否能熟练实施用药护理过程（1~15分）	
6	是否与患者进行有效沟通（1~15分）	
7	是否进行药物、疾病的健康宣教（1~15分）	
8	是否体现护士良好的职业素养（1~15分）	
总分		

四、课后习题

（一）单项选择题（每题只有一个最佳答案）

1.卵巢功能不全和闭经宜选用（　　）

    A.甲睾酮 　　　　　　　　B.黄体酮 　　　　　　　　C.己烯雌酚

    D.甲地孕酮 　　　　　　　E.苯丙酸诺龙

2.围绝经期综合征应选用下列何药治疗（　　）

    A.炔雌醇 　　　　　　　　B.甲地孕酮 　　　　　　　C.黄体酮

    D.甲睾酮 　　　　　　　　E.炔诺酮

3.治疗前列腺癌宜选用（　　）

    A.炔雌醇 　　　　　　　　B.丙酸睾酮 　　　　　　　C.氯米芬

    D.苯丙酸诺龙 　　　　　　E.炔诺酮

4.先兆流产患者宜选用（　　）

    A.己烯雌酚 　　　　　　　B.丙酸睾酮 　　　　　　　C.苯丙酸诺龙

    D.黄体酮 　　　　　　　　E.炔雌醇

5.再生障碍性贫血选用（　　）

    A.炔雌醇 　　　　　　　　B.己烯雌酚 　　　　　　　C.氯米芬

    D.苯丙酸诺龙 　　　　　　E.丙酸睾酮

6.己烯雌酚用于妊娠回乳的机制是（　　）

    A.促使女性性器官及第二性征正常发育

    B.促使子宫内膜增生和阴道上皮角化

    C.增强子宫收缩，提高子宫对催产素的敏感性

    D.大剂量抑制腺垂体促性腺激素及催乳激素的分泌

    E.小剂量还可促使宫颈黏液增多，使精子不易透入

7.己烯雌酚禁用于（　　）

    A.绝经后乳腺癌 　　　　　B.前列腺癌 　　　　　　　C.老年外阴干枯症

    D.胆汁淤积性黄疸史患者 　E.围绝经期综合征

8.下列属于雄激素禁忌证的是（　　）

    A.功能性子宫出血 　　　　B.男性青春期 　　　　　　C.乳腺癌

    D.再生障碍性贫血 　　　　E.前列腺癌

9.有关黄体酮的描述，错误的是（　　）

    A.可减少妊娠子宫的兴奋性 　　B.促进乳腺腺泡的生长发育

    C.属于天然孕激素 　　　　　　D.使子宫颈口闭合，精子不易穿透

    E.月经失调禁用

10.下列属于抗雌激素类的药物是（　　）

    A.雌二醇 　　　　　　　　B.炔雌醇 　　　　　　　　C.炔雌醚

    D.己烯雌酚 　　　　　　　E.雷洛昔芬

习题

（二）配伍选择题（从共用选项中选择一个最佳答案）

（11～14题共用答案）

    A.硫酸镁　　　　　　　B.缩宫素　　　　　　　C.利托君

    D.米非司酮　　　　　　E.麦角胺

11.兴奋子宫平滑肌上的 β_2 受体，松弛子宫平滑肌的是（　　）

12.与咖啡因合用治疗偏头痛的兴奋子宫平滑肌药是（　　）

13.子宫收缩药，用于催产和引产的是（　　）

14.妊娠期高血压的早产治疗药物是（　　）

书网融合……

微课1

微课2

微课3

微课4

微课5

微课6

微课7

微课8

微课9

项目八　感染性疾病药物基础及用药护理

抗微生物药是一类用于抑制或杀灭病原微生物（包括细菌、真菌、病毒、支原体、衣原体、立克次体等）的药物。通过干扰病原微生物的代谢过程、破坏其结构或抑制其生长繁殖来发挥作用。用于治疗感染性疾病，如呼吸道感染、泌尿道感染、皮肤软组织感染、胃肠道感染等。也用于预防感染，如手术前、免疫功能低下者接触感染源前等，可使用抗微生物药进行预防感染。

抗微生物药分为抗菌药物、人工合成抗菌药、抗真菌药物、抗病毒药物、抗支原体、衣原体、立克次体药物等。我们将在本项目对抗微生物药进行学习。

任务一　治疗流行性脑脊髓膜炎药物基础及用药护理

教案　　PPT

📖 知识目标

1.理解并解释青霉素类和头孢菌素类抗生素的药理作用、临床应用、不良反应和用药护理；以及氨基糖苷类抗生素的共性。

2.对比分析并整理半合成青霉素类的特点、分类和代表药物；链霉素、庆大霉素和阿米卡星的药理作用、临床应用、不良反应和用药护理。

3.说出非典型 β - 内酰胺类抗生素的特点、分类和代表药物。

📖 能力目标

1.学会观察青霉素类抗生素的疗效和不良反应，能够熟练进行用药护理，正确指导患者合理、安全用药，具备熟练的用药护理能力。

2.具备与患者进行用药沟通的能力、及时处理药物不良反应的能力、准确监测用药后各项检查的护理能力。

📖 素养目标

培养关爱流行性脑脊髓膜炎患者医者仁心的职业情怀、积极的工作态度、关注和尊重流行性脑脊髓膜炎患者的人文关怀素养及甘于奉献的护理敬业精神；树立高尚的护士职业道德品质。

一、任务描述

患者，男，18岁，一周前，出现头痛和乏力，并逐渐加重，随后出现发热，体温39℃，头痛愈发剧烈，伴有恶心、呕吐。到医院就医。患者精神萎靡，颈部有抵抗感，皮肤上有针尖大小的瘀点。实验室检查：血常规显示白细胞总数 $30 \times 10^9/L$，中性粒细胞增加，核左移明显。脑脊液检查示压力升高，浑浊，细胞数为 $15 \times 10^9/L$，大多为多核细胞，糖和氯化物含量降低。细菌学检查示在脑脊液中检出了脑膜炎奈瑟菌。初步诊断为流行性脑脊髓膜炎。

【相关治疗药物】

1.抗菌治疗

青霉素：首选治疗药物，成人每日20万~30万U/kg，儿童每日15万~25万U/kg，每4小时1次；疗程5~7天。

磺胺：复方磺胺甲噁唑，成人2g，口服，每日2次；儿童每日40~80mg/kg，分2次服用；疗程5~7天，用药期间需要大量补液。

头孢曲松：成人2g，儿童100mg/kg，静脉滴注，每日1次，疗程5~7天。

氨苄西林：成人2g，儿童50mg/kg，静脉滴注，每6小时1次，疗程5~7天。

2.脑膜脑炎治疗

甘露醇：20%，静脉快速输注，每4~6小时1次，降低颅内压、脱水。

呋塞米：40~100mg，静脉注射，用于颅内压升高严重者，可加用地塞米松10~20mg静脉滴注，脱水。

氯丙嗪+异丙嗪：肌内注射，配合冰敷降温，缓解高热、频繁惊厥。

洛贝林、尼可刹米：对抗呼吸衰竭。

【任务】

为了能正确地根据医嘱实施用药护理，护士应该熟悉流行性脑脊髓膜炎治疗药物的相关知识，具备扎实的理论基础。请通过角色扮演的方式，向流行性脑脊髓膜炎"患者"实施用药过程。

1.向患者说青霉素的用药剂量、用药方法、用药目的及注意事项。

2.对患者实施青霉素的用药

3.在用药过程中充分体现关爱流行性髓膜炎患者的医者仁心职业情怀，护士对患者的人文关怀。

二、相关知识

β-内酰胺类抗生素抑制细菌细胞壁的合成，与细菌细胞壁上的青霉素结合蛋白（PBPs）结合，阻碍细胞壁黏肽合成，使细胞壁缺损，导致细菌细胞肿胀、破裂、溶解而死亡。主要用于治疗呼吸系统感染、泌尿系统感染、皮肤软组织感染、败血症、心内膜炎等严重感染。β-内酰胺类抗生素包括青霉素类、头孢菌素类、其他β-内酰胺类。具体分类如表8-1-1所示。

表8-1-1　β-内酰胺类分类、机制、常用药物

药物分类			药物名称	作用机制	抗菌特点
青霉素类	天然青霉素		青霉素G	抑制转肽酶活性，阻碍细菌细胞壁合成，触发细菌自溶酶，溶解菌体	对G⁺菌作用强于G⁻菌；对人和动物毒性很低；对敏感菌有杀菌作用；对繁殖期细菌作用强
	半合成青霉素类	耐酸青霉素	青霉素V		
		耐青霉素酶类	苯唑西林、氯唑西林、双氯西林		
		广谱青霉素类	阿莫西林、氨苄西林、环己西林		
		抗铜绿假单胞菌广谱青霉素类	哌拉西林、羧苄西林、磺苄西林、替卡西林		
		抗革兰阴性杆菌青霉素类	替莫西林、美西林、匹美西林		
头孢菌素类	第一代	注射制剂	头孢噻吩、头孢噻啶、头孢唑林、头孢替唑、头孢拉定、头孢匹林		
		口服制剂	头孢拉定、头孢氨苄、头孢羟氨苄等		
	第二代	注射制剂	头孢呋辛、头孢孟多、头孢替安、头孢尼西、头孢雷特		
		口服制剂	头孢辛酯、头孢克洛		
	第三代	注射制剂	头孢噻肟、头孢曲松、头孢地嗪、头孢他啶、头孢哌酮、头孢匹胺		
		口服制剂	头孢特仑酯、头孢他美酯、头孢克肟、头孢地尼、头孢布烯等		
	第四代（注射制剂）		头孢匹罗、头孢吡肟、头孢噻利、头孢利啶、头孢唑兰		
其他β内酰胺类	头霉素类		头孢西丁、头孢替坦、头孢美唑、头孢米诺等		
	碳青霉烯类		亚胺培南、甲砜霉素、美罗培南、帕尼培南、泰能（亚胺培南+西司他丁）		
	单环β-内酰胺类		氨曲南、卡卢莫南		
	氧头孢烯类		拉氧头孢、氟氧头孢		
	β-内酰胺酶抑制药		克拉维酸、舒巴坦、三唑巴坦（克拉维酸阿莫西林口服制剂、舒巴坦氨苄西林制剂、他唑巴坦哌拉西林制剂）		

青霉素类 🅴微课1

口服吸收不规则且不完全，一般不采用口服给药方式。肌内注射后吸收迅速、完全，血药浓度在0.5~1小时达到高峰。难以透过血-脑屏障，但在有炎症时，青霉素可透过血-脑屏障达到有效浓度。青霉素在体内代谢很少，主要以原型经肾脏排泄，少量从胆汁排泄，肾功能减退时，排泄速度减慢，半衰期延长。

【药理作用】青霉素主要通过抑制细菌细胞壁的合成发挥杀菌作用，使细胞壁缺损，导致细菌细胞肿胀、破裂、溶解而死亡。青霉素为窄谱抗生素，对革兰阳性菌作用强，对革兰阴性菌作用弱或无效。对病毒、真菌、支原体、立克次体无效。

1.抗革兰阳性菌　溶血性链球菌、肺炎链球菌、草绿色链球菌、不产青霉素酶的金黄

色葡萄球菌、白喉棒状杆菌、炭疽芽孢杆菌、产气荚膜芽孢梭菌、破伤风梭菌。

2.抗革兰阴性菌 脑膜炎奈瑟菌、淋病奈瑟菌。

3.抗螺旋体 钩端螺旋体、梅毒螺旋体、回归热螺旋体。

4.抗放线菌

【临床应用】

1.革兰阳性菌感染 溶血性链球菌引起的咽炎、扁桃体炎、丹毒、蜂窝织炎、猩红热；肺炎链球菌引起的肺炎、中耳炎、脑膜炎；草绿色葡萄球菌引起的心内膜炎；不产青霉素酶的金黄色葡萄球菌引起的疖、痈、骨髓炎、败血症等；革兰阳性杆菌感染引起的白喉、破伤风、气性坏疽等，应与相应的抗毒素血清合用。

2.革兰阴性菌感染 如脑膜炎奈瑟菌引起的流行性脑膜炎，淋病奈瑟菌引起的淋病。

3.螺旋体感染 如钩端螺旋体病、梅毒回归热等。

4.放线菌感染 如放线菌病。

【禁忌证】对青霉素类药物过敏者禁用。有过敏性疾病史者慎用，如哮喘、湿疹、荨麻疹等。

【不良反应】

1.过敏反应 最为常见，表现为皮疹、药物热、荨麻疹、血管神经性水肿、血清病型反应等，严重者可发生过敏性休克，多在注射后数分钟内发生，症状为呼吸困难、发绀、血压下降、昏迷、肢体强直等，如不及时抢救可危及生命。

2.赫氏反应 用青霉素治疗梅毒、钩端螺旋体病等疾病时，出现症状加剧现象。这是因为大量螺旋体被迅速杀死后，死亡的螺旋体崩解释放出大量内毒素及异性蛋白，刺激机体产生炎症介质，出现寒战、高热、头痛、肌痛、咽痛、全身不适等症状。

3.青霉素脑病 青霉素大剂量快速静脉给药时可引起头痛、肌肉震颤、惊厥、昏迷等类似癫痫发作症状，称为青霉素脑病。老年人、婴幼儿及肾功能不全者更容易发生。

4.其他反应 局部疼痛、红肿、硬结等注射部位反应；青霉素钾盐疼痛感更为明显，宜选用深部肌内注射或缓慢静脉滴注。

【用药护理】

1.用药前 详细询问过敏史，包括药物过敏史、食物过敏史、过敏性疾病史等，对青霉素过敏者禁用。进行皮肤过敏试验，皮试结果阴性方可使用。皮试液应现配现用，浓度和剂量要准确。备好急救药品和设备，如肾上腺素、地塞米松、氧气等。

2.用药中 密切观察患者的反应，尤其是首次用药者、儿童、老人、妊娠期妇女及过敏体质者。严格控制滴注速度，避免过快引起不良反应。一旦出现过敏反应，应立即停止用药，并采取相应的急救措施。

3.用药后 留观30分钟，观察患者有迟发性过敏反应，如皮疹、瘙痒等。嘱咐患者避免接触可能引起过敏的物质，如海鲜、花粉等。告知患者如有不适及时就医。

4.过敏性休克抢救

（1）立即停药、平卧、保暖。平卧有利于脑部血液供应，保暖避免寒冷刺激加重休克症状。

（2）立即皮下注射0.1%肾上腺素0.5～1mg，小儿酌减。肾上腺素可收缩血管、增加外周阻力、兴奋心肌、增加心输出量、松弛支气管平滑肌，是抢救过敏性休克的首选药物。

（3）改善缺氧症状。吸氧及保持呼吸道通畅，给予患者高流量氧气吸入，以改善缺氧状态。若患者出现喉头水肿、呼吸困难，应立即准备气管插管或气管切开。

（4）抗过敏药物应用。立即给予地塞米松5～10mg静脉注射，或氢化可的松200～400mg加入5%～10%葡萄糖溶液500ml中静脉滴注。还可使用抗组胺药物如异丙嗪25～50mg或苯海拉明40mg肌内注射。

青霉素类药物相关知识见表8-1-2。

表8-1-2　青霉素类药物相关知识归纳

药理作用	抗菌谱窄，属于繁殖期杀菌药 （1）G⁺球菌——溶血性链球菌、肺炎球菌、草绿色链球菌、金黄色葡萄球菌、表皮葡萄球菌 （2）G⁺杆菌——白喉棒状杆菌、炭疽芽孢杆菌、破伤风梭菌、产气荚膜梭菌、肉毒杆菌 （3）G⁻球菌——脑膜炎奈瑟菌、淋病奈瑟菌 （4）G⁻杆菌——流感杆菌、百日咳鲍特菌 （5）螺旋体——梅毒螺旋体、钩端螺旋体、回归热螺旋体 （6）放线菌
临床应用	所有敏感菌感染 （1）G⁺球菌感染　{ 化脓性链球菌感染——扁桃体炎、咽炎、中耳炎、蜂窝组织炎、丹毒、猩红热、心内膜炎、产褥热等　葡萄球菌感染——疖、痈、脓肿、骨髓炎、败血症等　呼吸系统感染——大叶性肺炎、急慢性支气管炎、脓胸等 （2）G⁻球菌感染——流行性脑脊髓膜炎（与磺胺嘧啶联用，作为首选药）、淋病 （3）G⁺杆菌感染——破伤风、白喉、气性坏疽等 （4）螺旋体感染——梅毒、钩端螺旋体病、回归热 （5）放线菌感染
不良反应	（1）局部反应——局部红肿、疼痛、硬结、钾盐制剂更容易产生 （2）赫氏反应——治疗梅毒或钩端螺旋体病时，大量病原菌被杀死，释放内毒素致热原，产生寒战、发热、咽痛、肌痛、头痛等症状 （3）过敏反应——荨麻疹、药疹、血清病样反应、过敏性休克 （4）青霉素脑病——静脉快速滴注大剂量青霉素时，可引起肌肉痉挛、抽搐、昏迷，偶见精神失常
用药护理	（1）预防过敏性休克的方法——①询问药物过敏史；②做皮试，初次使用、用药间隔3天以上、换批号者必须做皮肤过敏试验，反应阳性者禁用；③注射液需临用现配；④用药后需观察30分钟；⑤避免在饥饿时注射；⑥不在没有急救药物和抢救设备条件下使用；⑦避免滥用和局部用药。 （2）过敏性休克抢救——立即皮下或肌内注射0.1%肾上腺素0.5～1ml，严重者应稀释后缓慢静注或滴注，必要时加入糖皮质激素和抗组胺药，心搏骤停者可进行心内注射，同时采用其他急救措施，呼吸困难者给予人工呼吸必要时作气管切开 （3）药液配制稀释——0.9%氯化钠注射液稀释；避免与酸、碱、醇、重金属离子及氧化剂配伍使用 （4）注射及部位——青霉素G盐有较强刺激性，宜选深部肌内注射或缓慢静脉注射，且每次应更换注射部位，必要时热敷。大剂量或鞘内注射应注意观察是否头痛、喷射性呕吐、肌震颤、惊厥、昏迷等症状，婴儿、老人及肾功能不全患者尤其应注意。禁用青霉素钾盐静脉推注

头孢菌素类 ⓔ微课2

【**药理作用**】头孢菌素类抗生素的抗菌作用机制与青霉素类相同，均为繁殖期杀菌剂。

头孢菌素类药物品种较多，按其作用特点分代，各代头孢菌素具不同抗菌特点。

【不良反应】头孢菌素类不良反应包括过敏反应、肾损害、胃肠反应、二重感染、双硫仑样反应。

【用药护理】由于青霉素和头孢菌素存在交叉过敏，故对青霉素过敏及过敏体质者应慎用头孢菌素。头孢菌素类药物可强力抑制肠道菌群，可致菌群失调，也可引起二重感染，如假膜性肠炎、念珠菌感染等，尤以第二代、第三代头孢菌素为甚；长期使用可引起B族维生素和维生素K缺乏而发生潜在的凝血功能障碍。

此外，头孢菌素类的不良反应还有胃肠道反应，多数头孢菌素可致恶心、呕吐和食欲缺乏等反应。大剂量使用头孢菌素类药物有一定的肾毒性，表现为蛋白尿、血尿、血清尿素等。肾功能不全者禁用，因此本类药物不宜与氨基糖苷类、高效能利尿药呋塞米、依他尼酸、布美他尼合用，以免增加肾毒性。用药期间要检测尿蛋白、血尿素氮等。头孢菌素类药物使用时应避免饮酒，此类药物与乙醇合用可产生双硫仑样反应。用药期间饮酒或饮用含乙醇的饮料，可致剧烈头痛、恶心、呕吐、颜面潮红、呼吸困难、心率加快、烦躁不安，甚至血压下降、休克等，又称酒醉样反应。一旦出现应立即停药，较重者需吸氧，静脉推注地塞米松或肌内注射纳洛酮等对症处理，静脉滴注葡萄糖液、维生素C等进行护肝治疗。用药前应告知患者使用头孢类药物期间及停药后1周内禁止饮酒或应用含有乙醇的饮料。产生双硫仑样反应的药物包括头孢类抗菌药物头孢（哌酮钠、头孢曲松、头孢氨苄、头孢唑林）、咪唑类抗菌药物（甲硝唑、替硝唑、奥硝唑）、其他类抗菌药物（呋喃唑酮、氯霉素、酮康唑）、降血糖药物（氯磺丙脲、甲苯磺丁脲、苯乙双胍、格列本脲）；抗凝药物华法林会增加出血风险，类似双硫仑样反应。含有乙醇的药物制剂有藿香正气水等。

头孢菌素类药物作用特点见表8-1-3和表8-1-4。

表8-1-3 头孢菌素类药物作用特点

头孢菌素类 抗菌种类	第一代	第二代	第三代	第四代
革兰阳性菌	+++	++	+	+++
革兰阴性菌	+	++	+++	+++
铜绿假单胞菌	−	−	+++	+++
厌氧菌	−	+	+	
革兰阳性菌产生的 β-内酰胺酶稳定性	+++	++	+	+++
革兰阴性菌产生的 β-内酰胺酶稳定性	+	++	+++	+++
肾毒性	++	+	基本没有	未见报道

表8-1-4　头孢菌素类药物知识归纳

药物名称	临床应用	不良反应
一代头孢 头孢噻吩、头孢唑林、头孢拉定、头孢氨苄等	G⁺菌所致呼吸道、尿路、皮肤及软组织感染等	（1）过敏反应——皮疹、药热，5%～10%与青霉素有交叉过敏 （2）肾毒性——第一代＞第二代＞第三代，第四代未见报道 （3）凝血功能障碍——大剂量头孢孟多、头孢哌酮干扰维生素K合成，可致低凝血酶原血症 （4）双硫仑样反应——影响乙醇代谢，酒醉样反应 （5）其他——口服出现胃肠道反应、静脉给药出现静脉炎
二代头孢 头孢呋辛、头孢孟多、头孢辛酯、头孢克洛等	敏感菌所致呼吸道、胆道、泌尿系统、腹腔、盆腔感染及菌血症	
三代头孢 头孢噻肟、头孢曲松、头孢地嗪、头孢他啶、头孢哌酮等	敏感菌所致尿路感染、肺炎、脑膜炎、骨髓炎、败血症等严重感染	
四代头孢 头孢匹罗、头孢吡肟、头孢噻利、头孢利啶、头孢唑兰	对三代头孢菌素耐药的感染、严重感染	

氨基糖苷类　ｅ 微课3

【药理作用】氨基糖苷类药物可抑制细菌蛋白质合成，对静止期细菌具有较强的杀灭作用，在碱性条件下其杀菌作用更强。其抗菌谱主要为需氧的革兰阴性杆菌和革兰阳性球菌。对革兰阴性球菌作用差，对厌氧菌和链球菌无效，对肠球菌属多不敏感或耐药。氨基糖类抗生素之间存在不完全交叉耐药性。

【不良反应】氨基糖苷类抗生素均有不同程度的耳毒性、肾毒性和神经-肌肉阻滞毒性作用。

耳毒性表现为前庭功能和耳蜗神经的损害，庆大霉素的耳毒性比阿米卡星大，用药期间，应注意观察患者有无耳鸣、眩晕等早期症状，进行听力和血药浓度监测。氨基糖苷类的耳毒性包括前庭功能损伤和耳蜗神经损害。其中，前庭功能损伤中，新霉素＞卡那霉素＞链霉素＞西索米星＞阿米卡星＞庆大霉素＞妥布霉素＞奈替米星；耳蜗神经损害中，新霉素＞卡那霉素＞阿米卡星＞西索米星＞庆大霉素＞妥布霉素＞奈替米星＞链霉素。

肾毒性的早期临床症状有蛋白尿、管型尿、尿中有红细胞、尿量减少，严重者可出现氮质血症和无尿。对肾功能不良者、老人、儿童和妊娠期妇女，应尽量避免使用本类抗生素。庆大霉素和阿米卡星的肾毒性相似。

【用药护理】本类药物与其他肾毒性药或耳毒性药、肌肉松弛药和麻醉药合用，上述毒性均会被加强。应用本类药物时，须注意药物相互作用，避免联合应用。

表8-1-5　氨基糖苷类抗生素分类及机制

机制	常用药物	抗菌特点
抑制蛋白质合成 还能抑制细菌胞浆膜蛋白质的合成。	阿米卡星、庆大霉素、链霉素、妥布霉素、奈替米星、大观霉素、异帕米星	抗菌谱广、静止期杀菌药、仅对需氧菌有杀灭作用、浓度依赖性杀菌剂、碱性环境中抗菌活性强、与β-内酰胺类药物有协同作用、以原型经肾小球滤过排出

表8-1-6　氨基糖苷类抗生素药物知识归纳

药物名称	抗菌作用	临床应用	不良反应	用药护理
氨基糖苷类抗生素	（1）对需氧G^-杆菌强大——大肠埃希菌、克雷伯杆菌、肠杆菌属、变形杆菌属、志贺菌属 （2）抗菌活性良好——沙门菌属、沙雷菌属、嗜血杆菌属、产碱杆菌属、不动杆菌属分枝杆菌属 （3）链霉素、卡那霉素对结核分枝杆菌敏感 （4）庆大霉素、阿米卡星、妥布霉素对铜绿假单胞菌敏感	（1）需氧G^-杆菌所致的全身感染 （2）败血症、肺炎、脑膜炎等严重感染（联用广谱青霉素、三代头孢、氟喹诺酮） （3）结核病 （4）局部感染 （5）消化道感染、肠道术前准备、肝性脑病（口服）	（1）耳毒性 （2）肾毒性 （3）过敏反应 （4）神经-肌肉麻痹（大剂量腹膜内或胸膜内给药，心肌抑制、血压下降、四肢软弱无力、呼吸困难、呼吸停止）	（1）警惕耳毒性，进行听力监测，避免与耳毒性药物合用 （2）定期检查肾功能，避免与磺胺、呋塞米合用 （3）血钙过低、重症肌无力者禁用；发生神经-肌肉麻痹时，静脉注射新斯的明和钙剂解救 （4）局部刺激强，深部肌内注射，更换注射部位或者稀释后缓慢滴注 （5）不宜与青霉素类同瓶滴注，以免降低药物活性，本类药物不宜联用，以免毒性相加

三、任务实施

【用药准备】根据任务内容和相关知识，请完成下面的用药实施清单。

用药前	评估准备	评估患者病史、用药史、各种检查结果等： 准备药物和药物相关知识： 调整自己工作状态，思考护士应具备的职业素养：
用药中	沟通观察实施	观察点： 与患者进行一般性沟通和专业性沟通： 实施用药过程：
用药后	观察宣教	观察患者的用药疗效和不良反应，以及病情变化： 健康宣教：

【用药护理过程】学生分组，用角色扮演方式，实施对"患者"的用药护理过程。

【用药评价】由"患者"进行评价。

序号	内容	评价
1	是否介绍药物名称（1～10分）	
2	是否说明用药目的（1～10分）	
3	是否说明用法用量（1～10分）	
4	是否说明用药注意事项（1～10分）	
5	是否能熟练实施用药护理过程（1～15分）	
6	是否与患者进行有效沟通（1～15分）	
7	是否进行药物、疾病的健康宣教（1～15分）	
8	是否体现护士良好的职业素养（1～15分）	
总分		

四、课后习题

（一）单项选择题（每题只有一个最佳答案）

1.下列有关青霉素G性质的描述，错误的是（　　）

　　A.水溶液性质不稳定，临用现配　　　　B.流行性脑脊髓膜炎首选药

　　C.口服可被胃酸破坏　　　　　　　　　D.为广谱抗生素

　　E.不耐酶

2.青霉素对下列哪种病原体无效（　　）

　　A.脑膜炎奈瑟菌　　　　B.肺炎球菌　　　　C.G⁻菌

　　D.放线菌　　　　　　　E.白喉棒状杆菌

3.关于β-内酰胺类抗菌机制描述正确的是（　　）

　　A.抑制菌体细胞壁合成　　B.影响胞浆膜的通透性　　C.抑制细菌核酸合成

　　D.抑制菌体蛋白质合成　　E.影响蛋白质代谢

4.青霉素类中对铜绿假单胞菌没有作用的抗生素是（　　）

　　A.青霉素G　　　　　　B.哌拉西林　　　　C.羧苄西林

　　D.磺苄西林　　　　　　E.替卡西林

5.下列有关头孢菌素的叙述，正确的是（　　）

　　A.与青霉素有交叉过敏反应　　　　B.第二代头孢可抗铜绿假单胞菌

　　C.第一代头孢菌素有肾毒性小　　　D.为抑菌剂

　　E.机制与青霉素类不相同

6.青霉素G对下列何种疾病无效（　　）

　　A.回归热　　　　　　　B.百日咳　　　　　C.流脑

　　D.大叶性肺炎　　　　　E.伤寒

7.下列对第一代头孢菌素的叙述，错误的是（　　）

A.对革兰阳性菌的作用强

B.对革兰阴性菌也有很强的作用

C.肾毒性较第二代、第三代大

D.对β-内酰胺酶较稳定

E.主用于耐药金葡菌感染及敏感南引起的呼吸及泌尿道感染

8.下列哪项不是头孢菌素的不良反应（　　）

A.过敏反应　　　　　　　　B.肾损害　　　　　　　　C.肝损害

D.胃肠反应　　　　　　　　E.双硫仑样反应

9.关于氨基糖苷类抗生素的叙述，不正确的是（　　）

A.口服易吸收

B.主要以原型经肾小球滤过排出

C.主要作用范围为需氧G^-杆菌

D.作用机制为抑制细菌蛋白质的合成

E.主要不良反应有耳毒性、肾损害等

10.氨基糖苷类抗生素不良反应正确的是（　　）

A.耳毒性、肾毒性、神经肌肉毒性

B.耳毒性、肾毒性、消化系统反应

C.肾毒性、神经肌肉毒性、血液系统凝血障碍

D.耳毒性、肾毒性、肝毒性

E.肾毒性、肝毒性、胆汁淤积

11.对耳、肾均有明显毒性的抗生素为（　　）

A.红霉素　　　　　　　　　B.链霉素　　　　　　　　C.氯霉素

D.四环素　　　　　　　　　E.青霉素

12.庆大霉素与呋塞米合用时可引起（　　）

A.抗菌作用增强　　　　　　B.肾毒性减轻　　　　　　C.利尿作用增强

D.耳毒性加重　　　　　　　E.肝毒性加重

13.在氨基糖苷类抗生素引起的不良反应中，钙剂具有治疗意义的有（　　）

A.耳蜗神经损害　　　　　　B.肾损害　　　　　　　　C.过敏反应

D.神经-肌肉传导阻滞　　　E.前庭功能障碍

14.抢救链霉素过敏性休克的首选药物是（　　）

A.地塞米松　　　　　　　　B.地高辛　　　　　　　　C.苯海拉明

D.肾上腺素　　　　　　　　E.去甲肾上腺素

15.耳、肾毒性最低的氨基糖苷类抗生素是（　　）

A.阿米卡星　　　　　　　　B.庆大霉素　　　　　　　C.妥布霉素

D.链霉素　　　　　　　　　E.奈替米星

任务二　治疗百日咳药物基础及用药护理

教案　　PPT

📖 知识目标

1.理解并解释红霉素、多西环素的药物作用、临床应用、不良反应和用药护理。
2.对比分析并整理氯霉素、林可霉素类、多肽类的药物特点、分类和代表药物。
3.说出其他大环内酯类和四环素类抗生素的作用特点。

📖 能力目标

1.学会观察大环内酯类的药物疗效和不良反应，能够熟练进行用药护理，正确指导患者合理、安全用药，具备熟练的用药护理能力。
2.具备与患者进行用药沟通的能力、及时处理药物不良反应的能力、准确监测用药后各项检查的护理能力。

📖 素养目标

培养关爱百日咳患者医者仁心的职业情怀、积极的工作态度、关注和尊重流行性百日咳患者的人文关怀素养及甘于奉献的护理敬业精神；树立高尚的护士职业道德品质。

一、任务描述

患儿，男，1岁2个月龄，出现流鼻涕症状，家人以为是感冒，其父母在家自行喂了小儿感冒颗粒，流鼻涕症状逐渐好转，三天后，又出现咳嗽症状，咳嗽症状愈发严重，剧烈咳嗽，并出现高调的吼声，第五天就医诊治。实验室检查：百日咳杆菌呈阳性。诊断为百日咳。

【相关治疗药物】

1.对症治疗

沙丁胺醇：每日0.3mg/kg，每日3次，缓解痉挛性剧烈咳嗽，可加用苯巴比妥（2~3mg/kg）镇静。

2.抗菌治疗

红霉素：首选治疗，每日30~50mg/kg，每日3次，7~14天。
阿奇霉素、克拉霉素、氨苄西林、复方磺胺甲噁唑、庆大霉素等也可选用。

【任务】

为了能正确地根据医嘱实施用药护理，护士应该熟悉百日咳治疗药物的相关知识，具备扎实的理论基础。请通过角色扮演的方式，向百日咳"患者"实施用药过程。

1.向患者说红霉素的用药剂量、用药方法、用药目的及注意事项。
2.对患者实施红霉素的用药。
3.在用药过程中充分体现关爱百日咳患者的医者仁心职业情怀，护士对患者的人文关怀。

二、相关知识

（一）大环内酯类药物

大环内酯类药物是一类具有大环内酯环基本结构的抗生素，大环内酯环包括14元大环内酯环、15元大环内酯环、16元大环内酯环。该类药物主要是通过与细菌核糖体 50S 亚基结合，抑制细菌蛋白质的合成发挥抑菌作用，属于生长期抑菌药物。

大环内酯类药物抗菌谱较窄，主要对革兰阳性菌、部分革兰阴性菌、厌氧菌、支原体、衣原体、军团菌等有抗菌作用。近年来，细菌对大环内酯类药物的耐药性逐渐增加，尤其是肺炎链球菌等常见致病菌。本类药物之间存在交叉耐药性。多数药物口服后吸收迅速，药物进入体内后，在组织和体液中分布良好，可在呼吸道、泌尿生殖道等部位达到较高浓度。

大环内酯类药物分为天然大环内酯类和半合成大环内酯类，天然大环内酯类的常用药物有红霉素、螺旋霉素、麦迪霉素等。红霉素对革兰阳性菌的抗菌作用较强，对支原体、衣原体等也有良好的抗菌活性。半合成大环内酯类的常用药物有阿奇霉素、罗红霉素、克拉霉素等。与天然大环内酯类相比，半合成药物具有口服吸收好、组织分布广、半衰期长、抗菌活性强、不良反应少等优点。具体分类及抗菌特点如表8-2-1所示。

表8-2-1　大环内酯类药物分类、机制及抗菌特点

药物分类	药物名称	药物机制	抗菌特点
天然大环内酯类	红霉素 乙酰螺旋霉素 麦迪霉素	抑制菌体蛋白质合成，发挥快速抑菌作用	抗菌谱窄，对胃酸不稳定，血药浓度低，组织中浓度相对高，经胆汁排泄，对胆道感染效果好，不宜透过血-脑脊液屏障
半合成大环内酯类	罗红霉素 阿奇霉素 克拉霉素		抗菌谱广，对胃稳定，血药浓度高，组织渗透好、半衰期长，对金葡菌和化脓性链球菌有良好的抗菌后效应，不良反应较天然品少而轻

红霉素　🄔微课4

红霉素肠溶片、依托红霉素等，红霉素游离碱供口服用，乳糖酸红霉素供注射用。吸收后，广泛分布于各组织和体液中，主要在肝脏代谢，从胆汁排出，并进行肠肝循环。

【药理作用】

1.抗菌作用　抗菌谱与青霉素相似。

对革兰阳性菌有较强的抑制作用，如金黄色葡萄球菌、肺炎链球菌、溶血性链球菌、白喉棒状杆菌、破伤风芽孢梭菌、表皮葡萄球菌等。

对部分革兰阴性菌也有一定的抑制作用，如流感嗜血杆菌、百日咳鲍特菌、脑膜炎奈瑟菌、淋病奈瑟菌、弯曲菌、军团菌等。

对支原体、衣原体、军团菌等非典型病原体高度敏感。

2.免疫调节作用　在一定程度上可调节机体的免疫反应。

【临床应用】β-溶血链球菌、肺炎双球菌、嗜血流感杆菌引起的轻度或中度的呼吸道感染；肺炎支原体引起的呼吸道感染。肺炎军团菌引起的军团病。百日咳鲍特菌引起的百

日咳，白喉杆菌引起的白喉，红霉素均可消除病菌。预防感染微小棒状杆菌引起的红癣病。

肠道内阿米巴病、李斯特菌引起的单核细胞增多症、化脓性链球菌和金黄色葡萄球菌引起的皮肤和软组织的轻度中度感染。

对青霉素过敏的患者，可以口服红霉素治疗初期梅毒，子宫内梅毒不建议使用红霉素。

对四环素禁忌或不能耐受时，可以使用红霉素治疗沙眼衣原体引起的疾病，如新生儿结膜炎、幼儿肺炎，以及妊娠期泌尿、生殖系统感染等。

【禁忌证】对大环内酯类药过敏者禁用。肝、肾功能不全者慎用。

【不良反应】

1.胃肠道反应　常见胃肠道反应，如腹泻、恶心、呕吐、食欲减退等症状。

2.肝毒性　长期及大剂量服用，可引起胆汁淤积和肝转氨酶升高。

3.过敏反应　可见药物热、皮疹、嗜酸性粒细胞增多等。

4.耳毒性　大剂量使用时出现耳鸣、听力减退，甚至耳聋。

红霉素片，应整片吞服，避免被胃酸破坏而发生降效。幼儿可服用对酸稳定的酯化红霉素。静脉滴注红霉素易引起静脉炎，滴注速度宜缓慢。红霉素在酸性输液中被破坏而降效，在5%～10%葡萄糖溶液500ml中，添加维生素C注射液（抗坏血酸钠）1g或5%碳酸氢钠注射液0.5ml，增大pH到5以上，再加红霉素乳糖酸盐，则有助稳定。

红霉素药物知识见表8-2-2。

表8-2-2　红霉素药物知识归纳

药物名称	抗菌作用	临床应用	不良反应	用药护理
红霉素	（1）G⁺菌——金黄色葡萄球菌、链球菌、肺炎球菌、白喉棒状杆菌 （2）G⁻菌——脑膜炎奈瑟菌、淋病奈瑟菌、百日咳鲍特菌、流感嗜血杆菌、布鲁菌、弯曲菌、军团菌 （3）衣原体、肺炎支原体、立克次体、螺杆菌、部分厌氧菌	（1）对青霉素过敏或耐药的感染 （2）对军团菌肺炎、白喉带菌者、支原体肺炎、沙眼衣原体所致的婴儿肺炎和结膜炎，可作首选药 （3）弯曲菌所致的肠炎或败血症 （4）百日咳、厌氧菌、需氧菌引起的口腔感染	（1）局部刺激性 （2）肝毒性 （3）过敏反应 （4）过量应用（＞4g/d）有一定的耳毒性	（1）饭后口服减轻胃肠道反应；静脉给药稀释后缓慢滴注，避免疼痛或血栓性静脉炎 （2）乳糖酸红霉素用5%注射用水配成溶液，再用5%葡萄糖溶液稀释，不宜用9%氯化钠稀释，否则析出沉淀 （3）与磺胺药合用增强疗效，与青霉素合用产生拮抗作用，与四环素合用加重肝损害

常用大环内酯类药物的特点见表8-2-3。

表8-2-3　大环内酯类药物比较

药物名称	药物特点
罗红霉素	空腹吸收良好，半衰期12～14小时，对肺炎支原体和衣原体作用强。用于呼吸道、皮肤软组织感染
阿奇霉素	抗G⁺菌作用与红霉素相当，抗G⁻菌作用强于红霉素，对肺炎支原体作用为大环内酯类中最强者。用于呼吸道、皮肤和软组织感染，衣原体及多种耐药淋病奈瑟菌所致的尿道炎、宫颈炎
克拉霉素	抗G⁺菌作用是大环内酯类中最强者，抗幽门螺杆菌。用于耳鼻喉部、下呼吸道、皮肤和软组织感染，如急性中耳炎、支原体肺炎、沙眼衣原体所致的尿道炎和宫颈炎，幽门螺杆菌感染

（二）四环素类

四环素类药物属于广谱抗生素，具有氢化骈四苯的母核结构。对多种革兰阳性菌、革兰阴性菌、立克次体、衣原体、支原体、螺旋体和某些原虫等有抑制作用。四环素类与细菌核糖体 30S 亚基结合，抑制细菌蛋白质的合成，呈现快速抑菌作用，高浓度时具有杀菌作用。四环素类药物包括天然四环素类和半合成四环素类（表8-2-4）。

表8-2-4 四环素类药物分类、机制、常用药物及作用特点

药物分类	药物名称	药物机制	药物特点
天然四环素类	四环素、土霉素、金霉素	抑制细菌蛋白质的合成，产生快速抑菌作用	①广谱；②高浓度杀菌；③口服易吸收；④同服奶制品、阳离子（镁离子、钙离子、铁离子、铝离子）可减少药物吸收；⑤酸性药物（维生素C）可促进四环素吸收；⑥碱性药物、抗酸药、H_2阻断减少吸收；⑦可沉积于骨、牙组织内；⑧大部分以原型由肾排泄（多西环素主要经胆汁排泄）；⑨天然品与合成品之间无交叉耐药性
部分合成四环素类	多西环素（强力霉素）、美他环素、米诺环素（二甲胺四环素）		

多西环素 ⓔ 微课5

多西环素口服吸收完全，进食对多西环素吸收的影响小。吸收后广泛分布于体内组织和体液，在胆汁中浓度可达同期血药浓度的10～20倍。部分在肝内代谢灭活，主要自肾小球滤过排泄，肾功能损害患者主要是排泄肠道。多西环素是四环素类中可安全用于肾功能损害患者的药物。

【药理作用】抗菌谱广。

1.抗革兰阳性菌 如金黄色葡萄球菌、链球菌、炭疽杆菌、李斯特菌等。

2.抗革兰阴性菌 如大肠埃希菌、沙门菌、布鲁菌、霍乱弧菌、鼠疫杆菌、淋病奈瑟菌、脑膜炎奈瑟菌等。

3.抗立克次体 如普氏立克次体、莫氏立克次体、恙虫病立克次体等。

4.其他 抗支原体、衣原体及螺旋体（回归热螺旋体、钩端螺旋体等）。

【临床应用】主要用于敏感的革兰阳性球菌和革兰阴性杆菌所致的上呼吸道感染、扁桃体炎、胆道感染、淋巴结炎、蜂窝织炎和老年慢性支气管炎等，也用于斑疹伤寒、恙虫病和支原体肺炎等。

与氨基糖苷类联合尚可用于治疗布鲁氏菌病、鼠疫、霍乱，预防恶性疟疾和钩端螺旋体感染。

【禁忌证】有四环素类过敏史者、8岁以下小儿及妊娠期和哺乳期妇女禁用。

【不良反应】

1.常见胃肠道反应 如恶心、呕吐和腹泻等。饭后服药可减轻胃肠道不良反应。

2.血液系统反应 出现溶血性贫血、血小板、中性粒细胞和嗜酸性粒细胞减少。长期用药者应定期检查血常规。

3.其他反应 良性颅内压增高、头痛、牙齿变黄染、牙釉质发育不良等。

4.过敏反应　皮肤过敏引起红斑和荨麻疹、光感性皮炎等。

5.肝损伤　可见血清转氨酶、碱性磷酸酶、胆红素升高，大剂量可引起肝脂肪变性。肝功能不全者慎用，长期用药者应定期检查肝功能。

四环素类药物知识见表8-2-5。

表8-2-5　四环素类药物知识归纳

药物名称	药理作用	临床应用	不良反应	用药护理
四环素类	（1）抗G⁺菌、G⁻菌、立克次体、衣原体、支原体、螺旋体 （2）抗G⁺菌作用不如青霉素和头孢菌素 （3）抗G⁻菌作用不如氨基糖苷类和氯霉素 （4）抗G⁺菌活性强于G⁻菌活性	（1）对立克次体引起的斑疹伤寒和恙虫病有特效 （2）对鹦鹉热、衣原体肺炎、沙眼衣原体引起的性病、非特异性尿道炎、沙眼是首选药 （3）临床使用本类药物常采用多西环素	（1）胃肠道反应 （2）二重感染（菌群交替症）：一是真菌感染，鹅口疮、肠炎；二是假膜性肠炎，肠壁坏死、体液渗出、剧烈腹泻、脱水、休克 （3）影响骨、牙生长——四环素牙 （4）其他：肝肾损坏、过敏反应、光敏反应	（1）饭后口服药物，减少胃肠道刺激 （2）多西环素易致光敏反应，米诺环素独特的前庭反应 （3）妊娠期、哺乳期妇女，8岁以下儿童，肝、肾功能不全者禁用 （4）出现鹅口疮时，停药，使用抗真菌药治疗 （5）出现假膜性肠炎时，停药，使用万古霉素或是甲硝唑治疗

（三）其他抗生素

氯霉素

氯霉素主要通过与细菌核糖体50S亚基结合，使蛋白质合成受阻。抗菌谱广，包括革兰阳性菌、革兰阴性菌、厌氧菌、立克次体、衣原体、螺旋体等，其中对革兰阴性菌作用较强。临床主要用于治疗敏感菌所致的伤寒、副伤寒、严重感染如流感杆菌性脑膜炎、立克次体感染等。常用药物有氯霉素滴眼液、氯霉素片等。不良反应比较严重，如抑制骨髓造血功能和灰婴综合征，因此临床现已很少使用。

林可霉素

林可霉素类抗生素主要作用于细菌核糖体的50S亚基，抑制细菌蛋白质的合成。对大多数革兰阳性菌及某些厌氧菌有良好抗菌活性，如金黄色葡萄球菌、链球菌、肺炎球菌等。临床主要用于厌氧菌引起的腹腔和妇科感染，常需与氨基糖苷类抗生素联合使用，以消除需氧菌。克林霉素是治疗金黄色葡萄球菌骨髓炎的首选药物。用药后，可出现胃肠道反应，常见恶心、呕吐、腹痛、腹泻等，长期使用可致假膜性肠炎。过敏反应，可出现皮疹、瘙痒、荨麻疹、白细胞减少、血小板减少等，严重者可发生过敏性休克。还可导致肝功能异常、肾功能损害、听力下降等不良反应。用药前，详细询问患者过敏史，了解患者肝肾功能情况。定期监测血常规、肝肾功能等指标。

氯霉素、林可霉素等抗生素的药物相关知识总结如表8-2-6所示。

表8-2-6 氯霉素、林可霉素等药物知识归纳

药物名称	药理作用	临床应用	不良反应	用药护理
氯霉素	（1）对伤寒沙门菌、流感嗜血杆菌作用最强 （2）对厌氧菌、百日咳杆菌、布鲁杆菌作用较强 （3）对立克次体、沙眼衣原体和肺炎衣原体有效 （4）抗革兰阴性菌作用强于革兰阳性菌	（1）全身用于伤寒、副伤寒 （2）局部用于眼内感染、全眼球感染、沙眼、结膜炎	（1）抑制骨髓造血系统（严重的毒性反应） （2）新生儿、早产儿可致灰婴综合征 （3）其他，胃肠反应、二重感染、中毒型神经病、皮疹、药热	（1）毒性反应严重，一般不做首选药 （2）用药期间监测血象，一旦异常，立即停药 （3）抑制肝药酶，减少法华林、甲苯磺丁脲、苯妥英钠的药物的代谢，增强合用药物的疗效
克林霉素	（1）抗大多数革兰阳性菌（类似于红霉素） （2）抗某些厌氧的革兰阴性菌	（1）厌氧菌引起的腹腔和妇科感染（与氨基糖苷类合用） （2）治疗金黄色葡萄球菌骨髓炎的首选药 （3）链球菌引起的中耳炎、咽喉炎、肺炎	（1）胃肠道反应 （2）出现严重的假膜性肠炎（用万古霉素和甲硝唑治疗） （3）其他，如肝损害、肾损害、过敏反应、耳鸣、眩晕、听力下降	（1）肝肾功能不全、胃肠疾病、4岁以下儿童及妊娠期、哺乳期妇女慎用。 （2）用药期间定期检查血象和肝功 （3）不可直接静脉滴注，进药速度过快可致心搏暂停和低血压。0.6～1g本品需用100ml以上输液稀释 （4）与红霉素有拮抗作用，不能合用
万古霉素	（1）对G^+性菌有强大，杀菌作用 （2）对厌氧的难辨梭菌有较好的抗菌作用	G^+性菌引起的严重感染，败血症、肺炎、心内膜炎、结肠炎、脑膜炎、骨髓炎、某些抗生素如克林霉素引起的假膜性肠炎	（1）耳毒性 （2）肾毒性 （3）恶心、寒战、药物热、皮疹、皮肤瘙痒、血栓性静脉炎	（1）用药期间注意听力变化 （2）避免与氨基糖苷类抗生素、高效能利尿药合用，以免增加耳毒性和肾毒性
多黏菌素类	（1）对G^-杆菌有强大的杀灭作用，如铜绿假单胞菌、大肠埃希菌、流感嗜血杆菌、沙门菌属 （2）对G^-性球菌、G^+菌、真菌无作用	敏感菌引起的眼、耳、皮肤、黏膜感染及烧伤后铜绿假单胞菌感染	（1）肾损害 （2）神经系统毒性 （3）瘙痒、皮疹、药热 （4）偶见肝毒性和诱发粒细胞减少	（1）缓慢静脉滴注 （2）注意神经系统毒性，关注眩晕、视物模糊、运动失调症状的出现，一旦出现，立即停药 （3）检测尿量，查尿时出现蛋白尿、血尿、管型尿，及时停药 （4）避免与麻醉剂、肌松剂、氨基糖苷类合用，以免增加肾、耳毒性

三、任务实施

【用药准备】根据任务内容和相关知识，请完成下面的用药实施清单。

用药前	评估准备	评估患者病史、用药史、各种检查结果等：
		准备药物和药物相关知识：
		调整自己工作状态，思考护士应具备的职业素养：
用药中	沟通观察实施	观察点：
		与患者进行一般性沟通和专业性沟通：
		实施用药过程：
用药后	观察宣教	观察患者的用药疗效和不良反应，以及病情变化：
		健康宣教：

【用药护理过程】学生分组，用角色扮演方式，实施对"患者"的用药护理过程。

【用药评价】由"患者"进行评价。

序号	内容	评价
1	是否介绍药物名称（1~10分）	
2	是否说明用药目的（1~10分）	
3	是否说明用法用量（1~10分）	
4	是否说明用药注意事项（1~10分）	
5	是否能熟练实施用药护理过程（1~15分）	
6	是否与患者进行有效沟通（1~15分）	
7	是否进行药物、疾病的健康宣教（1~15分）	
8	是否体现护士良好的职业素养（1~15分）	
总分		

四、课后习题

习题

（一）单项选择题（每题只有一个最佳答案）

1.红霉素不能用于下列哪种疾病的治疗（　　）

    A.百日咳　　　　　　　　B.军团军病　　　　　　　　C.淋病

    D.支原体肺炎　　　　　　E.伤寒

2.下列药物中不属于大环内酯类抗生素的是（　　）

    A.阿奇霉素　　　　　　　B.克拉霉素　　　　　　　　C.乙酰螺旋霉素

    D.罗红霉素　　　　　　　E.链霉素

3.关于红霉素，下列说法错误的是（　　）

    A.红霉素口服吸收良好，但有明显的胃肠道反应

    B.乳糖酸红霉素不宜与酸性溶液配伍

    C.红霉素过量使用会发生具有一定的耳毒性

    D.红霉素无刺激性，可以口服，也可肌内注射

    E.红霉素具有一定的肝毒性，可致胆汁淤积和转氨酶升高

4.关于大环内酯类药物，下列说法错误的是（　　）

    A.大环内酯类是一种弱酸性抗生素

    B.红霉素乙酰螺旋霉素属于第一代大环内酯类抗生素

    C.大环内酯类抗生素通过抑制菌体蛋白质合成而发挥速效抑菌作用

    D.大环内酯类抗生素之间具有交叉耐药性

    E.使用青霉素过敏时可换用大环内脂药物红霉素

5.治疗支原体肺炎首选下列哪种药物（　　）

    A.阿莫西林　　　　　　　B.头孢呋定　　　　　　　　C.阿奇霉素

    D.诺氟沙星　　　　　　　E.氨苄西林

6.四环素类药物对下列哪一种病原体无效（　　）

    A.立克次体　　　　　　　B.衣原体　　　　　　　　　C.螺旋体

    D.真菌　　　　　　　　　E.支原体

7.四环素类抗生素的抗菌机制是（　　）

    A.抑制细菌蛋白质合成　　　　　　　B.影响胞浆膜的通透性

    C.抑制RNA合成　　　　　　　　　　D.抑制细菌细胞壁合成

    E.抑制二氢叶酸合成酶

8.下列药物不属于四环素类药物的是（　　）

    A.土霉素　　　　　　　　B.　金霉素　　　　　　　　C.米诺环素

    D.多西环素　　　　　　　E.阿奇霉素

9.对于四环素，下列说法错误的是（　　）

    A.四环素口服吸收不完全，易受食物的影响

    B.四环素可用于治疗伤寒

    C.四环素对革兰阳性菌比革兰阴性菌作用强

D.临床用于立克次体、支原体、衣原体的感染

E.临床可用于治疗或乱来霍乱、鼠疫

10.治疗金黄色葡萄球菌引起的急慢性骨髓炎首选（　　）

A.红霉素　　　　　　　　B.氯霉素　　　　　　　　C.链霉素

D.阿奇霉素　　　　　　　E.林可霉素

（二）配伍选择题（从共用选项中选择一个最佳答案）

（11～16题共用答案）

A.抑制细菌蛋白质合成　　　　　B.抑制菌体细胞壁合成

C.影响胞浆膜的通透性　　　　　D.抑制细菌产生的 β-内酰氨酶

E.抑制二氢叶酸还原酶

11.青霉素的抗菌机制是（　　）

12.氯霉素的抗菌机制是（　　）

13.四环素的抗菌机制是（　　）

14.氨基糖苷类的抗菌机制是（　　）

15.大环内酯类抗生素的抗菌机制是（　　）

16.克拉维酸的作用机制是（　　）

任务三　治疗细菌性痢疾药物基础及用药护理

教案　　PPT

📖 知识目标

1.理解并解释喹诺酮类、磺胺类药物的药理作用、临床应用、不良反应和用药护理。

2.对比分析并整理各种人工合成抗菌药物的作用机制及抗菌特点。

3.说出甲氧苄啶、硝基咪唑类人工合成抗菌药和硝基呋喃类人工合成抗菌药的抗菌作用、临床应用及主要不良反应。

📖 能力目标

1.学会观察喹诺酮类药物疗效和不良反应，能够熟练进行用药护理，正确指导患者合理、安全用药，具备熟练的用药护理能力。

2.具备与患者进行用药沟通的能力、及时处理药物不良反应的能力、准确监测用药后各项检查的护理能力。

📖 素养目标

培养关爱细菌性痢疾患者医者仁心的职业情怀、积极的工作态度、关注和尊重细菌性痢疾患者的人文关怀素养及甘于奉献的护理敬业精神；树立高尚的护士职业道德品质。

一、任务描述

患者，男，28岁。近一周以来出现发热，腹痛，腹泻，使用解热镇痛药和止泻药，只能暂时缓解症状，到医院就医。通过患者主诉及实验室检查结果，诊断为：细菌性痢疾。

【相关治疗药物】

1.一般处理 隔离、休息、饮水、补液。

2.抗菌治疗

喹诺酮类：是成人治疗细菌性痢疾的首选药，不推荐用于儿童、妊娠期和哺乳期妇女。常用药物有诺氟沙星、环丙沙星、左氧氟沙星。

氨基糖苷类：阿米卡星、庆大霉素。

磺胺类药物：复方磺胺甲噁唑、磺胺嘧啶。

头孢曲松：用于重型或中毒型细菌性痢疾。

阿奇霉素：口服，用于儿童细菌性痢疾，疗程3天，每日10mg/kg。

3.积极抢救 对于中毒性菌痢需要进行积极抢救，氢化可地松、地塞米松用于降温，甘露醇用于脱水，地西泮用于镇静，联合使用葡萄糖氯化钠补液、碳酸氢钠纠正酸中毒、多巴胺调节血管活性药纠正休克。

【任务】

为了能正确地根据医嘱实施用药护理，护士应该熟悉细菌性痢疾治疗药物的相关知识，具备扎实的理论基础。请通过角色扮演的方式，向细菌性痢疾"患者"实施用药过程。

1.向患者说诺氟沙星的用药剂量、用药方法、用药目的、及注意事项。

2.对患者实施诺氟沙星的用药。

3.在用药过程中充分体现关爱细菌性痢疾患者的医者仁心职业情怀，护士对患者的人文关怀。

二、相关知识

（一）喹诺酮类

喹诺酮类药物属于人工合成抗菌药，抑制细菌的DNA回旋酶，阻止DNA的拓扑异构化，干扰DNA复制，导致细菌死亡。本类药物与许多抗菌药物间无交叉耐药性，药物包括第一代至第四代。第一代、第二代对革兰阴性菌作用强，现已经很少使用；第三代、第四代喹诺酮类药物对革兰阳性菌的作用逐渐增强，对支原体、衣原体、厌氧菌、结核分枝杆菌有抑制作用，临床广泛用于消化道感染、泌尿生殖系统感染、呼吸道感染、骨骼系统感染、神经系统感染、循环系统感染，还可用于治疗结核分枝杆菌和麻风杆菌感染。抗菌谱变广，临床应用也逐渐增多。耐药性相对较少，与其他抗生素之间无明显交叉耐药性。用药之后产生轻微的消化系统反应，停药后可自行消失；对于18岁以下儿童及妊娠期妇女会出现软骨损害，不宜使用；用药后，还会兴奋中枢神经系统，中枢神经系统疾病及癫痫患者应避免使用；同时存在过敏反应。少数患者产生光敏性，用药期间避免阳光和紫外线的照射。长期大剂量使用少见肝损害，不推荐18岁以下患者使用本类药品。

喹诺酮类药物特点见表8-3-1。

表8-3-1 喹诺酮类药物分类、机制、抗菌特点

药物分类	药物名称	药物机制	抗菌特点
第一代	萘啶酸	抑制细菌DNA回旋酶，阻碍DNA复制，产生快速杀菌作用	（1）第一代已淘汰，第二代很少用，常用三代四代喹诺酮类药物
第二代	吡哌酸		（2）本类药物之间存在交叉耐药性，与其他抗菌药之间无交叉耐药性
第三代	氟喹诺酮类——诺氟沙星、环丙沙星、氧氟沙星、左氧氟沙星、洛美沙星、氟罗沙星、司帕沙星、帕珠沙星		（3）血浆蛋白结合率低，组织分布广泛；脑组织和骨组织中浓度低（4）与钙镁锌等阳离子发生螯合，影响吸收；口服，生物利用度高
第四代	加替沙星、莫西沙星		（5）多数以原型经肾脏排出，氧氟沙星、环丙沙星在胆汁中浓度高于血药浓度

诺氟沙星 微课6

诺氟沙星口服后吸收迅速。在体内几乎不被代谢，主要经过肾脏胆汁排出。诺氟沙星为第三代喹诺酮类药物，具有抗菌谱广、作用强的特点。

【药理作用】

1.抗革兰阴性杆菌 如大肠埃希菌、痢疾志贺菌、铜绿假单胞菌、流感嗜血杆菌、伤寒沙门菌、奇异变形杆菌、军团杆菌、霍乱弧菌等。

2.抗革兰阴性球菌 如淋病奈瑟菌，脑膜炎奈瑟菌。

3.抗革兰阳性菌 如金黄色葡萄球菌，链球菌、肺炎球菌、肠球菌等。

4.其他 抗结核分枝杆菌、衣原体、支原体、厌氧菌。

【临床应用】用于敏感菌所致泌尿生殖道、肠道、耳鼻喉感染；也用于妇科外科、皮肤科感染性疾病、伤寒和其他沙门氏菌感染的治疗。

【禁忌证】对喹诺酮类药物过敏者、妊娠期妇女、糖尿病患者、18岁以下患者禁用。

【不良反应】

1.消化系统症状 出现在用药初期，可自行消失，有胃溃疡病史者慎用。

2.肝脏损害 少数患者出现转氨酶升高，对停药后恢复正常，肝功能不全者慎用。

3.中枢神经系统症状 头晕、头痛、嗜睡、失眠、周围神经刺激症状。

4.肾损害 也可引起血肌酐、尿素氮升高，剂量过大可致结晶尿，偶见血尿。服药期间多饮水，避免结晶尿的产生，肾功能不全者慎用。

5.光敏反应 用药期间还会发生光敏反应，一旦产生需要停药，应避免阳光暴晒。

喹诺酮类药物知识总结见表8-3-2。

表8-3-2　喹诺酮类药物知识归纳

药物名称	药理作用	临床应用	不良反应	用药护理
诺氟沙星	（1）对G^-有强大的杀菌作用——大肠埃希菌、痢疾志贺菌、铜绿假单胞菌、伤寒沙门菌、流感嗜血杆菌、淋病奈瑟菌 （2）对革兰阳性菌有良好作用——金黄色葡萄球菌、肺炎链球菌	用于敏感菌所致泌尿生殖道、肠道、耳鼻喉科、妇科、外科、皮肤科等感染性疾病，伤寒和其他沙门菌感染	（1）消化道反应 （2）转氨酶升高 （3）神经系统刺激症——头晕、头痛、嗜睡，皮肤针扎感、轻微灼热感 （4）泌尿系统反应——血肌酐、尿素氮升高，大剂量可致结晶尿，偶见血尿 （5）严重肝肾功能不全、癫痫病史、溃疡病史、重症肌无力患者慎用；妊娠期妇女、糖尿病患者、18岁以下患者禁用	（1）用药初期产生的上腹部不适，无须停药，可自行消失，有胃溃疡病史的患者慎用 （2）针对转氨酶升高，停药后可恢复正常 （3）针对神经刺激症状，加用维生素B_1和B_{12}可减轻 （4）宜空腹，多饮水，避免产生结晶尿 （5）用药期间避免阳光暴晒，一旦发生光敏反应需停药

（二）其他人工合成抗菌药

喹诺酮类药物属于人工合成抗菌药，此外，人工合成抗菌药还包括磺胺类抗菌药、硝基咪唑类抗菌药、硝基呋喃类抗菌药。具体分类及代表药物如表8-3-3所示。

表8-3-3　其他人工合成抗菌药分类、机制、常见药物及抗菌特点

药物分类		药物名称	药物机制	抗菌特点
磺胺类	用于全身感染的磺胺类	磺胺甲噁唑（SMZ） 磺胺嘧啶（SD）	竞争性作用于细菌的二氢叶酸合成酶，阻止二氢叶酸的合成，抑制细菌生长繁殖	广谱抗菌药；口服易吸收；可透过血-脑脊液屏障，脑脊液中药物浓度为同期血药浓度的78%；可通过胎盘屏障；主要经肾小球滤过排泄
	用于肠道感染的磺胺药	柳氮磺吡啶（SPSA）		
	外用磺胺药	磺胺米隆（SML） 磺胺嘧啶银（SD-Ag） 磺胺嘧啶锌（SD-Zn）		
甲氧苄啶（TMP）			抑制细菌二氢叶酸还原酶，抑制细菌生长繁殖	抗菌谱与SMZ相似，两者合用可使细菌的叶酸代谢收到双重阻断，抗菌作用大幅度提高，故称为磺胺增效剂；单用易产生耐药性，合用磺胺类药可延缓细菌耐药性的产生
硝基咪唑类		甲硝唑、替硝唑、奥硝唑	抑制细菌DNA的合成，干扰细菌生长繁殖，最终致细菌死亡	尚可抑制阿米巴虫的氧化还原反应，使原虫氮链发生断裂，有较强的杀灭滴虫的作用，机制未明；口服吸收迅速而完全，生物利用度大，达峰时间1～2小时，静脉给药20分钟起效，广泛分布于组织和体液中；能透过血-脑脊液屏障
硝基呋喃类		呋喃西林、呋喃妥因、呋喃唑酮	抑制乙酰辅酶A，干扰菌体糖代谢而呈现杀菌作用	抗菌谱广；细菌不易产生耐药性，与其他抗菌药之间无交叉耐药性；本类药物毒性较大，血中浓度低，不适合用于全身感染；呋喃妥因口服吸收迅速，尿药浓度高；呋喃唑酮口服吸收少，肠腔浓度高

复方磺胺甲噁唑 e 微课7

复方磺胺甲噁唑为磺胺甲噁唑（SMZ）与甲氧苄啶（TMP）的复方制剂，组成比例为 5∶1。SMZ竞争性抑制二氢叶酸合成酶，TMP抑制二氢叶酸还原酶，两者合用，使细菌的叶酸代谢受到双重阻断，抗菌作用大幅度提升，抗菌作用明显增强。因此TMP有磺胺增效剂之称。临床上用于治疗敏感菌所致的慢性支气管炎急性发作，肺部、尿路、肠道感染，皮肤化脓性感染，扁桃体炎，伤寒等。对磺胺类药物过敏患者、两月龄以下的婴儿、妊娠期及哺乳期妇女、严重肝肾功能损害、巨幼细胞贫血患者禁用。用药期间可出现过敏反应，发现皮疹应立即停药，并进行抗过敏治疗。还会引起白细胞减少、肝功能损害症状，口服刺激胃肠道，出现恶心、呕吐、食欲减退、腹泻等。与酸性药物如维生素C等同时服用，易导致结晶尿血尿。

复方磺胺甲噁唑等药物知识见表8-3-4。

表8-3-4 复方磺胺甲噁唑、甲硝唑、呋喃妥因药物知识归纳

药物名称	药理作用	临床应用	不良反应	用药护理
复方磺胺甲噁唑（SMZ 与 TMP 以 5∶1比例组成的复方制剂）	抗革兰阳性菌、抗革兰阴性菌	用于对本品敏感菌所致慢性支气管炎急性发作，肺部、尿路、肠道感染，皮肤化脓性感染，扁桃体炎，伤寒等	（1）药物过敏，红斑、皮炎，甚至危及生命 （2）白细胞减少 （3）肾功能损伤，结晶尿、血尿 （4）口服后，可出现胃肠道反应 （5）黄疸、肝功能减退	（1）长期、大剂量服用时宜与碳酸氢钠同服，减少结晶尿和血尿的发生，与酸性药物如维生素C等同时服用易导致结晶尿、血尿 （2）用于肾功能不全者，用量应为常用量的1/2，并且进行检测 （3）与口服抗凝药、降糖药、甲氨蝶呤、苯妥英钠合用，因竞争药物的蛋白结合部位，或抑制其代谢，使其作用时间延长、毒性增加
甲硝唑（灭滴灵）	抗厌氧菌、抗阴道滴虫、抗阿米巴、抗贾第鞭毛虫	广泛用于各种厌氧菌感染的治疗；阴道滴虫感染的首选药；治疗急性阿米巴痢疾和肠外阿米巴感染；治疗小袋虫病、皮肤利什曼病、麦迪娜龙线虫感染	（1）消化道反应 （2）神经系统症状，头痛、眩晕、肢体麻木、共济失调、抽搐 （3）少数病例出现荨麻疹、潮红、瘙痒、膀胱炎、排尿困难、口中金属味、白细胞减少，均可逆	（1）本品代谢产物可使尿液呈深红色 （2）肝疾病者剂量减少 （3）重复一个疗程之前，应做白细胞计数检查 （4）肾衰竭者，给药间隔时间应由8小时延长至12小时 （5）抑制乙醇代谢，饮酒后可能出现腹痛、呕吐、头痛等症状，故用药期间不宜饮酒 （6）活动性中枢神经系统疾病和血液病者禁用，妊娠期、哺乳期妇女禁用

续表

药物名称	药理作用	临床应用	不良反应	用药护理
呋喃妥因	广谱抗菌，对葡萄球菌、肠球菌、大肠埃希菌、奈瑟球菌（淋球菌等）、枯草杆菌、痢疾杆菌、伤寒杆菌有良好的抗菌作用；对铜绿假单胞菌无效	重要应用于敏感菌所致的泌尿系统感染，也可用于尿路感染的预防	（1）周围神经炎（手足麻木、肌萎缩、往往迁延难愈） （2）过敏反应（气喘、胸闷、皮疹、药物热、嗜酸性粒细胞增多） （3）胃肠道反应 （4）中毒性精神症状（幻听、幻觉、烦躁） （5）其他，溶血性贫血、黄疸、肺部并发症	（1）应用肠溶片减轻胃肠道反应 （2）肾功能不全、G-6-PD缺乏、周围神经病变者慎用 （3）与食物同服可增加吸收 （4）酸性尿液中活性较强、碱性尿液中药效降低，故不宜与碳酸氢钠等碱性药物合用 （5）与可致溶血的药物、肝毒性药物、神经毒性药物合用时毒性增强 （6）不宜合用诺氟沙星、萘啶酸，两者有拮抗作用；与甲氧苄啶合用可增加抗菌作用

磺胺类药物的主要临床应用见表8-3-5。

表8-3-5　磺胺类药物的主要临床应用

药物名称	临床应用
磺胺甲噁唑（SMZ）	要用于呼吸道、消化道、泌尿道感染
磺胺嘧啶（SD）	可作为脑脊髓膜炎的首选药
柳氮磺吡啶（SPSA）	主要用于溃疡性和局限性结肠炎，具有抗菌、抗炎和免疫抑制的作用
磺胺米隆（SML）	适用于烧伤和大面积创伤后感染
磺胺嘧啶银（SD-Ag）	适用于烧伤、烫伤感染。对铜绿假单胞菌作用强大，银盐有收敛作用
磺胺嘧啶锌（SD-Zn）	用于烧伤、烫伤感染。在促进伤口愈合方面优于磺胺嘧啶银
磺胺醋酰钠（SA-Na）	适用于沙眼、结膜炎和角膜炎等

三、任务实施

【用药准备】根据任务内容和相关知识，请完成下面的用药实施清单。

用药前	评估准备	评估患者病史、用药史、各种检查结果等： 准备药物和药物相关知识： 调整自己工作状态，思考护士应具备的职业素养：

续表

用药中	沟通 观察 实施	观察点： 与患者进行一般性沟通和专业性沟通： 实施用药过程：
用药后	观察 宣教	观察患者的用药疗效和不良反应，以及病情变化： 健康宣教：

【用药护理过程】学生分组，用角色扮演方式，实施对"患者"的用药护理过程。

【用药评价】由"患者"进行评价。

序号	内容	评价
1	是否介绍药物名称（1~10分）	
2	是否说明用药目的（1~10分）	
3	是否说明用法用量（1~10分）	
4	是否说明用药注意事项（1~10分）	
5	是否能熟练实施用药护理过程（1~15分）	
6	是否与患者进行有效沟通（1~15分）	
7	是否进行药物、疾病的健康宣教（1~15分）	
8	是否体现护士良好的职业素养（1~15分）	
总分		

四、课后习题

习题

（一）单项选择题（每题只有一个最佳答案）

1.喹诺酮类药物的作用机制是（　　）

A.抑制细菌二氢叶酸还原酶　　　　　B.阻止敏感菌细细胞壁的合成

C.破坏敏感菌细胞壁　　　　　　　　D.抑制敏感菌DNA回旋酶

E.抑制敏感菌二氢叶酸合成酶

2.不属于氟喹诺酮类药物的共同特点的是（　　）

  A.口服吸收你好   B.本类药物之间不存在交叉耐药性

  C.抗菌谱较广   D.对革兰阴性菌作用较强

  E.不推荐18岁以下儿童使用

3.喹诺酮类对下列哪一项无抑制作用（　　）

  A.伤寒杆菌   B.金黄色葡萄球菌   C.浅表真菌

  D.肠杆菌   E.铜绿假单胞菌

4.关于喹诺酮类药物作用，描述正确的是（　　）

  A.抑制细菌DNA促旋酶和拓扑异构酶，干扰DNA复制，抗菌作用强

  B.对DNA拓扑异构酶没有影响

  C.作用靶点是细菌的脱氧核糖核酸促旋酶

  D.对铜绿假单胞菌无效

  E.对革兰阳性菌无效

5.喹诺酮类药物不宜应用于不易（　　）

  A.溃疡病患者   B.肝病患者   C.婴幼儿

  D.老年患者   E.女性患者

6.关于喹诺酮类不良反应，下列描述错误的是（　　）

  A.胃肠道反应   B.中枢神经系统兴奋   C.影响软骨发育

  D.光过敏反应   E.周围神经炎

7.下列药物中可用于治疗滴虫阴道炎的是（　　）

  A.甲硝唑   B.呋喃妥因   C.磺胺嘧啶

  D.诺氟沙星   E.多西环素

8.下列药物中可用于治疗萎缩性阴道炎的是（　　）

  A.甲硝唑   B.呋喃妥因   C.磺胺嘧啶

  D.诺氟沙星   E.多西环素

9.磺胺类药物的作用机制是（　　）

  A.抑制菌体蛋白质的合成   B.抑制细菌二氢叶酸合成酶

  C.抑制细菌二氢叶酸还原酶   D.影响细菌DNA的形成

  E.影响细菌细胞膜的通透性

10.甲氧苄啶的抗菌机制是（　　）

  A.抑制菌体蛋白质的合成   B.抑制细菌二氢叶酸合成酶

  C.抑制细菌二氢叶酸还原酶   D.影响细菌DNA的形成

  E.影响细菌细胞膜的通透性

（二）配伍选择题（从共用选项中选择一个最佳答案）

（11～15题共用答案）

  A. SPSA   B. SML   C. SA-Na

  D. SD   E. SMZ

11.主要用于呼吸道、消化道、泌尿道感染的是（　　）

12.可作为脑脊髓膜炎的首选药感染的是（　　）

13.主要用于溃疡性和局限性结肠炎感染的是（　　）

14.适用于沙眼、结膜炎和角膜炎等感染的是（　　）

15.适用于烧伤和大面积创伤后感染感染的是（　　）

任务四　治疗结核病药物基础及用药护理

教案　　　PPT

知识目标

1.理解并解释一线抗结核病药的药理作用、临床应用、不良反应和用药护理。

2.对比分析并整理抗结核病药的分类、机制、应用原则。

3.说出二线抗结核病药、新一代抗结核药物。

能力目标

1.学会观察抗结核病药物疗效和不良反应，能够熟练进行用药护理，正确指导患者合理、安全用药，具备熟练的用药护理能力。

2.具备与患者进行用药沟通的能力、及时处理药物不良反应的能力、准确监测用药后各项检查的护理能力。

素养目标

培养关爱结核病患者医者仁心的职业情怀、积极的工作态度、关注和尊重结核病患者的人文关怀素养及甘于奉献的护理敬业精神；树立高尚的护士职业道德品质。

一、任务描述

患者，男，48岁。近两周以来出现咳嗽痰多，痰中带血，到医院就医。医生进行体征检查后，发现肺部湿啰音、呼吸频率增快。影像学检查示肺部结节状钙化灶，空洞形成，痰涂片抗酸染色阳性。初步诊断为肺结核。

【相关治疗药物】

1.强化期用药　异烟肼H、利福平R、吡嗪酰胺Z、乙胺丁醇E，隔日一次，共2个月，用药30次。

2.继续期用药　异烟肼H、利福平R，隔日一次，共4个月，用药60次。

链霉素、利福喷丁、卡那霉素、卷曲霉素、左氧氟沙星、莫西沙星、丙硫异烟胺、对氨基水杨酸也可用于治疗肺结核。

【任务】

为了能正确地根据医嘱实施用药护理，护士应该熟悉肺结核的治疗药物的相关知识，具备扎实的理论基础。请通过角色扮演的方式，向肺结核"患者"实施用药过程。

1.向患者说治疗肺结核药物的用药剂量、用药方法、用药目的及注意事项。

2.对患者实施治疗肺结核用药。

3.在用药过程中充分体现关爱肺结核患者的医者仁心职业情怀，护士对患者的人文关怀。

二、相关知识

结核病是由结核分枝杆菌引起的一种传染病，可发生在全身各组织器官，最常见的是肺结核。肺结核属于呼吸道传播疾病，需进行隔离治疗。作为医护人员，在为结核病患者提供医疗服务的同时，需要加强自我防护措施，避免感染结核杆菌。

治疗结核的药物是抗结核药，它能够抑制或杀灭结核分枝杆菌，预防和治疗结核病。常用的抗结核药包括异烟肼、利福平、乙胺丁醇、吡嗪酰胺、链霉素、对氨基水杨酸、氟喹诺酮类等。其中异烟肼、利福平、乙胺丁醇、吡嗪酰胺、链霉素为一线抗结核药。当一线抗结核药出现耐药性，便可选择二线抗结核药，包括对氨基水杨酸钠、利福定、利福喷丁、乙硫异烟胺、卡那霉素、阿米卡星、氟喹诺酮类等。

抗结核药的特点见表8-4-1。

表8-4-1 抗结核药分类、机制、药物特点和治疗原则

药物分类		常用药物	药物机制	药物特点	用药原则
抗结核病药	一线抗结核药	异烟肼（H）	抑制分枝菌酸的合成，使细胞壁破裂	疗效较高、不良反应少、常规应用首选药	早期用药 联合用药 适量用药 规律用药 全程用药
		利福平（R）	抑制RNA合成		
		乙胺丁醇（E）	干扰RNA合成		
		链霉素	抑制细胞壁蛋白质合成	抗结核杆菌	
		吡嗪酰胺（Z）	影响结核杆菌细胞壁的合成		
	二线抗结核药	对氨基水杨酸钠	竞争抑制叶酸合成	用于对一线药产生耐药或免疫力低下患者	
		乙硫异烟胺、丙硫异烟胺、卡那霉素、卷曲霉素、阿米卡星	—		
	新一代抗结核药	利福定、利福喷汀、司帕沙星	—	抗菌谱广、抗菌活性强	

异烟肼 e 微课8

口服后自胃肠道吸收，在肝脏经过乙酰化代谢，24小时内经肾脏排泄70%给药量。快乙酰化者的半衰期平均为0.5～1.6小时，慢乙酰化者半衰期平均为2～5小时。药物易通过血-脑屏障。

【作用与用途】异烟肼属于一线抗结核药。对结核分枝杆菌有良好的抗菌作用。在低浓度时抑菌，高浓度时杀菌，具有疗效好、毒性小、用量少、价格低等特点。适用于各种类型的结核治疗，可以单用，也可以联合其他抗结核药使用，单用时也可呈现预防结核的作用。

【禁忌证】对异烟肼过敏者、肝功能不全者、精神病患者、癫痫患者禁用。

【不良反应】治疗剂量时不良反应较少，长期大剂量用药时出现不良反应。

1.神经系统毒性　常见周围神经炎，表现为手脚麻木、肌肉震颤等。大剂量可出现头痛、头晕、兴奋、失眠，甚至惊厥等。口服维生素B$_6$可防止和减轻周围神经炎及维生素B$_6$缺乏症状。不易与神经毒性药物合用，以免加强神经毒性。

2.肝脏毒性　可引起一过性血清转氨酶升高、黄疸等，严重时可导致肝坏死。用药期间注意检查肝功能。与利福平合用可协同抗结核分枝杆菌的作用，但肝毒性可能增加。与对乙酰氨基酚合用，使形成的毒性代谢产物增多，增加肝毒性及肾毒性。

3.胃肠道反应　食欲不振、恶心、呕吐、腹痛、腹泻等。

4.过敏反应　出现皮疹、药物热等。

5.血液系统　可引起贫血、白细胞减少、嗜酸性粒细胞增多，出现血痰、咯血、鼻出血、眼底出血等。

6.内分泌失调　可致男性乳房发育、泌乳、阳痿、月经不调等。

慢乙酰化者较易引起血液系统、内分泌系统和神经系统的反应；而快乙酰化者则较易引起肝脏损害。

7.其他　可出现排尿困难、视物模糊等。

利福平　e 微课9

利福平为橘红色晶体粉末，其代谢产物也呈橘红色或橘黄色，因此口服利福平后，患者粪、尿、痰、汗液、唾液均可呈现类似的橘红色，对健康无影响。利福平主要在肝代谢乙酰化，由胆汁排泄进行肝肠循环。

利福平具有抗结核分枝杆菌、麻风分枝杆菌的强大杀菌作用，因此可用来治疗各种类型的结核；与氨苯砜合用治疗麻风病。此外，还可以杀灭革兰阳性和革兰阴性球菌，如金黄色葡萄球菌、脑膜炎奈瑟菌等，也可抑制革兰阴性杆菌，如大肠埃希杆菌、变形杆菌、流感杆菌等。因此，可以考虑和万古霉素联合治疗耐甲氧西林金黄色葡萄球菌所致的感染。也用于无症状脑膜炎奈瑟菌带菌者，以消除鼻咽部脑膜炎奈瑟菌，但不适用于脑膜炎奈瑟菌感染的治疗。

用药过程中可引起肝损害、胃肠道反应、过敏反应、神经系统反应。食物阻碍利福平的吸收，应指导患者空腹用药。与异烟肼、对氨基水杨酸钠合用，均可增加肝毒性。利福平与对氨基水杨酸钠合用时，应间隔6~8小时。异烟肼与乙胺丁醇合用时有增加视力损害的风险。

吡嗪酰胺

吡嗪酰胺的抗结核菌作用比利福平、异烟肼弱，且易产生耐药性，需要联用利福平、异烟肼等抗结核药物进行结核病的治疗，与其他抗结核药之间无交叉耐药性。长期用药可致肝损害、高尿酸血症。因此，在用药过程中需要定期测定血尿酸及肝、肾功能，同时还需关注患者关节的异常情况。急性痛风者、高尿酸血症患者、妊娠期妇女、严重肝功能损伤患者、儿童禁用。

抗结核药相关药物知识见表8-4-2和表8-4-3。

表8-4-2　抗结核药的药物知识归纳

药物名称	药理作用	临床应用	不良反应	用药护理
异烟肼	抗结核分枝杆菌（高度选择性），低浓度抑菌，高浓度杀菌	结核病的首选药。早期轻症、预防时单用，大多数合用其他抗结核药，延缓耐药增强疗效	胃肠道症状；血液系统症状；肝毒性；内分泌失调；神经系统毒性；周围神经炎；心动过速	（1）抑制乙醇代谢，用药间饮酒可诱发肝毒性（2）妊娠期妇女慎用，对本品过敏者、肝功能不良者、精神病患者、癫痫患者禁用（3）口服维生素B_6可防止周围神经炎
利福平	抗结核分枝杆菌；对麻风分枝杆菌、大肠埃希菌、奇异变形杆菌、流感嗜血杆菌、沙眼衣原体也有效	各种类型结核病；治疗麻风病主要药物；外用可治疗沙眼、急性结膜炎、病毒性角膜炎	胃肠道反应；肝损害；过敏反应；流感样综合征；偶见疲乏、嗜睡、头晕和运动失调	（1）空腹服用（2）尿、粪、泪、痰、汗变为橘红色（3）严重肝功不全、胆道阻塞、妊娠早期和哺乳期妇女禁用（4）用药间饮酒可诱发肝毒性
乙胺丁醇	合成抑菌抗结核药	治疗肺结核。用于结核性脑膜炎及非结核分枝杆菌的治疗	球后视神经炎、周围神经炎、关节肿痛，偶见过敏和肝功能损害	（1）2～4周眼科检查，注意患者视力变化和红绿色分辨力（2）痛风、视神经炎、肾功能减退者慎用

注：吡嗪酰胺抑制尿酸盐的排泄而诱发痛风，应注意关节症状，定期检查血尿酸。对氨基水杨酸钠避光静滴。利福平、吡嗪酰胺晨起顿服。

表8-4-3　常用抗结核药的不良反应归纳

药物	不良反应
异烟肼	周围神经炎、精神症状、皮疹、肝脏损害
链霉素	听力损害、肾损害、周围神经炎、过敏反应
利福平	肝脏损害、胃肠反应、过敏反应、白细胞和血小板下降、假膜性结肠炎
乙胺丁醇	球后视神经炎、视物障碍、视野缩小、周围神经炎、消化道反应、肝功能损害
吡嗪酰胺	高尿酸血症、肝损害、痛风样关节炎
乙硫异烟胺	肝功能损害、消化道反应、周围神经炎、过敏、皮疹、发热

三、任务实施

【用药准备】根据任务内容和相关知识，请完成下面的用药实施清单。

用药前	评估准备	评估患者病史、用药史、各种检查结果等：
		准备药物和药物相关知识：
		调整自己工作状态，思考护士应具备的职业素养：

续表

用药中	沟通 观察 实施	观察点： 与患者进行一般性沟通和专业性沟通： 实施用药过程：
用药后	观察 宣教	观察患者的用药疗效和不良反应，以及病情变化： 健康宣教：

【用药护理过程】学生分组，用角色扮演方式，实施对"患者"的用药护理过程。

【用药评价】由"患者"进行评价。

序号	内容	评价
1	是否介绍药物名称（1~10分）	
2	是否说明用药目的（1~10分）	
3	是否说明用法用量（1~10分）	
4	是否说明用药注意事项（1~10分）	
5	是否能熟练实施用药护理过程（1~15分）	
6	是否与患者进行有效沟通（1~15分）	
7	是否进行药物、疾病的健康宣教（1~15分）	
8	是否体现护士良好的职业素养（1~15分）	
总分		

四、课后习题

（一）单项选择题（每题只有一个最佳答案）

习题

1.下列关于异烟肼的描述中错误的是（　　）

　　A.异烟肼主要在肝内被消化代谢

　　B.异烟肼对结核分支杆菌具有高度的选择性，抗结核菌作用较强

　　C.异烟肼具有肝毒性，快乙酰化者容易更容易引发肝脏损害

　　D.异烟肼用药之后容易出现视神经炎

　　E.异烟肼的不良反应发生率与剂量有关，治疗剂量时不良反应较轻。

2.下列不能用于抗结核的药物（　　）

    A.链霉素　　　　　　　　　B.对氨基水杨酸　　　　　　C.吡嗪酰胺

    D.异烟肼　　　　　　　　　E.对乙酰氨基酚

3.异烟肼与利福平合用会（　　）

    A.胃肠道反应加重　　　　　B.增加中枢损害　　　　　　C.增加过敏反应的发生

    D.肝毒性增加　　　　　　　E.增加肾脏损害

4.服用异烟肼时常合用维生素B_6，其目的是（　　）

    A.减轻肝损害　　　　　　　B.增加疗效　　　　　　　　C.防止出现耐药性

    D.防治外周神经炎　　　　　E.以上皆否

5.给予患者利福平口服，对患者进行的用药护理正确的是（　　）

    A.患者服药后尿、痰、眼泪等可变为橘红色，属于正常现象

    B.避免用药后晒太阳

    C.饭后立即服用

    D.观察患者服药后是否出现尿频症状

    E.服药后避免进行高空作业

6.给予患者口服异烟肼治疗结核病，有下列哪项病史应慎用并密切观察，或者不用（　　）

    A.风湿性关节炎　　　　　　B.癫痫　　　　　　　　　　C.视野范围

    D.听力强弱　　　　　　　　E.色盲

7.下列哪种药物不是抗结核的一线药物（　　）

    A.利福平　　　　　　　　　B.异烟肼　　　　　　　　　C.乙胺丁醇

    D.链霉素　　　　　　　　　E.对氨基水杨酸钠

8.某肺结核患者，抗结核治疗5个月，出现视觉障碍、视野缩小，应停用下列哪种药物（　　）

    A.异烟肼　　　　　　　　　B.利福平　　　　　　　　　C.吡嗪酰胺

    D.乙胺丁醇　　　　　　　　E.链霉素

9.患者，女，30岁。因发热、头痛就诊，诊断为结核性脑膜炎，治疗首选（　　）

    A.异烟肼　　　　　　　　　B.利福平　　　　　　　　　C.左氧氟沙星

    D.链霉素　　　　　　　　　E.乙胺丁醇

（二）配伍选择题（从共用选项中选择一个最佳答案）

（10~14题共用答案）

    A.利福平　　　　　　　　　B.乙胺丁醇　　　　　　　　C.链霉素

    D.异烟肼　　　　　　　　　E.吡嗪酰胺

10.主要毒性为视神经炎的药物是（　　）

11.有癫痫或精神病史者抗结核治疗时应慎用（　　）

12.可致听觉障碍的药物是（　　）

13.存在痛风样关节炎的药物是（　　）

14.用药后，出现橘红色汗液的药物是（　　）

任务五　治疗带状疱疹药物基础及用药护理

教案　　PPT

知识目标

1.理解并解释抗病毒药的分类，阿昔洛韦、利巴韦林的药理作用、临床应用和不良反应。

2.对比分析并整理抗病毒药物的分类、作用机制。

3.说出其他抗病毒药物的药物作用、临床应用、不良反应和用药护理。

能力目标

1.学会观抗病毒药物疗效和不良反应，能够熟练进行用药护理，正确指导患者合理、安全用药，具备熟练的用药护理能力。

2.具备与患者进行用药沟通的能力、及时处理药物不良反应的能力、准确监测用药后各项检查的护理能力。

素养目标

培养关爱带状疱疹患者医者仁心的职业情怀、积极的工作态度、关注和尊重带状疱疹患者的人文关怀素养及甘于奉献的护理敬业精神；树立高尚的护士职业道德品质。

一、任务描述

患者，男，68岁。近2天出现低热、乏力，背部和手臂疼痛，并伴有水泡，到医院就医，医生查体，看到背部出现红疹和簇集成群水泡，并呈带状分布。医生诊断为带状疱疹。

【相关治疗药物】

1.**外用**　阿昔洛韦软膏：一日4~6次，每2小时一次。

2.**口服**　阿昔洛韦片剂：0.8g，一日5次，连续用药7~10天。

3.**治疗周围神经痛**　甲钴胺片：0.5mg，口服，一日3次。

4.**治疗带状疱疹后神经痛**　普瑞巴林胶囊：75mg或150mg，一日2次。

【任务】

为了能正确地根据医嘱实施用药护理，护士应该熟悉带状疱疹的治疗药物的相关知识，具备扎实的理论基础。请通过角色扮演的方式，向带状疱疹"患者"实施用药过程。

1.向患者说明治疗带状疱疹药物的用药剂量、用药方法、用药目的及注意事项。

2.对患者实施治疗带状疱疹用药。

3.在用药过程中充分体现关爱带状疱疹患者的医者仁心职业情怀，护士对患者的人文关怀。

二、相关知识

抗病毒药物通过阻止病毒吸附和入侵细胞、抑制病毒核酸复制、抑制病毒蛋白质合成、增强宿主免疫功能等方面发挥抗病毒作用。临床用于治疗病毒性感染疾病，如甲型或乙型流感、乙型肝炎、艾滋病等。常用药物有奥司他韦、恩替卡韦、替诺福韦、阿昔洛韦、更昔洛韦、利巴韦林、重组人干扰素、齐多夫定、拉米夫定、阿扎那韦等。

表8-5-1　抗病毒药分类、机制、常用药物

分类		常用药	机制
抗病毒药	抗流感病毒药	金刚烷胺、金刚乙胺、奥司他韦、扎那米韦	阻止病毒吸附于宿主细胞；阻止病毒进入宿主细胞内或脱壳；抑制病毒核酸复制；增强宿主抗病能力
	抗疱疹病毒（HSV）药	阿昔洛韦、阿糖腺苷、曲氟尿苷	
	抗人类免疫缺陷病毒（HIV）药　核苷逆转录酶抑制药（NRTIS）	齐多夫定、拉米夫定、扎西他滨、去羟肌苷	
	非核苷逆转录酶抑制药（NRTISS）	奈韦拉平、地平韦定、依法韦恩茨	
	蛋白酶抑制药（PIS）	沙奎那韦、奈非拉韦、安普那韦、英地那韦、利托那韦	
	抗肝炎病毒药	拉米夫定、阿德福韦、干扰素	

阿昔洛韦 微课10

阿昔洛韦口服吸收差，15%～30%由胃肠道吸收，可通过胎盘屏障，由肾小球分泌而排泄，是常用的高效抗病毒药。进入疱疹病毒感染的细胞后，干扰病毒DNA多聚酶，抑制病毒的复制，在DNA多聚酶作用下与增长的DNA链结合，引起DNA链的延伸中断，阻止病毒DNA的合成。临床上可作为疱疹病毒感染的首选药，用于单纯疱疹病毒感染，生殖器疱疹病毒感染初发和复发的治疗；治疗带状疱疹时，口服用于免疫功能正常者和轻症免疫缺陷者患者的治疗；用于免疫缺陷者水痘的治疗。

阿昔洛韦用药后，常见消化系统症状，还会出现泌尿系统症状，如急性肾功能不全，表现为少尿、无尿、腰痛等，用药期间应注意多饮水，保持足够的尿量；过敏症状，如皮疹、瘙痒等；神经系统症状，如头痛、头晕、嗜睡、感觉异常等；血液系统症状，如白细胞、血小板减少等。对阿昔洛韦过敏者禁用；妊娠期及哺乳期妇女，严重肝、肾功能不全者慎用，需根据肝、肾功能调整剂量。

表8-5-2　阿昔洛韦和利巴韦林的药物知识归纳

药物名称	药理作用	临床应用	不良反应	用药护理
阿昔洛韦（无环鸟苷）	抑制单纯性疱疹病毒；抑制水痘-带状疱疹病毒；抑制巨细胞病毒；广谱抗疱疹病毒（只能抑制DNA型病毒，抗病毒谱窄）	治疗单纯疱疹病毒感染；治疗水痘-带状疱疹感染；治疗免疫缺陷者水痘	消化系统反应；头痛、头晕、关节痛；口渴；白细胞下降、蛋白尿及尿氮素水平轻度升高；皮肤瘙痒；长期给药偶见痤疮、失眠、月经紊乱	①脱水、严重肝肾功能不全、精神异常者、妊娠期及哺乳期妇女、2岁以下儿童慎用；②口服则应补充足够的水，防止药物在肾小管内沉积；③生殖器复发性疱疹感染间隙短疗程给药有效；④对单纯疱疹病毒的潜伏感染和复发无明显效果，不能根除病毒；⑤恒速静脉滴注不少于1小时，以免发生肾小管内结晶；⑥与齐多夫定、氨基糖苷类合用增加肾毒性
利巴韦林（病毒唑）	广谱抗病毒药，抑制呼吸道合胞病毒、流感病毒、甲肝病毒、腺病毒	用于腺病毒性肺炎的早期治疗、呼吸道合胞病毒性肺炎和支气管炎、皮肤疱疹病毒感染；治疗和预防流行性感冒；慢性丙型肝炎	最主要的毒性是溶血性贫血，血红蛋白、红细胞、白细胞下降；消化系统反应；神经系统反应；过敏反应；低血压；心肌损害	①严重贫血患者、肝功能异常者慎用；②用药期间应定期监测血常规、肝功能及促甲状腺激素；③与干扰素α-2b合用可增强利巴韦林的抗丙肝RNA的效果；④合用齐多夫定有拮抗作用；⑤合用核苷类似物、去羟肌苷，可引发乳酸酸中毒

表8-5-3　某些抗病毒药物的临床应用归纳

药物名称	临床应用
利巴韦林	小儿肺炎抗病毒、腺病毒肺炎、支气管炎，皮肤疱疹病毒感染、与干扰素α合用治疗慢性丙型肝炎
奥司他韦、扎那米韦、金刚乙烷	甲型流感、乙型流感
金刚烷胺	甲型流感
阿昔洛韦	单纯疱疹病毒感染、带状疱疹、水痘
更昔洛韦	巨细胞病毒疾病、视网膜炎的维持治疗、预防巨细胞病毒疾病
干扰素α、拉米夫定	慢性肝炎
齐多夫定	首选治疗艾滋病

HIV感染的治疗中，关键的环节就是抗病毒治疗，齐多夫定是治疗艾滋病的首选药，使用齐多夫定治疗者，谨防严重骨髓抑制作用的产生；同时，定期检查血常规，以防止出现中性粒细胞减少症；观察患者是否出现手脚无力、疼痛、刺麻感等末梢神经炎的症状；观察患者是否出现腹痛、恶心、呕吐和血清淀粉酶水平、肝功能水平增高等胰腺炎的症状。

HIV感染的抗病毒治疗用药见表8-5-4。

表8-5-4　HIV感染的抗病毒治疗

抗HIV药物	作用机制	用法
核苷类反转录酶抑制剂（NRTIs）	选择性与HIV反转录酶结合，抑制HIV复制和转录	齐多夫定，每次300mg，每日2次双脱氧胞苷，200～400mg/d，分2次口服

续表

抗HIV药物	作用机制	用法
非核苷类反转录酶抑制剂（NNRTIs）	作用于HIV反转录酶，使其失去活性，抑制HIV复制	尼维拉平，400mg/d
蛋白酶抑制剂（PIs）	抑制蛋白酶，阻断HIV复制	利托那韦，200mg/d 沙奎那韦，800mg/d

三、任务实施

【用药准备】根据任务内容和相关知识，请完成下面的用药实施清单。

用药前	评估准备	评估患者病史、用药史、各种检查结果等：
		准备药物和药物相关知识：
		调整自己工作状态，思考护士应具备的职业素养：
用药中	沟通观察实施	观察点：
		与患者进行一般性沟通和专业性沟通：
		实施用药过程：
用药后	观察宣教	观察患者的用药疗效和不良反应，以及病情变化：
		健康宣教：

【用药护理过程】学生分组，用角色扮演方式，实施对"患者"的用药护理过程。

【用药评价】由"患者"进行评价。

序号	内容	评价
1	是否介绍药物名称（1～10分）	
2	是否说明用药目的（1～10分）	
3	是否说明用法用量（1～10分）	

续表

序号	内容	评价
4	是否说明用药注意事项（1～10分）	
5	是否能熟练实施用药护理过程（1～15分）	
6	是否与患者进行有效沟通（1～15分）	
7	是否进行药物、疾病的健康宣教（1～15分）	
8	是否体现护士良好的职业素养（1～15分）	
总分		

四、课后习题

习题

（一）单项选择题（每题只有一个最佳答案）

1.下列药物中属于广谱的是（　　）

    A.金刚烷胺　　　　　　　　B.碘苷　　　　　　　　C.利巴韦林

    D.吗啉胍　　　　　　　　　E.阿昔洛韦

2.用于巨细胞病毒视网膜炎维持治疗的药物是（　　）

    A.金刚烷胺　　　　　　　　B.利巴韦林（病毒唑）　　C.吗啉胍（病毒灵）

    D.碘苷　　　　　　　　　　E.更昔洛韦

3.金刚烷胺特异性作用于（　　）

    A.疱疹病毒　　　　　　　　B.腮腺炎病毒　　　　　　C.甲型流感病毒.

    D.麻疹病毒　　　　　　　　E.乙型流感病毒

4.对DNA和RNA病毒感染均有效的抗病毒药是（　　）

    A.奥司他韦　　　　　　　　B.金刚烷胺　　　　　　　C.阿昔洛韦

    D.利巴韦林　　　　　　　　E.阿糖腺苷

5.兼有抗帕金森作用的抗病毒药是（　　）

    A.碘苷　　　　　　　　　　B.金刚烷胺　　　　　　　C.阿糖腺苷

    D.利巴韦林　　　　　　　　E.阿昔洛韦

6.关于阿昔洛韦的说法，正确的是（　　）

    A.口服吸收较好，80%由胃肠道吸收

    B.干扰病毒DNA多聚酶，抑制病毒的复制

    C.不能通过胎盘屏障

    D.不能用于治疗免疫缺陷者水痘

    E.2岁以下儿童禁用

7.在下列药物中，不属于抗病毒药的是（　　）

    A.阿糖胞苷　　　　　　　　B.金刚烷胺　　　　　　　C.阿糖腺苷

    D.利巴韦林　　　　　　　　E.阿昔洛韦

8.因毒性大不能用于全身治疗的抗病毒药物是（　　）

A.碘苷   B.金刚烷胺   C.阿昔洛韦

D.利巴韦林   E.阿糖腺苷

9.抗病毒药物不包括（　　）

A.氟胞嘧啶   B.金刚烷胺   C.齐多夫定

D.奥司他韦   E.阿糖腺苷

10.常作为治疗感冒药复方制剂中的成分是（　　）

A.碘苷   B.金刚烷胺   C.甲硝唑

D.制霉菌素   E.灰黄霉素

（二）配伍选择题（从共用选项中选择一个最佳答案）

（11～14题共用答案）

A.去羟肌苷   B.金刚烷胺   C.利巴韦林

D.奥司他韦   E.齐多夫定

11.与干扰素合用治疗丙型肝炎的是（　　）

12.对于RNA和DNA病毒均有效的广谱抗病毒药物是（　　）

13.对甲型流感和乙型流感均有效的药物是（　　）

14.作为艾滋病首选治疗药物的是（　　）

任务六　治疗外阴阴道假丝酵母菌病药物基础及用药护理

教案   PPT

📖 知识目标

1.理解并解释氟康唑、两性霉素B的药理作用、临床应用、不良反应及用药护理。

2.对比分析并整理其他抗真菌药的药理作用、临床应用、不良反应及用药护理。

3.说出抗真菌药的药物分类、作用机制。

📖 能力目标

1.学会观察抗真菌药物疗效和不良反应，能够熟练进行用药护理，正确指导患者合理、安全用药，具备熟练的用药护理能力。

2.具备与患者进行用药沟通的能力、及时处理药物不良反应的能力、准确监测用药后各项检查的护理能力。

📖 素养目标

培养关爱外阴阴道假丝酵母菌病患者医者仁心的职业情怀、积极的工作态度、关注和尊重患者的人文关怀素养及甘于奉献的护理敬业精神；养成高尚的护士职业道德品质。

一、任务描述

患者，女，36岁。近3天出现阴部瘙痒，有时坐立难安，清洗无效，白带增多，呈豆渣样。王女士到医院就医，通过阴道分泌物涂片镜检后，可见假菌丝，阴道pH正常。拟诊断为外阴阴道假丝酵母菌病。

【相关治疗药物】

咪康唑栓剂：200mg，阴道上药，每晚1次，共7次。

克霉唑片：单次剂量500mg，阴道上药。

制霉素：10万U，阴道上药，每晚1次，共14天。

氟康唑：用于全身治疗，150mg顿服。

【任务】

为了能正确地根据医嘱实施用药护理，护士应该熟悉外阴阴道假丝酵母菌病的治疗药物的相关知识，具备扎实的理论基础。请通过角色扮演的方式，向外阴阴道假丝酵母菌病"患者"实施用药过程。

1.向患者说明氟康唑的用药剂量、用药方法、用药目的及注意事项。

2.对患者实施氟康唑用药护理。

3.在用药过程中充分体现关爱外阴阴道假丝酵母菌病患者的医者仁心职业情怀，护士对患者的人文关怀。

二、相关知识

真菌感染性疾病包括浅部真菌感染、深部真菌感染。生活中常见的体癣、股癣、手癣、足癣，属于皮肤癣菌侵犯皮肤角质层的引起浅部真菌感染；甲真菌病，俗称灰指甲，也是由皮肤癣菌感染甲板引起的浅部真菌感染。念珠菌血症、念珠菌性肺炎、侵袭性肺曲霉病、隐球菌性脑膜炎、毛霉病是真菌侵犯血液、内脏器官引起的深部真菌感染。

治疗真菌感染药物按照药物结构分为多烯类的两性霉素B；唑类的咪康唑、酮康唑、氟康唑、伊曲康唑、伏立康唑；棘白菌素类的卡泊芬净、米卡芬净；嘧啶类的氟胞嘧啶。也可按临床应用可分为浅部真菌感染治疗药物克霉唑、咪康唑、益康唑、伊曲康唑；深部真菌感染治疗药物两性霉素B、氟康唑等。抗真菌药的分类及机制如表8-6-1所示。

表8-6-1　抗真菌药物分类机制及特点

类别	常用药物	作用机制		药物特点
抗浅部真菌药	灰黄霉素	干扰真菌DNA合成抑制生长繁殖	抑制真菌生长繁殖或杀灭真菌	外用无效，抗真菌谱窄，对深部真菌和细菌无效；治疗各种类型的头癣
	克霉唑	抑制真菌细胞膜的合成		抗皮肤真菌作用强、毒性大
	特比萘芬	抑制真菌细胞膜上的角鲨烯环氧化酶来发挥作用		耐受性较好，不良反应少；对抗皮肤真菌活性比酮康唑高20~30倍

续表

类别	常用药物	作用机制		药物特点
抗深部真菌药	两性霉素B	与真菌细胞膜中麦角固醇结合，增加细胞膜通透性	抑制真菌生长繁殖或杀灭真菌	抗菌谱广，口服、肌内注射均难吸收，采用缓慢静滴，不宜透过血–脑屏障
	制霉菌素	结合真菌细胞膜上的甾醇，通透性增强，钾离子、核苷酸、氨基酸等重要物质外漏，破坏真菌细胞的正常代谢		毒性大，不能注射，口服难吸收，局部用药，耐药现象较少出现
	氟胞嘧啶	抑制真菌的核酸合成，干扰真菌DNA和RNA的合成，从而发挥抗真菌作用		抗菌谱广，主要抑菌，高浓度杀菌，易耐受
抗浅部、深部真菌药	咪康唑	抑制真菌细胞膜的麦角固醇合成		抗菌谱广，外用为主，局部刺激性小
	酮康唑	抑制真菌细胞膜的麦角固醇合成，抑制细胞色素P450酶活性		第一个广谱口服抗真菌药，口服吸收良好、脂溶性强，对深部真菌有较好的疗效，可能引起肝毒性，监测肝功能
	氟康唑	干扰真菌细胞色素P450酶的活性，从而抑制真菌细胞膜上麦角固醇的生物合成		抗菌谱广，口服吸收良好，体内分布广，可通过血–脑脊液屏障，原型肾排泄。肝毒性小，相对安全
	伊曲康唑	抑制细胞色素P450酶活性，抑制真菌细胞膜的麦角固醇合成，破坏真菌细胞的内环境稳定性		抗菌谱广，抗真菌强于酮康唑，不良反应少于酮康唑，口服或静脉给药，半衰期长

氟康唑 e 微课11

氟康唑属三唑类抗真菌药，抗菌谱较广，毒性较低，空腹口服吸收良好，可通过血–脑屏障，少量在肝脏内代谢，主要经肾脏排泄，大部分以原型自尿中排出。

【药理作用】通过高度选择性干扰真菌细胞色素P450酶的活性，从而抑制真菌细胞膜上麦角固醇的生物合成。麦角固醇是真菌细胞膜的重要成分，其合成受阻会导致细胞膜通透性增加，最终导致细胞溶解和死亡。氟康唑抗菌谱广，对新型隐球菌、白念珠菌、皮炎芽生菌、糠秕马拉色菌、小孢子菌属、毛癣菌属、表皮癣菌属、粗球孢子菌、荚膜组织胞浆菌、斐氏着色菌、卡氏枝孢霉等有效。

【临床应用】

1.治疗念珠菌病 口咽部和食管念珠菌感染；播散性念珠菌病，包括腹膜炎、肺炎、尿路感染等；念珠菌外阴阴道炎；骨髓移植患者接受细胞毒类药物或放射治疗时，预防念珠菌感染的发生；对接受化疗、放疗和免疫抑制治疗患者，预防念珠菌感染的发生。口咽部念珠菌病或隐球菌脑膜炎反复发作的艾滋病患者，需用本品长期维持治疗以防止复发。

2.治疗隐球菌病 用于治疗脑膜炎以外的新型隐球菌病或治疗隐球菌脑膜炎时，本品可作为两性霉素B联合氟胞嘧啶初治后的维持治疗药物。

3.治疗球孢子菌病

4.其他 可替代伊曲康唑用于芽生菌病和组织胞浆菌病的治疗。

【禁忌证】对氟康唑或其他咪唑类药物有过敏史者禁用。肝、肾功能不全，妊娠期、哺乳期妇女慎用。

【不良反应】

1.消化道反应　常见表现为恶心、呕吐、腹痛、腹泻等。

2.过敏反应　多为皮疹、多形红斑，偶见严重的剥脱性皮炎（常伴随肝功能损害）。

3.肝毒性　轻度一过性血清转氨酶升高，偶见肝毒性症状，有严重基础疾病（如艾滋病和癌症）的患者更易发生。此类病例患者，可能出现肝、肾功能严重异常，偶见中性粒细胞减少和血小板减少。定期检查肝功能，出现肝毒性时需立即停药。

4.其他　可见头晕、头痛。

氟康唑相关药物知识见表8-6-2。

表8-6-2　氟康唑药物知识归纳

药理作用	临床应用	不良反应	用药护理
广谱抗真菌药，抗新型隐球菌、白色念珠菌、糠秕马拉色菌、小孢子菌属、毛癣菌属、表皮癣菌属、皮炎芽生菌、粗球孢子菌、荚膜组织胞浆菌、斐氏着色菌、卡氏枝孢菌	①治疗念珠菌病及接受化疗、放疗、免疫抑制治疗患者预防念珠菌感染②治疗隐球菌病③治疗球孢子菌病④替代伊曲康唑治疗芽生菌病和组织胞浆菌病	①消化道反应②过敏反应，皮疹、剥脱性皮炎、渗出性多形红斑③肝毒性④头晕、头痛⑤对于严重基础病（艾滋病、癌症）患者，会出现肝肾功能、血象异常	①定期监测肝、肾功能②与酮康唑、咪康唑等咪唑类药物有交叉过敏性③念珠菌属对氟康唑有耐药性④禁止与西沙比利合用⑤本品为肝药酶抑制剂

两性霉素B　微课12

两性霉素B是多烯类广谱抗真菌药物。口服、肌内注射均难吸收。需要静脉给药，药物不易透过血-脑屏障。两性霉素B主要在肝内代谢，由肾脏缓慢排泄，在体内消除缓慢。

【作用与应用】两性霉素B能与真菌细胞膜上的麦角固醇（麦角甾醇）结合。增加膜的通透性，导致钾离子、核苷酸、氨基酸等重要物质外漏，破坏细胞的正常代谢。常用治疗量时呈现抑菌作用，高浓度时有杀菌作用。对新型球菌、新型隐球菌、皮炎芽生菌、组织胞浆菌、球孢子菌属孢子丝菌属、念珠菌属敏感；部分曲菌属耐药；大多数皮肤和毛发癣菌耐药。

临床上用于敏感菌所致的深部真菌感染，如真菌性肺炎、脑膜炎、心内膜炎、败血症、腹腔感染、尿路感染、眼内感染等。两性霉素毒性大，不良反应多见，但其是有效治疗危重深部真菌感染疾病。使用时应权衡利弊，谨慎选用。

【禁忌证】对两性霉素B过敏者、严重肝病的患者禁用。肾、肝功能损害者慎用。

【不良反应】

1.肾脏损害　两性霉素 B 可直接损伤肾小管上皮细胞，影响肾脏的滤过和重吸收功能。几乎所有患者用药早期即可出现，表现为蛋白尿、管型尿，尿中有红细胞、白细胞，血尿素氮和肌酐增高，肾小管性酸中毒。

2.血液系统异常　正常红细胞性贫血，白细胞减少，血小板减少。

3.心血管系统影响　静脉滴注用药后会发生寒战、高热、严重头痛、食欲缺乏、恶心、呕吐，甚至血压下降、眩晕；易发生血栓性静脉炎；滴注速度过快还可引起心室颤动或心搏骤停；在伴低钾血症的情况下可导致心律失常。

4.**神经系统症状** 鞘内注射可产生恶心、呕吐、头痛、颈项强直、下肢疼痛。

5.**低钾血症** 两性霉素B可促使钾离子排出增加，出现低钾血症，患者可出现乏力、腹胀、心律失常等。

6.**其他反应** 皮疹、过敏性休克偶见发生。肝毒性少见。用药期间需监测血钾、血常规、尿常规、心电图、肝肾功能等。

三、任务实施

【**用药准备**】根据任务内容和相关知识，请完成下面的用药实施清单。

用药前	评估准备	评估患者病史、用药史、各种检查结果等：
		准备药物和药物相关知识：
		调整自己工作状态，思考护士应具备的职业素养：
用药中	沟通观察实施	观察点：
		与患者进行一般性沟通和专业性沟通：
		实施用药过程：
用药后	观察宣教	观察患者的用药疗效和不良反应，以及病情变化：
		健康宣教：

【**用药护理过程**】学生分组，用角色扮演方式，实施对"患者"的用药护理过程。

【**用药评价**】由"患者"进行评价。

序号	内容	评价
1	是否介绍药物名称（1~10分）	
2	是否说明用药目的（1~10分）	
3	是否说明用法用量（1~10分）	

续表

序号	内容	评价
4	是否说明用药注意事项（1～10分）	
5	是否能熟练实施用药护理过程（1～15分）	
6	是否与患者进行有效沟通（1～15分）	
7	是否进行药物、疾病的健康宣教（1～15分）	
8	是否体现护士良好的职业素养（1～15分）	
总分		

四、课后习题

习题

（一）单项选择题（每题只有一个最佳答案）

1. 可用于治疗各种念珠菌病的药物是（　　）

    A.两性霉素 B　　　　　B.氟胞嘧啶　　　　　C.多黏菌素

    D.氟康唑　　　　　　　E.土霉素

2. 主要治疗全身性深部真菌感染的药物是（　　）

    A.两性霉素 B　　　　　B.制霉菌素　　　　　C.伊曲康唑

    D.酮康唑　　　　　　　E.克霉唑

3. 咪唑类抗真菌药作用机制是（　　）

    A.阻止核酸合成　　　　B.抑制二氢叶酸合成酶　　C.阻止细胞壁合成

    D.抑制二氢叶酸还原酶　E.抑制细胞膜麦角固醇合成

4. 下列药物易通过血-脑屏障的抗真菌药物是（　　）

    A.阿司咪唑　　　　　　B.氟康唑　　　　　　C.咪康唑

    D.酮康唑　　　　　　　E.克霉唑

5. 仅对浅表真菌感染有效的抗真菌药物是（　　）

    A.两性霉素 B　　　　　B.制霉菌素　　　　　C.灰黄霉素

    D.酮康唑　　　　　　　E.克霉唑

6. 不属于三唑类抗真菌药的是（　　）

    A.克霉唑　　　　　　　B.两性霉素 B　　　　C.咪康唑

    D.酮康唑　　　　　　　E.氟康唑

7. 目前治疗深部真菌感染的主要药物之一是（　　）

    A.灰黄霉素　　　　　　B.酮康唑　　　　　　C.两性霉素 B

    D.克霉唑　　　　　　　E.氟康唑

8. 无抗真菌作用的咪唑类药物是（　　）

    A.克霉唑　　　　　　　B.甲硝唑　　　　　　C.咪康唑

    E.氟康唑　　　　　　　D.酮康唑

9. 两性霉素 B 的作用机制是（　　）

A.影响真菌细胞膜通透性　　　　　B.抑制真菌DNA合成

C.抑制真菌蛋白质合成　　　　　　D.抑制真菌细胞壁的合成

E抑制真菌细胞膜麦角固醇结合

10.两性霉素B抗真菌药的作用机制是（　　）

A.多与真菌细胞膜中麦角固醇结合，增强细胞膜的通透性，使得钾离子等重要物质外漏

B.抑制真菌细胞膜麦角固醇的生物合成

C.抑制真菌DNA的合成

D.抑制真菌蛋白质的合成

E.以上均不是

（二）配伍选择题（从共用选项中选择一个最佳答案）

（11～13题共用答案）

A.制霉菌素　　　　　　　B.碘苷　　　　　　　　　C.灰黄霉素

D.两性霉素B　　　　　　E.甲硝唑

11.主要用于厌氧菌感染的治疗药物是（　　）

12.口服用于防治消化道念珠菌病的药物是（　　）

13.治疗深部真菌感染的主要药物是（　　）

任务七　治疗疟疾药物基础及用药护理

教案

PPT

📖 知识目标

1.理解并解释抗疟药氯喹、伯氨喹、乙胺嘧啶等的药理作用、临床应用、不良反应及用药护理。

2.对比分析并整理其他抗寄生虫药物的作用及应用。

3.说出抗寄生虫药物的分类、机制及常用药物。

📖 能力目标

1.学会观察抗疟药物疗效和不良反应，能够熟练进行用药护理，正确指导患者合理、安全用药，具备熟练的用药护理能力。

2.具备与患者进行用药沟通的能力、及时处理药物不良反应的能力、准确监测用药后各项检查的护理能力。

📖 素养目标

培养关爱疟疾患者医者仁心的职业情怀、积极的工作态度、关注和尊重抗疟药患者的人文关怀素养及甘于奉献的护理敬业精神；养成高尚的护士职业道德。

一、任务描述

患者，男，35岁，常到热带地区出差。大约2周前，自非洲某国家出差回来后，开始出现身体不适。起初感到疲倦、乏力，几天后，症状逐渐加重，发热，体温达39℃以上，同时伴有寒战、头痛、全身酸痛等症状。发热持续数小时后，大量出汗，体温逐渐下降，症状有所缓解。隔天再次出现类似症状，遂前往医院就诊。医生详细询问了患者病史，特别是近期的旅行史，并进行了血液检查和疟原虫检查，在血液中发现间日疟原虫。

【相关治疗药物】

1.间日疟的药物治疗

氯喹+伯氨喹：氯喹口服总剂量1200mg，第1天，600mg顿服，或分2次服，每次300mg；第2、3天各服1次，每次300mg。伯氨喹口服总剂量180mg。从服用氯喹的第1天起，同时服用伯氨喹，每日1次，每次22.5mg，连服8天。此疗法也可用于卵形疟和三日疟的治疗（表8-7-1）。

表8-7-1　间日疟用药方案

	第一天	第二天	第三天	第四天	第五天	第六天	第七天	第八天
氯喹	600mg	300mg	300mg	—	—	—	—	—
伯氨喹	22.5mg	22.5mg	22.5mg	22.5mg	22.5mg	22.5mg	22.5mg	22.5mg

2.恶性疟的药物治疗　选用以下一种方案（表8-7-2）。

（1）方案一　青蒿琥酯片+阿莫地喹片：口服，总剂量青蒿琥酯和阿莫地喹各12片（青蒿琥酯每片50mg，阿莫地喹每片150mg），每日顿服青蒿琥酯片和阿莫地喹片各4片，连服3天。

（2）方案二　双氢青蒿素哌喹片：口服，总剂量8片（每片含双氢青蒿素40mg，磷酸哌喹320mg），首剂2片，首剂后6～8小时、24小时、32小时各服2片。

（3）方案三　复方磷酸萘酚喹片：口服，总剂量8片（每片含萘酚喹50mg，青蒿素125mg），一次服用。

（4）方案四　复方青蒿素片：口服，首剂2片，24小时后再服2片，总剂量4片（每片含青蒿素62.5mg，哌喹375mg）。

表8-7-2　恶性疟用药方案

方案	药物	用法用量
方案一	青蒿琥酯片（每片50mg） 阿莫地喹片（每片150mg）	两药联合口服，每日顿服4片，连服3天，总剂量各12片
方案二	双氢青蒿素哌喹片（每片含双氢青蒿素40mg，磷酸哌喹320mg）	口服，总剂量8片，首剂2片，首剂后6～8小时、24小时、32小时各服2片
方案三	复方磷酸萘酚喹片	口服，总剂量8片（每片含萘酚喹50mg，青蒿素125mg），一次用药
方案四	复方青蒿素片（每片含青蒿素62.5mg，哌喹375mg）	口服，首剂2片，24小时后再服2片，总剂量4片

3.重症疟疾的治疗 选用以下一种方案（表8-7-3）。

（1）方案一 蒿甲醚注射剂：肌内注射，每日1次，每次80mg，连续7天，首剂加倍。病情严重时，首剂给药后4～6小时，可再肌内注射80mg。

（2）方案二 青蒿琥酯注射剂：静脉注射，每日1次，每次60mg，连续7天，首剂加倍。病情严重时，首剂给药后4～6小时，可再静脉注射60mg。

采用上述两种注射疗法治疗，患者病情缓解并且能够进食后，改用青蒿素联合疗法（ACT）口服剂型，再进行一个疗程治疗。

（3）方案三 咯萘啶注射剂：肌内注射或静脉滴注，总剂量均为480mg。每日1次，每次160mg，连续3天。需加大剂量时，总剂量不得超过640mg。

表8-7-3 重症疟疾用药方案

方案	药物	用法用量	附加一个疗程
方案一	蒿甲醚注射剂	肌内注射，每日1次，每次80mg，连续7天，首剂加倍。病情严重时，首剂给药后4～6小时，可再肌内注射80mg	病情缓解并且能够进食后，改用ACT口服剂型，再进行一个疗程治疗
方案二	青蒿琥酯注射剂	静脉注射，每日1次，每次60mg，连续7天，首剂加倍。病情严重时，首剂给药后4～6小时，可再静脉注射60mg	病情缓解并且能够进食后，改用ACT口服剂型，再进行一个疗程治疗
方案三	咯萘啶注射剂	肌内注射或静脉滴注，总剂量均为480mg。每日1次，每次160mg，连续3天。需加大剂量时，总剂量不得超过640mg	—

4.妊娠期妇女疟疾治疗 妊娠期妇女患间日疟可采用氯喹治疗。妊娠3个月以内的恶性疟患者可选用磷酸哌喹，3个月以上的恶性疟患者采用ACT治疗。妊娠期妇女患重症疟疾应选用蒿甲醚或青蒿琥酯注射剂治疗。

5.间日疟休止期根治

伯氨喹：口服，总剂量180mg，每日1次，每次22.5mg，连服8天。

6.预防服药 选用以下一种方案。

（1）方案一 磷酸哌喹片：每月1次，每次服600mg，睡前服。

（2）方案二 氯喹：每7～10日服1次，每次服300mg。

【任务】

为了能正确地根据医嘱实施用药护理，护士应该熟悉疟疾的治疗药物相关知识，具备扎实的理论基础。请通过角色扮演的方式，向疟疾"患者"实施用药护理。

1.向患者说明氯喹的用药剂量、用药方法、用药目的及注意事项。

2.对患者实施氯喹用药护理。

3.在用药过程中充分体现关爱疟疾患者的医者仁心职业情怀，护士对患者的人文关怀。

二、相关知识

寄生虫病是由寄生虫侵入人体而引起的一类疾病。主要包括原虫和蠕虫两大类。原虫如疟原虫、阿米巴原虫、弓形虫等；蠕虫有蛔虫、钩虫、绦虫、丝虫等。最常见的传播方式是经口感染，还有经皮肤感染、经媒介昆虫传播、由蚊传播、接触感染等传播方式。寄生虫进入人体夺取营养，导致宿主营养不良、贫血等。还会造成机械性损伤，如蛔虫可引起肠梗阻，绦虫可压迫肠道，钩虫幼虫移行可损伤肺组织等。寄生虫的分泌物、排泄物和死亡虫体的分解物等可对人体产生毒性作用，引起过敏反应和免疫损伤。如疟原虫可引起高热、寒战等全身症状；血吸虫可引起肝脾肿大、肝硬化等。

预防寄生虫病的关键是加强卫生管理，包括个人卫生、饮食卫生、环境卫生等。避免接触被污染的水和食物，养成饭前便后洗手的好习惯，定期对环境进行消毒等。

治疗寄生虫病，需要进行对症治疗，针对患者的症状进行治疗，如纠正贫血、控制发热、缓解疼痛等。还需要进行驱虫治疗，使用抗寄生虫药物杀灭或驱除体内的寄生虫。不同的寄生虫病使用的药物不同，如抗疟药、抗阿米巴药、抗蠕虫药等（表8-7-4）。

表8-7-4 抗寄生虫病药物分类、机制、常用药物

药物	分类	常用药物	作用机制
抗疟药	控制症状药	氯喹、奎宁、青蒿素	杀灭红细胞内期裂殖体
	控制复发与传播药	伯氨喹	杀灭肝细胞中的休眠子；杀灭红细胞中的雌、雄配子体
	病因预防药	乙胺嘧啶	抑制二氢叶酸还原酶而影响疟原虫叶酸的代谢，使疟原虫的繁殖受到抑制
抗阿米巴药	肠道内抗阿米巴药	二氯尼特	最有效杀灭阿米巴包囊
		喹碘仿	抑制肠内共生细菌，使阿米巴原虫生长繁殖障碍
	肠道外抗阿米巴药	氯喹	杀灭阿米巴滋养体
	肠道内、外抗阿米巴药	甲硝唑	抑制阿米巴原虫的氧化还原反应，是原虫氮链发生断裂
		依米丁	直接杀灭溶组织内阿米巴滋养体
抗血吸虫药		吡喹酮	①增加虫体细胞膜的通透性，使其细胞内钙离子丧失，导致虫体肌肉发生强直性收缩而产生痉挛性麻痹；②损伤虫体皮层，使其易受宿主免疫攻击而死亡；③抑制虫体核酸与蛋白质的合成及增加内源性糖原耗竭
抗丝虫药		乙胺嗪	微丝蚴的肌细胞膜超极化，致虫体麻痹而脱离寄生部位；破坏微丝蚴表膜完整性，抗原暴露，被宿主防御机制破坏
抗滴虫药		甲硝唑、乙酰胂胺	杀灭滴虫
抗利什曼原虫药		葡萄糖酸锑钠	抑制利什曼原虫的活动和繁殖，进入巨噬细胞的吞噬体，消灭利什曼原虫（治疗黑热病）
抗肠蠕虫药		阿苯达唑	抑制虫体对葡萄糖的摄取，导致虫体糖原耗竭；与虫体微管蛋白结合，抑制分泌颗粒转运和其他亚细胞运动；抑制虫体线粒体延胡索还原酶系统，减少ATP生成，干扰虫体的生存和繁殖
		噻嘧啶	使虫体神经肌肉除极化，导致痉挛性麻痹而丧失附着力后随粪便排出
		哌嗪	选择性阻断蛔虫、蛲虫体肌的胆碱受体，产生迟缓性麻痹不能附着与宿主肠壁
		扑蛲灵	抑制虫体需氧代谢
		氯硝柳胺	抑制线粒体的氧化磷酸化反应

氯　喹 e 微课13

口服后吸收快而充分，1～2小时达血药峰浓度。本品在红细胞中浓度为血浆内浓度的10～20倍，而被疟原虫侵入的红细胞内氯喹浓度，又比正常红细胞内高约25倍。主要在肝脏内代谢转化，小部分氯喹以原型经肾排泄，约8%随粪便排泄，氯喹也可经乳汁排出。

【药理作用】

1.抗疟作用　主要作用于红细胞内期裂殖体，干扰疟原虫代谢，影响疟原虫核酸合成，改变疟原虫生存环境。对红细胞外期无效，对配子体也无直接作用，故不能用于病因预防和中断传播。只能有效地控制疟疾症状发作。由于易产生耐药性，常与其他抗疟药合用。

2.抗肠外阿米巴病作用　氯喹主要作用于肠外阿米巴病中的阿米巴滋养体阶段，氯喹进入滋养体内部干扰代谢，抑制酶的活性，影响能量和物质代谢，干扰核酸合成，从而抑制滋养体的生长和繁殖。用于治疗甲硝唑无效或禁忌的阿米巴肝炎或肝脓肿。对阿米巴痢疾无效。

3.免疫抑制作用　大剂量用药时可呈现免疫抑制作用，降低免疫细胞的活性。

【临床应用】用于治疗对氯喹敏感的恶性疟、间日疟及三日疟，控制疟疾症状，是临床用于控制疟疾症状的首选药。也可用于治疗肠外阿米巴病、系统性红斑狼疮、类风湿关节炎等自身免疫性疾病，甲硝唑治疗无效的阿米巴肝炎或肝脓肿。

【禁忌证】对氯喹过敏者，肝、肾功能严重损害者，妊娠期妇女禁用。肝、肾功能不全，心脏病，重型多型红斑，血卟啉病，银屑病及精神病患者慎用。

【不良反应】

1.副作用　口服可能出现头晕、头痛、眼花、胃肠道反应、过敏反应、耳鸣、烦躁等。

2.视力损伤　用药量大，疗程长可能会有较重的反应，常见对眼的毒性，可有畏光、视力下降、色视受损、色素聚集、视网膜轻度水肿、出现暗点，严重时可有失明，常为不可逆。因本药可由泪腺分泌，并由角膜吸收，角膜上可出现弥漫性白色颗粒，停药后可消失。

3.损害听力　妊娠期妇女大量服用可造成胎儿先天性耳聋、智力迟钝、脑积水、四肢缺陷等。

4.心脏毒性　偶可引起窦房结的抑制，导致心律失常、休克，严重时可发生阿-斯综合征，而导致死亡。不宜肌内注射，尤其在儿童易引起心肌抑制；禁止静脉推注。

5.其他反应　本品尚可导致药物性精神病、白细胞减少、紫癜、皮疹、皮炎（光敏性皮炎，甚至剥脱性皮炎）、银屑病、毛发变白、脱毛、神经肌肉痛、轻度短暂头痛等。溶血、再生障碍性贫血、可逆粒细胞缺乏症、血小板减少等较为罕见。

青蒿素 e 微课14

青蒿素是我国药学家屠呦呦首先研制成功的一种新型抗疟药，是从植物黄花蒿中分离出来的有效单体。青蒿素具有很强的抗疟原虫作用，并对恶性疟具有显著的疗效。青蒿素主要作用于滋养体的膜结构，导致虫体结构裂解。它的抗疟作用与氯喹相似，能迅速杀灭红细胞内期疟原虫，对外红细胞外期无效，主要用于控制疟疾症状，对于预防和控制复发没有作用。青蒿素脂溶性高，易透过血-脑屏障。具有快速高效、低毒的优点，对良性疟和恶性疟率控制率可达100%。临床用于耐氯喹的疟原虫感染和抢救脑型疟。不良反应较少，少数患者出现恶心、呕吐、腹痛、腹泻等消化道症状；血清转氨酶轻度升高，可自行消退。

治疗重症疟疾的青蒿素类药物有蒿甲醚和青蒿琥酯注射剂；用于治疗恶性疟疾的有双

氢青蒿素哌喹片、复方青蒿素片、复方磷酸萘酚喹片；也可用青蒿琥酯片联合阿莫地喹片。

伯氨喹

伯氨喹是控制复发和防止传播的首选药物，对红细胞外期疟原虫和各种疟原虫的配子体均有较强的杀灭作用；可与控制症状的药物联合用药根治良性疟。毒性较大；治疗量时可出现头晕、恶心、呕吐、发绀、腹泻等，停药后可自行恢复。G-6-PD缺乏者使用时会引发溶血反应，因此本类患者禁用。

乙胺嘧啶

乙胺嘧啶是目前病因性预防的首选药，通过抑制疟原虫二氢叶酸还原酶，干扰核酸合成，抑制疟原虫生长繁殖，可阻止红细胞外期子孢子向红细胞内期发展。用药之后出现巨幼细胞贫血和急性中毒的不良反应。对于巨幼细胞贫血可用甲酰四氢叶酸治疗；对于急性中毒应进行对症治疗。由于药物带有甜味，应监护儿童避免误服。妊娠期、哺乳期妇女禁用，肾功能不全者慎用。

常用抗寄生虫相关知识见表8-7-5。

表8-7-5　常用抗寄生虫药物知识归纳

药物名称	药理作用	临床应用	不良反应	用药护理
氯喹	主要作用于红细胞内期裂殖体，能有效控制疟疾症状发作。易耐药，常与其他抗疟药合用	（1）治疗对氯喹敏感的恶性疟、间日疟、三日疟，控制疟疾症状的首选药（2）治疗肠外阿米巴病（3）治疗结缔组织病（4）治疗光敏感性疾病（如日晒红斑）	（1）一般反应，头晕、胃肠不适、皮肤瘙痒、皮疹（2）大剂量出现不可逆的眼毒性，畏光、视力下降、色视受损、视网膜水肿、暗点、失明（3）听力损害（4）窦房结抑制（5）肝、肾功能损害	（1）肝肾功能不全、心脏病、重型多型红斑、血卟啉病、牛皮癣、精神病患者慎用（2）胎儿脑积水、四肢畸形、耳聋，妊娠期妇女禁用，哺乳期妇女慎用（3）氯喹注射剂不宜肌内注射，尤其在儿童易引起心肌抑制，禁止静脉推注（4）长期大剂量使用，需定期做眼科检查
伯氨喹	（1）杀灭间日疟、三日疟、恶性疟、卵形疟组织期的虫株，尤以间日疟显著（2）杀灭各种疟原虫的配子体，对恶性疟的作用尤强，阻止传播	（1）根治间日疟（2）控制疟疾传播	（1）消化系统反应（2）药物热、粒细胞缺乏（3）G-6-PD缺乏者可出现溶血性贫血	（1）G-6-PD缺乏者、系统性红斑狼疮及类风湿关节炎患者、妊娠期妇女禁用（2）肝肾功能不全、血液系统疾病、急性细菌和病毒感染、糖尿病患者，哺乳期妇女慎用（3）用药期间应定期检查红细胞计数及血红蛋白量
乙胺嘧啶	主要作用于进行裂殖体增殖的疟原虫，对已发育完成的裂殖体无效	（1）预防疟疾（2）治疗弓形虫病	（1）大剂量服用一个月以上，出现叶酸缺乏，引起造血功能障碍和消化道症状（2）较严重的是血液系统反应，巨幼细胞贫血、白细胞减少等（3）G-6-PD缺乏者可出现溶血性贫血	（1）妊娠期、哺乳期妇女禁用（2）大剂量治疗时，每周应检测白细胞及血小板2次。大剂量治疗弓形虫病时可引起中枢神经系统毒性反应，出现意识障碍，并可干扰叶酸代谢（3）巨幼细胞贫血者，服用本品可影响叶酸代谢

续表

药物名称	药理作用	临床应用	不良反应	用药护理
蒿甲醚	抗疟原虫（活性较青蒿素大6倍）	（1）用于各型疟疾 （2）主要用于抗氯喹恶性疟疾治疗和凶险型恶性疟的急救	较轻，个别患者有门冬氨酸基转移酶、丙氨酸氨基转移酶轻度升高，网织红细胞可有一过性减少	（1）妊娠2个月内禁用，妊娠期妇女慎用 （2）本品遇冷如有凝固现象，可微温溶解后使用
甲硝唑	（1）抗阿米巴原虫 （2）杀灭滴虫 （3）杀灭厌氧菌	（1）治疗肠道和肠外阿米巴病 （2）治疗阴道滴虫病、小袋虫病和皮肤利什曼病、麦地那龙线虫感染 （3）治疗厌氧菌感染	（1）常见消化道反应 （2）神经系统症状 （3）少数发生荨麻疹潮红、瘙痒、膀胱炎、排尿困难、口中金属味、白细胞减少，均为可逆性，停药后自行恢复	（1）本药的代谢产物可使尿液呈深红色 （2）有肝脏疾病者剂量减少 （3）用药一个疗程之后，用做白细胞计数检查 （4）厌氧菌合并肾衰竭者，给药间隔为12小时 （5）抑制酒精代谢，用药期间不宜饮酒
吡喹酮	抗血吸虫、绦虫、囊虫、华支睾吸虫、肺吸虫、姜片虫	治疗各种血吸虫病、绦虫病、囊虫病、华支睾吸虫病、肺吸虫病、姜片虫病	（1）常见头晕、头痛、恶心、腹痛、腹泻、乏力、四肢酸痛等，较轻，无须处理 （2）少数心脏毒性 （3）偶见神经失常、消化道出血、过敏性休克	（1）严重心肝肾疾病患者、精神病史者慎用。 （2）哺乳期服药，直至停药后72小时内不宜授乳 （3）出现神经系统反应者，治疗期间与停药24小时内勿进行驾驶、机械操作等工作
阿苯达唑	广谱驱虫	治疗钩虫、蛔虫、鞭虫、蛲虫、旋毛虫等线虫病；治疗囊虫和包虫病	（1）消化系统症状，较轻，自行缓解 （2）治疗囊虫和包虫病时剂量大疗程长，可出现氨基转移酶升高，停药恢复	蛋白尿、化脓性皮炎、各种急性疾病、严重肝肾心功能不全、活动性溃疡病、眼囊虫病手术摘除虫体前患者以及妊娠期和哺乳期妇女、2岁以下儿童禁用。半空腹用药，不宜饮酒，不宜进食过多的脂肪性食物，养成良好的卫生习惯，秋季为驱虫的理想季节

常用抗寄生虫药的临床应用见表8-7-6。

表8-7-6　抗寄生虫药物临床应用归纳

药物	主要临床应用
氯喹	治疗恶性疟、间日疟、三日疟，控制疟疾症状。也可治疗肠外阿米巴病、光敏感性疾病
伯氨喹	根治间日疟和控制疟疾传播
乙胺嘧啶	预防疟疾，也可用于治疗弓形虫病
青蒿琥酯	治疗对脑型疟、各种危重疟疾的抢救
甲硝唑	治疗肠道和肠外阿米巴病、阴道滴虫病、厌氧菌感染、皮肤利什曼病、麦地那龙线虫感染、小袋虫病
葡萄糖酸锑钠	黑热病（抑制利什曼原虫的活动和繁殖）
吡喹酮	治疗各种血吸虫病、华支睾吸虫病、肺吸虫病、姜片虫病、绦虫病、囊虫病
阿本达唑	广谱驱虫，钩虫、蛔虫、鞭虫、囊虫、饶虫、旋毛虫等线虫病，囊虫、包虫病
乙胺嗪	治疗丝虫病的首选药
氯硝柳胺	治疗绦虫病

三、任务实施

【**用药准备**】根据任务内容和相关知识，请完成下面的用药实施清单。

用药前	评估准备	评估患者病史、用药史、各种检查结果等：
		准备药物和药物相关知识：
		调整自己工作状态，思考护士应具备的职业素养：
用药中	沟通观察实施	观察点：
		与患者进行一般性沟通和专业性沟通：
		实施用药过程：
用药后	观察宣教	观察患者的用药疗效和不良反应，以及病情变化：
		健康宣教：

【**用药护理过程**】学生分组，用角色扮演方式，实施对"患者"的用药护理过程。

【**用药评价**】由"患者"进行评价。

序号	内容	评价
1	是否介绍药物名称（1～10分）	
2	是否说明用药目的（1～10分）	
3	是否说明用法用量（1～10分）	
4	是否说明用药注意事项（1～10分）	
5	是否能熟练实施用药护理过程（1～15分）	
6	是否与患者进行有效沟通（1～15分）	
7	是否进行药物、疾病的健康宣教（1～15分）	
8	是否体现护士良好的职业素养（1～15分）	
总分		

四、课后习题

（一）单项选择题（每题只有一个最佳答案）

1. 伯氨喹用药后发生溶血的原因是（ ）

    A.叶酸缺乏   B.维生素B_{12}缺乏

    C.红细胞内缺乏血红蛋白   D.内因子缺乏

    E.红细胞内缺乏G-6-PD

2. 氯喹的不良反应不包括（ ）

    A.缓慢性心律失常   B.听力障碍   C.心动过速

    D.视力障碍   E.肝脏损害

3. 氯喹在哪个部位发挥抗疟疾的作用（ ）

    A.红细胞外   B.被疟原虫入侵的红细胞内

    C.白细胞   D.淋巴细胞

    E.巨噬细胞

4. 抑制二氢叶酸还原酶的抗疟药物是（ ）

    A.乙胺嘧啶   B.奎宁   C.青蒿素

    D.氯喹   E.伯氨喹

5. 对肠内、外阿米巴病都有效的药物是（ ）

    A.甲硝唑   B.氯喹   C.二氯尼特

    D.卤化喹啉类   E.依米丁

6. 以下药物不能用于蛔虫病治疗的是（ ）

    A.甲苯咪唑   B.阿苯达唑   C.左旋咪唑

    D.哌嗪   E.甲硝唑

7. 治疗血吸虫病疗效高、不良反应少、疗程短、口服方便的药物是（ ）

    A.吡喹酮   B.氯喹   C.呋喃丙胺

    D.甲硝唑   E.硝硫氰胺

8. 患者，男，45岁。到非洲旅游归国后，出现了寒战、高热等症状，血除片中查到疟原虫，确诊为三日疟。下列哪个治疗方案最佳（ ）

    A.氯喹   B.伯氨喹   C.氯喹+伯氨喹

    D.青蒿素   E.乙胺嘧啶

9. 治疗绦虫病，不良反应少、可引起胃肠道反应的药物是（ ）

    A.吡喹酮   B.氯喹   C.乙胺嗪

    D.甲硝唑   E.氯硝柳胺

10. 治疗丝虫病，可制成药盐，用于流行区全民防治的药物是（ ）

    A.吡喹酮   B.氯喹   C.乙胺嗪

    D.甲硝唑   E.氯硝柳胺

11. 既能抗肠道内外阿米巴病，又能治疗厌氧菌感染，还能抗阴道滴虫的药物是（ ）

习题

A.吡喹酮   B.氯喹   C.乙胺嗪

D.甲硝唑   E.氯硝柳胺

12.我国药学家屠呦呦发现的抗疟药是（　　）

A.吡喹酮   B.伯氨喹   C.乙胺嘧啶

D.氯喹   E.青蒿素

（二）配伍选择题（从共用选项中选择一个最佳答案）

（13～15题共用答案）

A.氯喹   B.伯氨喹   C.乙胺嘧啶

D.甲硝唑   E.吡喹酮

13.属于控制疟疾症状的药物是（　　）

14.属于疟疾病因性预防的药物是（　　）

15.属于控制疟疾复发和疟疾传播的药物是（　　）

书网融合……

微课1

微课2

微课3

微课4

微课5

微课6

微课7

微课8

微课9

微课10

微课11

微课12

微课13

微课14

项目九　治疗恶性肿瘤药物基础及用药护理

任务　治疗白血病药物基础及用药护理

教案　　PPT

📖 知识目标

1.理解并解释抗恶性肿瘤药的不良反应与用药护理。

2.对比分析并整理环磷酰胺、甲氨蝶呤的药理作用、临床应用及其抗恶性肿瘤药的分类与机制。

3.说出白血病的药物治疗原则及方案。

📖 能力目标

1.学会观察抗恶性肿瘤药疗效和不良反应，能够熟练进行用药护理，正确指导患者合理、安全用药，具备熟练的用药护理能力。

2.具备与患者进行用药沟通的能力、及时处理药物不良反应的能力、准确监测用药后各项检查的护理能力，以及安抚患者积极配合治疗、消除疑虑、建立生活信心的能力。

📖 素养目标

培养关爱恶性肿瘤患者医者仁心的职业情怀、积极的工作态度、关注和尊重恶性肿瘤患者的人文关怀素养及甘于奉献的护理敬业精神；养成高尚的护士职业道德。

一、任务描述

患者，男，35岁，头晕 2 个月，近一周发现牙龈出血，到医院就医。主诉近 2 个月来，无明显诱因出现乏力、头晕，活动后症状加重，1 周前牙龈出血，不易止血；并伴低热。既往体健，无特殊病史。查体：体温 38.2℃，白细胞计数 35×10^9/L，血红蛋白 60g/L，血小板计数 30×10^9/L。神志清楚，贫血貌，全身皮肤黏膜无黄染，无皮疹及出血点，口唇苍白，牙龈有渗血；颈部、腋下、腹股沟等部位的淋巴结肿大，质地中等，无压痛；轻度肝脾肿大，有压痛。心、肺听诊无异常，骨髓象：有核细胞增生明显活跃，原始细胞占 30%。初步诊断为急性淋巴细胞白血病。

【相关治疗药物】

急性白血病的治疗原则是早期诊断、早期治疗，应严格区分白血病类型，按照类型选用不同的化疗方案，药物剂量要足，早期予以连续强烈化疗，要长期治疗，交替使用多种药物，同时要早期防治中枢神经系统白血病。

1.诱导治疗　最大限度地杀灭白血病细胞。

（1）急性淋巴细胞白血病（ALL）的标准治疗　在长春新碱+泼尼松（VP方案）的基础上，联合柔红霉素（DNR）或去甲氧柔红霉素（IDA）、环磷酰胺（CTX）以及门冬酰胺酶（L-ASP），提高ALL完全缓解的效率（表9-1-1）。

1）VDP方案　长春新碱1.4mg/m²（最大剂量2mg），静脉滴注，每周1次，2～3次；柔红霉素45～60mg/（m²·d），连续应用3天，或去甲氧柔红霉素6～10mg/（m²·d），连续应用2～3天；泼尼松40～60mg/（m²·d），口服，第1～28天。

2）VDLP方案　在VDP方案的基础上于化疗第19天加用门冬酰胺酶6000IU/m²，静脉滴注，每天1次，连续用6～10天。

3）VDCP方案　长春新碱1.4mg/m²（最大剂量2mg），静脉滴注，每周1次，第1、8、15、22天；柔红霉素45mg/（m²·d），第1～3天，或去甲氧柔红霉素非8mg/（m·d），第1～3天；环磷酰胺750mg/m²，第1、15天；泼尼松1mg/（kg·d），口服，第1～14天，第15天开始（15～21天）可以降低1/3的剂量用药，第21天再降低1/3的剂量。

4）VDCLP方案　在VDCP方案的基础上于化疗第11天应用门冬酰胺酶6000IU/m²，静脉滴注，第11、14、17、20、23、26天。

表9-1-1　ALL的诱导治疗标准方案

方案	药物	用法用量
VDP方案	长春新碱	1.4mg/m²（最大剂量2mg），静脉滴注，每周1次，2～3次
	柔红霉素	45～60mg/（m²·d），连续应用3天
	泼尼松	40～60mg/（m²·d），口服，第1～28天
VDLP方案	VDP治疗方案	
	门冬酰胺酶	化疗第19天，加用6000IU/m²，静脉滴注，每天1次，连续用6～10天
VDCP方案	长春新碱	1.4mg/m²（最大剂量2mg），静脉滴注，每周1次，第1，8，15，22天
	柔红霉素	45mg/（m²·d），第1～3天
	环磷酰胺	750mg/m²，第1、15天
	泼尼松	1mg/（kg·d），口服，第1～14天，第15天开始（15～21天）可以降低1/3的剂量用药，第21天再降低1/3的剂量
VDCLP方案	VDCP方案的基础上于化疗第11天应用门冬酰胺酶	
	门冬酰胺酶	6000IU/m²，静脉滴注，第11、14、17、20、23、26天

（2）急性髓系白血病（AML）（除M3类型）的标准治疗　柔红霉素或去甲氧柔红霉素+阿糖胞苷（DA方案）：柔红霉素60～90mg/m²，静脉滴注，第1～3天，或去甲氧柔红霉素10～12mg/m²，静脉滴注，第1～3天；阿糖胞苷100mg/m²，静脉滴注，第1～7天。高三尖杉酯碱（HHT）、阿糖胞苷、阿柔比星三药联合（HAA）方案是AML诱导治疗的另一个选择的诱导化疗方案：HHT 2mg/m²，静脉滴注或肌内注射（肌内注射需缓慢以避免疼痛），每日1次，第1～7天；阿柔比星12mg/m²，静脉滴注，每日1次，第1～7天；阿糖胞苷100mg/m²，静脉

持续24小时滴注或分2次皮下注射，第1~7天（表9-1-2）。

表9-1-2　AML的诱导治疗标准方案

方案	药物	用法用量	备注
DA方案	柔红霉素DNR	60~90mg/m²，静脉滴注，第1~3天	两者二选一
	或去甲氧柔红霉素IDA	10~12mg/m²，静脉滴注，第1~3天	
	阿糖胞苷	100mg/m²，静脉滴注，第1~7天	—
HAA方案	高三尖杉酯碱HHT	2mg/m²，静脉滴注或肌内注射（肌内注射需缓慢以避免疼痛），每日1次，第1~7天	—
	阿柔比星	12mg/m²，静脉滴注，每日1次，第1~7天	—
	阿糖胞苷	100mg/m²，静脉持续24小时滴注或分2次皮下注射，第1~7天	—

2.巩固强化治疗和维持治疗　为了巩固疗效、达到长期缓解或治愈的目的，必须在上述疗程后进行强化治疗和维持治疗（表9-1-3）。

（1）ALL的治疗　在诱导治疗完全缓解后可予CAM方案巩固治疗，环磷酰胺750mg/m²，静脉滴注，第1天；阿糖胞苷100mg/（m²·d），静脉滴注，第1~3天，8~10天；6-巯基嘌呤60mg/（m²·d），口服，第1~7天。

ALL维持治疗一般主张用6-巯基嘌呤+甲氨蝶呤维持治疗，维持期间必须定期用原诱导缓解方案或其他方案强化，总疗程2~3年。

大剂量甲氨蝶呤-四氢叶酸钙（HDMTX-CF）疗法多用于ALL的髓外白血病预防，每疗程甲氨蝶呤剂量为3~5g/m²，其中1/6量（<500mg）作为突击量，在30分钟内快速静脉滴入，余量于24小时内匀速滴入，开始滴注甲氨蝶呤36小时后开始四氢叶酸钙解救，剂量为每次15mg/m²，首剂静脉注射，以后每6小时口服或肌内注射，共6~8次。

（2）AML（除外M3类型）的治疗　根据预后分层选择不同的巩固方案，预后良好者给予3~4个中大剂量阿糖胞苷2~3g/（m²·q12h），第1、3、5天或者第1~3天。预后不良的建议进行异基因造血干细胞移植，不适合移植患者建议中大剂量阿糖胞苷或选用几个有效方案序贯治疗，总疗程达到6~8个疗程后可终止治疗。

表9-1-3　巩固强化治疗和维持治疗

方案	药物	用法用量
ALL巩固治疗CAM方案	环磷酰胺	750mg/m²，静脉滴注，第1天
	阿糖胞苷	100mg/（m²·d），静脉滴注，第1~3天，8~10天
	6-巯基嘌呤	60mg/（m²·d）服，第1~7天
ALL维持治疗方案	6-巯基嘌呤	维持期间必须定期用原诱导缓解方案或其他方案强化，总疗程2~3年
	甲氨蝶呤	

续表

方案	药物	用法用量
大剂量HDMTX-CF疗法（预防ALL的髓外白血病）	甲氨蝶呤	$3 \sim 5g/m^2$，其中1/6量（<500mg）作为突击量，在30分钟内快速静脉滴入，余量于24小时内匀速滴入
	四氢叶酸钙	开始滴注甲氨蝶呤36小时后开始四氢叶酸钙解救，剂量为每次$15mg/m^2$，首剂静脉注射，以后每6小时口服或肌内注射，共6~8次
AML（除外M3类型）预后良好者的巩固方案	阿糖胞苷	给予3~4个中大剂量阿糖胞苷$2 \sim 3g/（m^2 \cdot q12h）$，第1、3、5天或者第1~3天
AML（除外M3类型）预后不良者	建议进行异基因造血干细胞移植	
	阿糖胞苷	不适合移植患者建议中大剂量阿糖胞苷或选用几个有效方案序贯治疗，总疗程达到6~8个疗程后可终止治疗

【任务】

为了能正确地根据医嘱实施用药护理，护士应该熟悉恶性肿瘤治疗药物相关知识，具备扎实的理论基础。请通过角色扮演的方式，向恶性肿瘤"患者"实施用药过程。

1.向患者说明长春新碱的用药剂量、用药方法、用药目的及注意事项。

2.对患者实施长春新碱用药护理。

3.在用药过程中充分体现关爱恶性肿瘤患者的医者仁心职业情怀，护士对患者的人文关怀。

二、相关知识

恶性肿瘤是严重威胁人类健康的疾病，其特点是细胞出现异常增殖，并增殖失控、分化异常、侵袭性生长和转移。肿瘤细胞消耗机体营养、影响器官功能以及引起免疫反应等，使得机体出现肿块、疼痛、出血、梗阻、消瘦、乏力、发热、贫血等症状。抗恶性肿瘤药根据作用机制可分为六类：细胞毒类药物、激素类药物、生物反应调节剂、靶向药物（含小分子靶向药物）、免疫治疗药物、其他类药物。还可以根据药物结构分为烷化剂、抗代谢药、抗肿瘤抗生素、抗肿瘤植物成分药、铂类化合物、抗肿瘤激素类、抗肿瘤辅助药、抗肿瘤靶向药（表9-1-4）。

表9-1-4 抗恶性肿瘤药物分类、机制及药用特点

类别	常用药物	药物作用机制	药物特点
烷化剂	亚硝基脲类——司莫司汀	发生烷化作用，是DNA断裂，DNA结构和功能损伤，从而干扰肿瘤细胞	最早、最广泛的抗肿瘤药，小剂量抑制细胞由S期进入M期，大剂量可杀伤各期细胞，具有广谱抗癌作用。属于细胞周期非特异性药物 主要不良反应为：细胞毒性、致畸、致突变、致癌、骨髓抑制
	氮芥类——环磷酰胺		
	甲烷磺酸酯类——白消安		

续表

类别	常用药物		药物作用机制	药物特点
抗代谢药	二氢叶酸还原酶抑制药——甲氨蝶呤		模拟正常代谢物质，可与相关代谢产物发生特异性拮抗作用，干扰核酸代谢，尤其是DNA的生物合成，从而阻断肿瘤细胞的分裂增殖	主要作用于S期细胞，为细胞周期特异性药物。药物之间无交叉耐药性。主要用于急性白血病、恶性淋巴瘤的治疗，也可治疗一些实体瘤（乳腺癌、胃肠道癌、绒毛膜上皮癌、骨肉瘤） 主要不良反应为：对造血系统、消化道黏膜、毛发和肝肾的损伤，延迟性毒性
	嘧啶核苷酸合成酶抑制药——氟尿嘧啶			
	嘌呤核苷酸互变抑制药——巯嘌呤			
	核苷酸还原酶抑制药——羟基脲			
	DNA多聚酶抑制药——阿糖胞苷			
	其他干扰核酸合成的药物——阿扎胞苷			
抗肿瘤抗生素	丝裂霉素、依托泊苷、多柔比星、柔红霉素		微生物产生的具有抗肿瘤活性的化学物质，主要作用于遗传信息传递的不同环节，甚至生物大分子，抑制肿瘤细胞DNA、RNA和蛋白质的生物合成	细胞周期非特异性药物，对增殖和非增殖细胞均有杀伤作用，因此有毒性，有些是特异性毒性，例如多柔比星的心脏毒性
抗肿瘤植物成分药	长春新碱		作用靶点是微管，主要抑制微管蛋白的聚合而影响纺锤体微管的形成，使有丝分裂停止于中期，阻止癌细胞分裂增殖	夹竹桃科植物长春花中提取的生物碱。属于细胞增殖周期特异性药物
	紫杉醇		促进微管蛋白聚合并抑制其解聚，从而使纺锤体失去正常功能，细胞有丝分裂停止	短叶紫杉或红豆杉的树皮中提取的新型抗微管药。具有显著的放射增敏作用，可能是细胞停止于对放疗敏感的G_2期和M期
	高三尖杉酯碱		抑制真核细胞蛋白质的合成，使多聚糖体解聚，干扰蛋白核糖体功能，对细胞内DNA的合成亦有抑制作用	三尖杉科三尖杉属植物中提取的生物酯碱。对G_1、G_2期细胞杀伤作用最强，对S期细胞作用较小。与阿糖胞苷、巯嘌呤等无交叉耐药性
其他抗肿瘤药	铂类化合物——顺铂、奥沙利铂、卡铂		破坏DNA的功能和复制	顺铂抗瘤谱广，作用强，与多种抗肿瘤药有协同作用且无交叉耐药性。奥沙利铂亦DNA的结合快于顺铂，只需要15分钟
	肿瘤分化诱导抑制药	亚砷酸	亚砷酸能引起NB4人急性早幼粒细胞白血病细胞的形态学变化、DNA断裂和凋亡，也可引起早幼粒细胞白血病/维A酸受体融合蛋白的损伤和退化，诱导人肝癌细胞株、人胃癌细胞株、食管癌细胞株等凋亡，并存在时间-剂量依赖关系	
		维A酸	诱导急性早幼粒细胞白血病（APL）细胞分化成熟，可抑制APL细胞的增殖。正常的多细胞系的造血细胞使骨髓和外周血再生，患者得到缓解，机制尚不清楚	

类别	常用药物		药物作用机制	药物特点
其他抗肿瘤药	影响氨基酸供应药物	门冬酰胺酶	门冬酰胺急剧缺失，肿瘤细胞蛋白质合成受阻，增殖受到抑制，肿瘤细胞被破坏而不能生长、存活	周期特异性抗肿瘤药，本品治疗肿瘤时，不宜单独使用，亦不宜作维持治疗，应与其他抗癌药物联合应用
		氟尿嘧啶衍生物替加氟	经肝脏活化逐渐转变为氟尿嘧啶而起抗肿瘤作用。干扰DNA、RNA及蛋白质合成	主要作用与S期细胞，是抗嘧啶类细胞周期特异性药物
		四氢叶酸衍生物亚叶酸钙	通过四氢叶酸还原酶转变为四氢叶酸，能有效地对抗甲氨蝶呤引起的毒性反应，对已存在的毒性反应无明显作用	主要用于高剂量甲氨蝶呤的解救
抗肿瘤激素类	他莫昔芬		雌二醇竞争性拮抗剂，Z型异构体与雌激素结合，阻止雌激素作用的发挥，从而抑制乳腺细胞的增殖	

（一）烷化剂

烷化剂对多种肿瘤细胞具有显著的杀伤能力，能直接作用于DNA，破坏其结构和功能，具有显著的杀伤作用，在肿瘤治疗中发挥着重要作用。临床应用广泛，治疗各种实体瘤和血液系统肿瘤，如环磷酰胺在乳腺癌、肺癌、淋巴瘤等多种肿瘤的治疗中都有应用；氮芥可用于恶性淋巴瘤、白血病等的治疗。

烷化剂用药过程中毒性较大、对正常细胞也有一定的毒性，尤其是对快速分裂的细胞，如骨髓细胞、胃肠道上皮细胞等。这可能导致骨髓抑制，表现为白细胞、血小板减少，严重时可引起贫血、出血和感染等并发症。胃肠道反应也较为常见，如恶心、呕吐、食欲不振等，影响患者的生活质量和治疗依从性。长期使用烷化剂可能增加患者患二次肿瘤的风险。这是因为烷化剂在破坏肿瘤细胞DNA的同时，也可能对正常细胞的DNA造成损伤，从而引发基因突变和肿瘤的发生。

随着治疗的进行，肿瘤细胞可能对烷化剂产生耐药性，降低药物的疗效。耐药机制可能包括肿瘤细胞内药物代谢酶的改变、DNA修复能力增强等。某些烷化剂药物在注射部位可能引起局部刺激和疼痛，甚至出现组织坏死。在使用过程中需要注意正确的给药方法和部位选择，以减少局部不良反应的发生。

环磷酰胺 e 微课1

环磷酰胺是氮芥衍生物，属于烷化剂类，是应用最早、最广泛的抗肿瘤药，通过与细胞生物大分子中的亲核基团发生烷化作用，使DNA链发生断裂，DNA结构和功能损伤，从而干扰肿瘤细胞增殖。口服片剂，易被吸收，可通过血–脑屏障，在肝脏代谢活化，经肾脏排泄。

【药理作用】进入体内后经肝脏或肿瘤细胞内过量的磷酰胺酶或磷酸酶水解为磷酰胺氮芥而起作用。其作用机制与氮芥相似，与DNA发生交叉联结，抑制其合成，也可干扰RNA的功能，属细胞周期非特异性药物。抗瘤谱广，对多种肿瘤有抑制作用。

【适应证】可用于恶性淋巴瘤、急性或慢性淋巴细胞白血病、多发性骨髓瘤；对乳腺癌、睾丸癌、卵巢癌、肺癌、头颈部鳞癌、鼻咽癌、神经母细胞瘤及各种肉瘤也有一定疗效。

【禁忌证】对本品过敏者、妊娠期及哺乳期妇女、膀胱炎、尿路阻塞者禁用。

【不良反应】

1.**骨髓抑制** 最常见，白细胞减少、血小板减少。

2.**胃肠道反应** 包括食欲减退、恶心、呕吐，严重程度与剂量有关。

3.**泌尿道反应** 环磷酰胺的代谢物丙烯醛刺激膀胱，因此大剂量静脉滴注而缺乏有效预防措施时，可引起出血性膀胱炎，可应用巯乙磺酸钠预防；常规剂量应用时，发生率低。

4.**其他** 脱发、口腔炎、中毒性肝炎、皮肤色素沉着、月经紊乱、精子缺乏及肺纤维化等。

用药时应鼓励患者多饮水，大剂量应用时应水化、利尿，同时给予尿路保护剂美司钠。环磷酰胺水溶液仅能稳定2～3小时，需要现配使用。

（二）抗代谢药

抗代谢药是模拟正常代谢物质的化学结构所合成的类似物，与相关代谢产物发生特异性拮抗作用，干扰DNA的生物合成，从而阻断肿瘤细胞的分裂增殖，属于细胞周期特异性药物。与其他药物之间一般无交叉耐受性。本类药物主要用于急性白血病和恶性淋巴瘤的治疗，也可用于治疗一些实体瘤，如乳腺癌、胃肠道癌、绒毛膜上皮癌、骨肉瘤等。用药过程中，会出现对造血系统、消化道黏膜、毛发、肝肾损伤，有时也出现延迟性毒性。

甲氨蝶呤 ℮ 微课2

【作用与应用】甲氨蝶呤是叶酸还原酶抑制药，主要抑制二氢叶酸还原酶，使二氢叶酸不能被还原成四氢叶酸，使一碳基团的转移作用受阻，DNA的合成被抑制，从而呈现出抗肿瘤细胞的作用。临床用于各型急性白血病，特别是急性淋巴细胞白血病、恶性淋巴瘤、非霍奇金淋巴瘤、蕈样肉芽种、多发性骨髓瘤；用于恶性葡萄胎、绒毛膜上皮癌、乳腺癌、卵巢癌、宫颈癌、睾丸癌；用于头颈部癌、支气管肺癌、各种软组织肉瘤；大剂量用于骨肉瘤，鞘内注射可用于预防和治疗脑膜白血病以及恶性淋巴瘤的神经系统侵犯；对银屑病也有一定疗效。

【禁忌证】对本品过敏者、全身极度衰竭者、妊娠哺乳期禁用，有肾病史或肾功能异常者，禁用大剂量甲氨蝶呤疗法。

【不良反应】

1.**胃肠道反应** 如口腔炎、口唇溃疡、咽喉、腹痛、腹泻、消化道出血、食欲减退、偶见假膜性或出血性肠炎。

2.**肝功能损害**

3.**泌尿系统反应** 如尿酸性肾病、血尿、蛋白尿、尿少、氮质血症、尿毒症。

4.**呼吸系统反应** 长期用药可引起咳嗽、气短、肺炎或肺纤维化。

5.**骨髓抑制** 主要引起白细胞和血小板减少，联合使用亚叶酸钙可以保护骨髓正常细胞。

6.其他反应　如皮肤发红、瘙痒、皮疹。

白细胞低下时可并发感染，鞘内注射后可出现视物模糊、眩晕、意识障碍，甚至嗜睡或抽搐。规格为0.1g的甲氨蝶呤，鞘内注射可引起下肢运动障碍及排尿困难，故不建议其用于鞘内注射。

抗恶性肿瘤药物相关知识见表9-1-5。

表9-1-5　抗恶性肿瘤药物知识归纳

药物名称	药理作用	临床应用	不良反应	用药护理
司莫司汀	抗肿瘤作用	（1）用于脑部原发肿瘤及继发肿瘤 （2）合用治疗恶性淋巴瘤、胃癌、直肠癌、黑色素瘤	（1）骨髓抑制 （2）胃肠道反应 （3）肝肾功能受到影响 （4）乏力、轻度脱发、皮疹、睾丸卵巢功能抑制闭经或精子缺乏	（1）骨髓抑制、感染、肝肾功能不全者及老年人慎用 （2）密切观察血象、血尿素氮、尿酸、肌酐清除率、血胆红素、氨基转移酶的变化和肺功能 （3）抑制机体免疫 （4）预防感染，注意口腔卫生
氮芥	干扰DNA合成和细胞分裂，影响快速增殖组织DNA的完整性和功能，抗恶性肿瘤	恶性淋巴瘤、霍奇金病治疗	（1）骨髓抑制，白细胞减少和血小板减少 （2）胃肠道反应 （3）生殖功能影响，精子减少、睾丸萎缩、精子活动减少、月经紊乱、闭经 （4）脱发、乏力、头晕	（1）密切观察血象 （2）药物开封后10分钟之内注入体内 （3）局部刺激性，严禁口服、皮下及肌内注射，若漏出血管会导致局部组织坏死，一旦溢出，应用硫代硫酸钠或普鲁卡因局部注射，冰袋冷敷局部6～12小时 （4）有骨髓抑制、感染、肿瘤细胞侵及骨髓、曾接受过多程化疗或放疗者慎用
顺铂	通过破坏DNA结构和功能而发挥抗肿瘤作用	小细胞与非小细胞肺癌、睾丸癌、卵巢癌、宫颈癌、子宫内膜癌、前列腺癌、膀胱癌、黑素瘤、肉瘤、头颈部肿瘤及各种鳞状上皮癌和恶性淋巴瘤	（1）肾毒性 （2）消化系统反应 （3）血液系统反应 （4）耳毒性（可逆） （5）神经毒性，周围神经损伤、运动失调、肌痛、上下肢感觉异常、大脑功能障碍、癫痫、球后视神经炎 （6）过敏反应 （7）高尿酸血症、血浆电解质紊乱、心律失常、心电图改变、心动过缓或过速、心功能不全、免疫系统反应、局部静脉炎、精子卵子形成障碍和男子乳房女性化等	（1）治疗前后，应做肝肾功能、全血计数、血钙、听神经功能、神经系统功能等检查 （2）男女均需严格避孕 （3）影响注意力，驾驶和机械操作能力 （4）避免接触铝金属注射器 （5）化疗期间和化疗后，必须饮用足够的水分 （6）禁忌证：过敏者、妊娠期及哺乳期妇女、骨髓功能减退、严重肾功能损害、失水过多、水痘、带状疱疹、通风、高尿酸血症、外周神经炎、听神经功能障碍者禁用
蒽环类药物	以DNA为靶作用的抗肿瘤抗生素	恶性淋巴瘤、乳腺癌、胃癌、骨肉瘤、软组织肉瘤的首选药物之一	（1）骨髓抑制 （2）心脏毒性 （3）局部刺激性，药物外渗可引起组织坏死	（1）合并感染、水痘症状者慎用 （2）严格避免注射时渗漏至血管外 （3）密切监测心脏、血常规、肝肾功能、继发感染，每周进行心电图检查

续表

药物名称	药理作用	临床应用	不良反应	用药护理
甲氨蝶呤	抑制二氢叶酸还原酶，具有良好的抗肿瘤活性	乳腺癌、妊娠性绒毛膜癌、恶性葡萄胎或葡萄胎、急性白血病、伯基特淋巴瘤、晚期淋巴肉瘤、晚期蕈样真菌病、脑膜转移癌、成骨肉瘤、支气管肺癌、头颈部表皮癌以及严重、顽固致残性银屑病	（1）消化系统反应：恶心、呕吐、呕血、黑粪、胃肠溃疡出血、肠炎、肝萎缩坏死、肝硬化、胰腺炎、肝衰竭 （2）皮肤和超敏反应 （3）血液和淋巴系统反应：骨髓抑制，白细胞、中性粒细胞、血小板减少 （4）泌尿生殖系统反应 （5）心血管系统反应 （6）神经系统反应 （7）呼吸系统反应 （8）结膜炎、视力改变、骨质疏松、糖尿病加重、蛋白尿、结节病等	（1）注意肝毒性 （2）体质虚弱和儿童患者慎用 （3）肾功能损害者禁用大剂量疗法，大剂量疗法时检测血药浓度，亚叶酸钙解救 （4）治疗期间出现肺部症状或非特异性肺炎，需中断治疗并给予检查 （5）治疗前评估肝功能并定期监测 （6）监测血象，血细胞数量严重下降时需立即中断治疗并对症治疗 （7）禁忌证：银屑病患者、哺乳期妇女、严重肝功能损害者、酒精中毒及酒精性肝损伤者、骨髓抑制者、严重感染者、消化性溃疡或溃疡性结肠炎者、严重肾功能损伤者、免疫缺陷者、对本品过敏者、接受中枢神经系统放疗患者禁用

（二）用药护理

1.骨髓抑制：在化疗中必须定期查血象、骨髓象，以便观察疗效及骨髓受抑制情况。化疗药物最严重的不良反应是骨髓抑制，因此在化疗过程中应定期复查血常规、骨髓象。

2.胃肠道反应：某些化疗药物可以引起恶心、呕吐、食欲减退等反应。化疗期间患者饮食要清淡、易消化和富有营养，必要时可用止吐镇静剂。

3.长春新碱能引起未梢神经炎、手足麻木感，停药后可逐渐消失。柔红霉素、高三尖杉酯碱类药物可引起心肌及心脏传导损害，用药时要缓慢静滴，注意听心率、心律，复查心电图。

4.甲氨蝶呤引起口腔黏膜溃疡，可用0.5%普鲁卡因含漱，减轻疼痛，便于进食和休息，亚叶酸钙可对抗其毒性作用，可遵医嘱使用。

5.环磷酰胺可引起脱发及出血性膀胱炎所致血尿，嘱患者多饮水，有血尿必须停药。

抗恶性肿瘤药物常见不良反应及防治原则见表9-1-6。

表9-1-6　抗恶性肿瘤药物常见不良反应及其防治

序号	主要不良反应	防治原则
1	骨髓抑制，用药后7～10天出现中性粒细胞、血小板和血红蛋白减少	重组人粒细胞刺激因子可预防和治疗化疗引起的中性粒细胞减少；白介素-11、重组人血小板生成素、输注血小板可以预防和治疗化疗引起的血小板较少症
2	消化道反应，食欲缺乏、恶心、呕吐、腹泻、腹痛、腹胀、便秘	5-HT₃受体阻断药可防治化疗引起的中重度呕吐；神经激肽受体阻断药阿瑞匹坦提高对恶心呕吐的控制效果
3	口腔黏膜反应，咽炎、口腔溃疡、口腔黏膜炎	用药后5～6天出现，保持口腔清洁，停药后可逐渐愈合

序号	主要不良反应	防治原则
4	肝功能损害，转氨酶升高、胆红素升高、黄疸	根据肝功能损害程度决定是否化疗，利妥昔单抗可与引起乙肝病毒携带者的病毒激活，从而引起重度肝损害，用药前进行相关检查，明确患者病毒感染情况
5	肾功能、泌尿系统损害	甲氨蝶呤大剂量时，其代谢产物可阻塞肾小管，引起急性肾衰竭，应用亚叶酸钙解救，并碱化尿液、利尿；白血病、淋巴瘤化疗时，短时间内产生大量尿酸，引起尿酸性肾病，可化疗前应用别嘌醇预防；环磷酰胺、异环磷酰胺的代谢产物丙烯醛引起出血性膀胱炎，应用美司钠解救预防发生
6	心脏毒性	心脏毒性和化疗药物剂量相关，应注意药物的应用剂量，监测心电图改变，并且避免与心前区放疗同时应用。多柔比星、柔红霉素、紫杉醇、曲妥珠单抗可致心电图异常、心功能不全。蒽环类药物引起的急性心脏毒性表现为心脏传导紊乱和心律失常，慢性毒性表现为左心室功能障碍、心力衰竭，迟发性的为心力衰竭、心肌病及心律失常
7	肺毒性	博来霉素、白消安、表皮生长因子、受体络氨酸激酶抑制药可引起肺间质纤维化，应用时予以高度重视，并注意应用剂量
8	神经系统毒性	奥沙利铂、长春新碱、紫杉醇可致周围神经炎，大部分为可逆性，严重时需及时停药
9	致畸性	妊娠期及哺乳期妇女禁用或慎用
10	药物外渗，皮下组织坏死	停止注射，1%普鲁卡因注射进行局部封闭，冷敷；奥沙利铂禁忌冷敷，可用50%硫酸镁湿敷；禁忌热敷，以降低皮肤坏死概率；局部使用地塞米松和利多卡因封闭，会减轻局部疼痛和炎症反应

三、任务实施

【用药准备】根据任务内容和相关知识，请完成下面的用药实施清单。

用药前	评估准备	评估患者病史、用药史、各种检查结果等：
		准备药物和药物相关知识：
		调整自己工作状态，思考护士应具备的职业素养：
用药中	沟通观察实施	观察点：
		与患者进行一般性沟通和专业性沟通：
		实施用药过程：

续表

用药后	观察宣教	观察患者的用药疗效和不良反应，以及病情变化：
		健康宣教：

【用药护理过程】学生分组，用角色扮演方式，实施对"患者"的用药护理过程。

【用药评价】由"患者"进行评价。

序号	内容	评价
1	是否介绍药物名称（1～10分）	
2	是否说明用药目的（1～10分）	
3	是否说明用法用量（1～10分）	
4	是否说明用药注意事项（1～10分）	
5	是否能熟练实施用药护理过程（1～15分）	
6	是否与患者进行有效沟通（1～15分）	
7	是否进行药物、疾病的健康宣教（1～15分）	
8	是否体现护士良好的职业素养（1～15分）	
总分		

四、课后习题

习题

（一）单项选择题（每题只有一个最佳答案）

1.抗恶性肿瘤药物最主要、最严重的不良反应是（   ）

    A.听力减退   B.消化道反应   C.脱发

    D.过敏反应   E.骨髓抑制

2.下列属于影响DNA结构的烷化剂类抗恶性肿瘤药的是（   ）

    A.长春碱   B.环磷酰胺   C.门冬酰胺酶

    D.多柔比星   E.顺铂

3.下列属于干扰转录过程和阻止RNA合成的抗恶性肿瘤药的是（   ）

    A.长春碱   B.环磷酰胺   C.门冬酰胺酶

    D.多柔比星   E.顺铂

4.下列属于影响氨基酸供应，抑制蛋白质合成与功能的抗恶性肿瘤药的是（   ）

    A.长春碱   B.环磷酰胺   C.门冬酰胺酶

    D.多柔比星   E.顺铂

5.常引起出血性膀胱炎的抗癌药是（   ）

A.甲氨蝶呤 　　　　　　B.环磷酰胺 　　　　　　C.门冬酰胺酶

D.疏嘌呤 　　　　　　　E.长春新碱

6.无骨髓抑制作用的抗恶性肿瘤药是（　　）

A.长春新碱 　　　　　　B.白消安 　　　　　　　C.顺铂

D.地塞米松 　　　　　　E.阿糖胞苷

7.联合使用亚叶酸钙可以保护骨髓正常细胞的药物是（　　）

A.环磷酰胺 　　　　　　B.塞替派 　　　　　　　C.氟尿嘧啶

D.白消安 　　　　　　　E.甲氨蝶呤

8.通过抑制二氢叶酸还原酶而抗恶性肿瘤的是（　　）

A.顺铂 　　　　　　　　B.氟尿嘧啶 　　　　　　C.氮芥

D.甲氨蝶呤 　　　　　　E.阿糖胞苷

9.环磷酰胺对下列何种肿瘤疗效最佳（　　）

B.原发性脑瘤 　　　　　C.黑色素瘤 　　　　　　A.淋巴肉瘤

D.膀胱癌 　　　　　　　E.宫颈癌

10.患者，女，15岁。患有急性白血病，化疗期间出现食欲减退及严重的恶心、呕吐、
腹泻、腹痛等消化道症状。为了尽量减轻消化道症状，采取的措施中错误的是（　　）

A.给药时间宜安排在饭后或睡前

B.以高糖、高脂、少纤维的食物为主

C.可给予镇静止吐药对减轻消化道反应有一定作用

D.反应严重者可采取少量多餐或随意餐的形式

E.必要时少食，补液

（二）配伍选择题（从共用选项中选择一个最佳答案）

（11~15题共用答案）

A.奥沙利铂 　　　　　　B.氟尿嘧啶 　　　　　　C.长春花碱

D.高三尖杉酯碱 　　　　E.阿糖胞苷

11.胸苷酸合成酶抑制剂是（　　）

12.破坏DNA的铂类配合物是（　　）

13.干扰核糖体功能的药物是（　　）

14.植物类抗恶性肿瘤药是（　　）

15.属DNA聚合酶抑制剂的是（　　）

书网融合……

微课1 微课2

项目十　急性中毒解救药物基础及用药护理

任务　有机磷中毒解救药物基础及用药护理

教案　PPT

知识目标

1.理解并解释有机磷中毒解救药物的药理作用、临床应用、不良反应和用药护理。

2.对比分析并整理金属类中毒、氰化物中毒、灭鼠药中毒、蛇毒中毒、阿片类药物中毒、苯二氮䓬类药物中毒等解毒药物的药理作用、临床应用、不良反应和用药护理。

3.说出有机磷中毒的抢救及药物治疗方案。

能力目标

1.学会观察有机磷中毒解救药的药物疗效和不良反应，能够熟练进行用药护理，正确指导患者合理、安全用药，具备熟练的用药护理能力。

2.具备与患者进行用药沟通的能力、及时处理药物不良反应的能力、准确监测用药后各项检查的护理能力、安抚患者并让其积极配合治疗的能力。

素养目标

培养关爱机磷中毒患者医者仁心的职业情怀、积极的工作态度、关注和尊重机磷中毒患者的人文关怀素养及甘于奉献的护理敬业精神；养成高尚的护士职业道德。

一、任务描述

患者，男，58岁，中午给自家菜园喷洒杀虫剂，下午5点出现恶心、呕吐，伴有大量白色泡沫样分泌物，全身大汗淋漓，流涎，呼吸困难。家人发现后立即拨打120，将患者送往医院。入院查体：体温36.5℃，脉搏60次/分，呼吸25次/分，血压110/70mmHg。神志清楚，精神差，双侧瞳孔缩小，直径约1mm，对光反射迟钝。口腔内有大量白色泡沫样分泌物，双肺呼吸音粗，可闻及大量湿啰音。心率60次/分，律齐，无杂音。腹软，无压痛及反跳痛，肝脾肋下未触及。四肢肌力、肌张力正常，病理反射未引出。辅助检查：血常规示白细胞计数 $12 \times 10^9/L$，中性粒细胞比例80%。胆碱酯酶活力测定为30%。血气分析示pH 7.30，PaO_2 60mmHg，$PaCO_2$ 50mmHg。初步医生诊断为急性有机磷农药中毒。

【中毒解救】

1.清洗毒物

（1）脱离毒物接触 将患者搬离中毒现场，脱去被污染的衣物，用大量清水冲洗污染的皮肤、毛发等部位，特别要注意清洗毛发根部、指甲缝等部位，避免毒物继续经皮肤吸收。如果是眼睛接触毒物，应立即用大量流动清水或生理盐水冲洗眼睛。

（2）催吐 适用于神志清楚且能配合的患者。让患者口服温水或生理盐水后，用压舌板、筷子等刺激咽后壁或舌根，引起反射性呕吐。反复进行，直至吐出的液体为清水样为止。对昏迷患者、口服腐蚀性毒物患者及食管静脉曲张患者等不宜催吐。

（3）洗胃 一般在服毒后 6 小时内洗胃效果最好，但如果服用毒物量大、毒物胃排空延迟等情况，即使超过 6 小时仍应洗胃。

1）清水 最常用于大多数有机磷中毒患者。

2）2%碳酸氢钠溶液 可用于敌百虫中毒以外的有机磷农药中毒，因为敌百虫在碱性溶液中可转化为毒性更强的敌敌畏。

（4）导泻 洗胃后进行导泻，以清除进入肠道的毒物。常用硫酸镁或硫酸钠，一般20～30g加水 200ml，一次性口服或由胃管注入。使得肠道内形成高渗环境，阻止肠道对毒物的吸收，同时促进肠道蠕动，加速毒物排出。

（5）血液净化 对于严重中毒患者，尤其是经上述方法处理后病情仍无明显改善者，可考虑进行血液净化治疗，包括血液透析、血液灌流、血浆置换。有机磷农药多为脂溶性，血液灌流可有效清除体内的有机磷毒物。

2.对症支持治疗

（1）保持呼吸道通畅 一旦出现呼吸肌麻痹，应尽早气管插管或切开，予以呼吸支持。

（2）多巴胺 维持血压，维持循环稳定，补充有效循环血量。

（3）20%甘露醇 脱水，防治脑水肿。

（4）纠正酸碱失衡和电解质紊乱。

3.解毒剂的使用

（1）阿托品

1）轻度中毒 阿托品1～2mg，皮下注射或肌内注射，必要时1～2小时后重复给药，一日3～4次。

2）中度中毒 阿托品2～4mg，肌内注射或静脉注射，每半小时重复1次，直到阿托品化，病情好转后酌情减量。

3）重度中毒 阿托品5～10mg，严重患者每5分钟即可重复给药，达"阿托品化"（口干、皮肤干燥、肺部啰音减少或消失、瞳孔扩大和精神神经症状改善等）后给予维持量。若出现阿托品中毒的表现需停药观察。

（2）氯解磷定 一般中毒，肌内注射或静脉缓慢注射0.5～1g（1～2支），视病情需要可重复注射；严重中毒，1～1.5g（2～3支）。以后根据临床病情和血胆碱酯酶水平，每1.5～2小时可重复1～3次。

（3）碘解磷定　成人：静脉注射一次0.5～1g（1～2支），视病情需要可重复注射。小儿：缓慢静脉注射或静脉滴注，轻度中毒时每次15mg/kg；中度中毒时每次15～30mg/kg；重度中毒时每次30mg/kg。

（4）戊乙奎醚　肌内注射，根据中毒程度选用首次用量。

1）轻度中毒　1～2mg，必要时合用氯解磷定500～750mg。

2）中度中毒　2～4mg，同时合用氯解磷定750～1500mg。

3）重度中毒　4～6mg，同时合用氯解磷定1500～2500mg。

首次用药45分钟后，如仅有恶心、呕吐、出汗、流涎等毒蕈碱样症状时应用盐酸戊乙奎醚1～2mg；仅有肌颤、肌无力等烟碱样症状或胆碱酯酶活力低于50%时应用氯解磷定1000mg，无氯解磷定时可用解磷定代替。如上述症状均出现，则重复应用盐酸戊乙奎醚和氯解磷定的首次半量1～2次。中毒后期或胆碱酯酶老化后可用盐酸戊乙奎醚1～2mg维持阿托品化，每次间隔8～12小时。

【任务】

为了能正确地根据医嘱实施用药护理，护士应该熟悉有机磷中毒解救药物相关知识，具备扎实的理论基础。请通过角色扮演的方式，向有机磷中毒"患者"实施用药过程。

1.向患者或家属说明有机磷中毒解救药物的用药剂量、用药方法、用药目的及注意事项。

2.对患者实施有机磷中毒解救药物的用药护理。

3.在用药过程中充分体现关爱有机磷中毒患者的医者仁心职业情怀，护士对患者的人文关怀。

二、相关知识

急性中毒是指人体在短时间内接触、吸收、摄入或注射大量有毒物质，引起的以器官功能损害或组织损伤为主的全身性疾病。有职业性中毒和生活性中毒，中毒后会出现皮肤黏膜、眼部、呼吸系统、消化系统、神经系统、循环系统等的中毒表现。如头晕、头痛、呼吸困难、视物模糊、腹痛、腹泻、瞳孔扩大、抽搐、昏迷、休克等。

针对中毒的情况，医护人员要进行及时抢救解毒，一般包括：终止接触毒物；清除毒物，如催吐、洗胃、导泻、利尿、血液净化等；特效解毒剂解毒；对症支持治疗。根据中毒物质的种类不同，解毒药可包括氢化物中毒解毒药、有机磷酸酯类中毒解毒药、亚硝酸盐中毒解毒药、阿片类中毒解毒药、鼠药解毒药、苯二氮䓬类药物中毒解毒药、重金属中毒解毒药。解毒药具体分类、常用药物及作用机制如表10-1-1所示。

表10-1-1　解毒药分类、机制和常用药物

解毒药类别		常用药物	作用机制
非特异性解毒药	中和剂	氢氧化铝凝胶、铝镁加混悬液、乙酸、淡醋、橘子汁	中和体内的强酸强碱性毒物，降低毒性并防止毒物对胃肠道黏膜的直接损伤
	氧化剂	1∶5000高锰酸钾（对硫磷中毒时禁用）	洗胃时使用，以氧化毒物而起解毒作用
	吸附剂	活性炭（药用炭）	丰富的孔隙结构，吸附作用强
	沉淀剂	硫酸钠、硫酸镁——钡盐、铅盐中毒	与毒物形成不溶性沉淀物，如硫酸钡、磷化铜、氟化钙、草酸钙、氯化银、碳酸铁、砷酸铁、亚铁氰化铜等
		0.2%~0.5%硫酸铜——黄磷口服中毒或皮肤污染	
		15%乳酸钙、0.5%氯化钙——氟化物、草酸盐中毒	
		0.9%氯化钠——硝酸银中毒	
		碳酸氢钠——铁盐中毒	
		新配置氢氧化铁——砷中毒	
		0.1%亚铁氰化钾——铜盐中毒	
		含钙溶液——卤水（氯化镁）中毒洗胃	
		碘中毒——淀粉溶液洗胃	
	保护药	鸡蛋清、植物油、米汤、豆浆、牛奶、氢氧化铝凝胶	覆盖在胃肠道黏膜上，保护黏膜免受刺激，减轻腐蚀损害，干扰毒物吸收
	催吐剂	阿扑吗啡，一般用于口服毒物4小时内	引起呕吐，排空胃内毒物，防止中毒或减轻中毒程度
	泻药	硫酸镁（中枢抑制药中毒、伴肾功能不全者不宜用）、硫酸钠、甘露醇	使得肠道中的毒物通过导泻排出体外
	利尿药	呋塞米、20%甘露醇、25%山梨醇	加速毒物从尿中排泄
特异性解毒药	金属类中毒的解毒药	汞中毒——二巯丙磺钠	驱汞，降低血汞浓度
		铅中毒——阿托品缓解腹部铅绞痛，金属络合剂依地酸钙钠、二巯丁二钠、二巯丁二酸	驱铅，降低血铅浓度
		铜中毒——金属络合剂依地酸钙钠、二巯丁二钠、二巯丁二酸	驱铜，与铜结合，形成稳定的络合物排出体外
		铁中毒——去铁胺	结合铁离子，形成无毒的铁化物，随尿排出
		镉中毒——络合剂依地酸钙钠、二巯丁二钠、二巯丁二酸、二巯丙醇、二巯丙磺钠	驱镉，与镉结合，形成稳定的络合物排出体外
	有机磷中毒的解毒药	碘解磷定、氯解磷定	复活胆碱酯酶
		阿托品、东莨菪碱、盐酸戊乙奎醚	抗胆碱
	氰化物中毒的解毒药	高铁血红蛋白形成剂：亚硝酸钠、亚硝酸异戊酯、高浓度亚甲蓝	高铁血红蛋白与氰离子结合形成氰化高铁血红蛋白，使被抑制的细胞色素氧化酶恢复活性，解除组织缺氧
		羟钴胺	直接与氰离子结合，形成稳定无毒的维生素B_{12}、钴氰螯合物从尿中排出
		硫代硫酸钠	形成毒性低、稳定性强的硫氰酸盐随尿排出

续表

解毒药类别		常用药物	作用机制
特异性解毒药	高铁血红蛋白血症形成剂中毒的解毒药	亚硝酸盐中毒、苯胺中毒——低浓度亚甲蓝	具有还原性，将高铁血红蛋白还原为血红蛋白，恢复输氧功能
	化学药物中毒的解毒药	对乙酰氨基酚中毒——乙酰半胱氨酸、糖皮质激素	对乙酰氨基酚中毒主要以肝脏损害为主，乙酰半胱氨酸可以保护肝脏，为特异性解毒药
		阿片类药物中毒——纳洛酮	拮抗阿片受体
		苯二氮䓬类镇静催眠药中毒——氟马西尼	氟马西尼与苯二氮䓬竞争受体结合部位，从而逆转或减轻中枢抑制作用
		肼类中毒——维生素B$_6$、烟酰胺	异烟肼可致继发性维生素B$_6$缺乏，引起中枢和周围神经损害
	酒精中毒的解毒药	纳美芬、纳洛酮	对抗呼吸抑制
	蛇毒中毒的解毒药	抗蛇毒血清	抗蛇毒
		新斯的明	兴奋骨骼肌，对抗肌无力症状
		糖皮质激素	减轻蛇毒引起的炎症反应溶血反应、过敏反应，降低毛细血管的通透性，减轻局部肿胀和出血
		季德胜蛇药片	清热解毒，消肿镇痛
	肉毒中毒的解毒药	肉毒抗毒血清	抗肉毒杆菌
	杀鼠剂中毒的解毒药	致惊厥杀鼠剂——乙酰胺、镇静催眠药	乙酰胺阻止氟乙酰胺和氟乙酸钠转化为氟乙酸，从而消除氟乙酸对机体组织三羧酸循环的毒性，镇静催眠药缓解惊厥抽搐症状
		抗凝血杀鼠剂——维生素K$_1$	改善凝血功能

(一)有机磷中毒与解救 🅔微课

当有机磷农药进入人体后，其含有的磷酰基与胆碱酯酶活性中心的丝氨酸羟基结合，形成磷酰化胆碱酯酶，从而使胆碱酯酶失去水解乙酰胆碱的能力。导致乙酰胆碱在体内大量蓄积，作用于胆碱能受体，引起一系列中毒症状。

毒蕈碱样(M样)症状：乙酰胆碱在副交感神经节后纤维支配的效应器细胞膜上的 M 受体过度兴奋，产生类似毒蕈碱样作用，如平滑肌痉挛(恶心、呕吐、腹痛、腹泻、支气管痉挛、呼吸困难等)、括约肌松弛(大小便失禁)、腺体分泌增加(流涎、多汗、流泪、流涕等)、瞳孔缩小等。

烟碱样(N样)症状：乙酰胆碱在交感、副交感神经节的突触后膜和神经-肌肉接头的终板后膜上的 N 受体过度兴奋，产生类似烟碱样作用，如肌肉震颤、肌无力、血压升高、心率加快等。

中枢神经系统症状：乙酰胆碱在中枢神经系统内蓄积，引起中枢神经系统功能紊乱，出现头晕、头痛、乏力、烦躁不安、谵妄、抽搐、昏迷等症状。

有机磷中毒解救的办法见"任务描述"环节中的【中毒解救】部分。

氯解磷定、碘解磷定

【作用与应用】药物能够结合以失去活性的磷酰化胆碱酯酶，使胆碱酯酶恢复原态，重新呈现活力。对有机磷杀虫剂引起的烟碱样症状作用明显，而对毒蕈碱样症状作用较弱，对中枢神经系统症状作用不明显。用于解救多种有机磷酸酯类杀虫剂的中毒，但对马拉硫磷、敌百虫、敌敌畏，乐果、甲氟磷、丙胺氟磷和八甲磷等的中毒解救效果较差，对氨基甲酸酯杀虫剂所抑制的胆碱酯酶无复活作用。

【不良反应】对本类药物过敏者禁用。注射后可引起恶心、呕吐、心率增快、心电图出现暂时性S-T段压低和Q-T间期延长；注射速度过快引起眩晕、视物模糊、动作不协调；剂量过大，可抑制胆碱酯酶、抑制呼吸，引起癫痫样发作。

戊乙奎醚

【作用和应用】戊乙奎醚为新型选择性抗胆碱药，能通过血–脑屏障，阻断脑内M受体和N受体的激动，也能阻断外周M受体，但对外周N受体无明显拮抗作用。因此能较好地拮抗有机磷中毒引起的中枢中毒症状和毒蕈碱样症状，用药过程中对心率无明显影响。适用于有机磷中毒急救、中毒后期或胆碱酯酶（CHE）老化后持续阿托品化。

【不良反应】青光眼患者禁用。治疗剂量时伴有口干、面红、皮肤干燥等，大剂量可出现头晕、尿潴留、谵妄和体温升高等，停药后可自行消失。

纳洛酮

纳洛酮为阿片受体阻断药，对阿片受体有很强的亲和力，能完全或部分纠正阿片类物质的中枢抑制效应，如呼吸抑制、镇静和低血压，对乙醇中毒有促醒作用。用药过程中不引起呼吸抑制，不产生缩瞳反应，未见耐药性。临床用于阿片类药物复合麻醉后所致的呼吸抑制，并促使患者苏醒。用于急性阿片类药物过量的诊断；也用于解救急性酒精中毒。

乙酰胺

乙酰胺为氟乙酰胺中毒的解毒剂。解毒机制可能是化学结构相似，使之不产生氟乙酸，消除氟乙酸对三羧酸循环的毒性，延长中毒潜伏期，控制发病，减轻症状。临床用于氟乙酰胺（有机氟农药）、氟乙酸钠（杀鼠剂）、甘氟（鼠甘伏）等有机化合物中毒。需尽早、及时、足量肌内注射。

氟马西尼

氟马西尼是苯二氮䓬类受体阻断药。竞争受体，特异性阻断其中枢神经作用。用于逆转苯二氮䓬类药物所致的中枢镇静作用；终止苯二氮䓬类药物诱导及维持的全身麻醉；鉴别诊断苯二氮䓬类或其他药物或脑损伤所致的不明原因的昏迷。对本品过敏、严重抗抑郁药中毒者、妊娠初期3个月内、麻醉后肌松剂作用未消失的患者禁用。用药过程中，偶见焦虑、心悸、恐惧、惊厥、心律失常等症状。

常用解毒药的相关知识见表10-1-2。

表10-1-2　常用解毒药的药物知识归纳

药物名称	药理作用	临床应用	不良反应	用药护理
依地酸钙钠	能与铅、镉、锰、铬、镍、钴、铜发生络合	主要用于治疗铅中毒，也可治疗镉、锰、铬、镍、钴、铜中毒	（1）头晕、前额痛、食欲缺乏、恶心、畏寒、发热，组胺样反应有鼻黏膜充血、喷嚏、流涕、流泪 （2）少数有尿频、尿急、蛋白尿，心电图T波倒置 （3）大剂量导致急性肾衰竭 （4）高钙血症	（1）不良反应在停药后可恢复 （2）各种肾病患者慎用，少尿、无尿和肾功能损害为禁忌证 （3）用药期间要检查尿常规、血尿素氮、肌酐、钙和磷 （4）老年人慎用，并减少剂量和疗程
二巯丙醇	能与金属形成无毒的金属络合物	主要治疗砷、汞、金中毒，与依地酸钙钠合用治疗儿童急性铅脑病	（1）本品有特殊气味 （2）恶心、呕吐、头痛、口唇灼热、咽胸紧迫、流泪、流涕、流涎、多汗、腹痛、肢端麻木感觉异常、肌肉关节酸痛 （3）剂量超过5mg/kg，出现心动过速、高血压、抽搐、昏迷、暂时性血清丙氨酸转氨酶和天冬氨酸转氨酶增高，持续使用可出现血浆渗出、低蛋白血症、代谢性酸中毒、血浆乳酸增高、肾脏损害	（1）老年人及心脏病、高血压、肾病、肝病和营养不良的患者慎用，对花生过敏者禁用 （2）用药前后检查血压和心率，用药期间检查尿常规和肾功能，大剂量长期用药检查血浆蛋白，用药期间需要碱化尿液，保护肾脏 （3）本品为油剂，肌内注射可引起疼痛，并可引起无菌坏死，肌内注射部位要交替进行，并注意局部清洁
碘解磷定	复活胆碱酯酶	与抗胆碱药合用治疗有机磷酸脂类中毒	（1）对局部组织刺激性较强，静脉注射漏至皮下可致剧痛及周围皮肤发麻 （2）快速注射可引起恶心、呕吐、心率增快、严重是出现乏力、头痛、眩晕、视物模糊、复视、动作不协调 （3）快速大量可引起血压波动、呼吸抑制等	（1）对碘过敏者禁用，改用氯解磷定 （2）皮肤吸收中毒者在使用本品时需用肥皂清洗头发和皮肤，眼部用2.5%碳酸氢钠溶液和0.9%氯化钠溶液冲洗。口服中毒者用2.5%碳酸氢钠溶液彻底洗胃 （3）用药过程中，随时测定血胆碱酯酶作为用药监护指标
亚硝酸钠	与氰离子结合形成氰化高铁血红蛋白，使被抑制的细胞色素氧化酶恢复活性，缓解组织缺氧	用于氰化物中毒	恶心、呕吐、头晕、头痛、出冷汗、发绀、气急、晕厥、低血压、休克、抽搐，休克患者禁用	（1）使用本品解救氰化物中毒，仅起暂时延迟毒性的作用，要立即原静脉注射针头注射硫代硫酸钠，形成硫氰酸盐由尿排出 （2）针对中毒早期应用，中毒时间稍长无解毒作用 （3）老年人慎用 （4）可导致低血压和高铁血红蛋白形成

续表

药物名称	药理作用	临床应用	不良反应	用药护理
亚甲蓝	氧化-还原剂,高浓度时将血红蛋白氧化成高铁血红蛋白,低浓度时将高铁血红蛋白还原成血红蛋白	(1)用于亚硝酸盐、硝酸盐、硝基苯、三硝基苯等芳香胺类药物引起的高铁血红蛋白血症 (2)对氰化物中毒,暂时延迟毒性	(1)快速注射可引起头晕、恶心、呕吐、胸闷、腹痛 (2)大剂量,可出现头痛、血压降低、心率增快、伴心律失常、大汗淋漓、意识障碍 (3)用药后尿液呈蓝色,排尿时可有尿道口刺痛	(1)不能皮下、肌内、鞘内注射,前者引起坏死,后者引起瘫痪 (2)G-6-PD缺乏者和小儿应用可引起溶血 (3)对肾功能损害者应慎用 (4)维生素C对亚甲蓝有协同作用
纳洛酮	拮抗阿片阿片受体,逆转阿片药物所致的中毒症状	阿片类药物、其他麻醉性镇痛药、镇静催眠药中毒解救及急性酒精中毒	(1)偶见口干、恶心、呕吐、食欲缺乏、困倦、烦躁不安、血压升高、心率加快,多数不用处理,可自行恢复 (2)个别患者可诱发心律失常、肺水肿和心肌梗死	(1)高血压和心功能不全者慎用 (2)密切观察患者生命体征变化 (3)针对成瘾患者解毒时,注射本品后立即产生戒断症状,此时要注意剂量
氟马西尼	与苯二氮䓬类药物竞争受体结合部位,从而逆转或减轻中枢抑制作用	用于苯二氮䓬类药物中毒,逆转中枢镇静作用	(1)面部潮红、恶心、呕吐,快速注射可见焦虑、心悸、恐惧 (2)过敏者、妊娠早期妇女、麻醉后肌松作用未消失的患者禁用,哺乳期妇女慎用	(1)对于长期大量使用苯二氮䓬类药物者,应避免快速注射,否则引起戒断症状 (2)使用本品24小时内,避免操作危险机器或驾驶机动车
亚叶酸钙	在体内通过四氢叶酸还原酶转变为四氢叶酸,从而能有效地对抗甲氨蝶呤的作用,达到解毒作用	(1)甲氨蝶呤、乙胺嘧啶或甲氧苄啶等抗叶酸代谢药过量中毒 (2)甲醇中毒的辅助治疗	(1)长期应用偶见食欲缺乏、腹胀、恶心等 (2)偶见过敏反应,可出现皮疹和支气管痉挛,甚至诱发癫痫 (3)恶性贫血或维生素B₁₂缺乏引起的巨幼细胞贫血是禁忌证	(1)本品避免光线直接照射及热接触 (2)用药过程中密切监测血清肌酐量,监测尿液酸碱度 (3)用药时根据血清甲氨蝶呤浓度确定本药剂量

（二）酒精中毒解救

急性中毒时,可用纳洛酮 $0.4 \sim 0.8$ mg 缓慢静脉注射。可静脉注射 50% 葡萄糖溶液 100ml,肌内注射维生素 B_1、维生素 B_6 各 100mg,加速乙醇氧化。重症患者宜选用地西泮,症状稳定后,给予维持镇静的剂量,每 $8 \sim 12$ 小时服药一次。有癫痫病史者可用苯妥英钠。有幻觉者可用氟哌啶醇。

（三）细菌性食物中毒解救

根据不同的病原菌选用敏感抗生素,如沙门菌感染食物中毒者可用喹诺酮类或氯霉素等;副溶血性弧菌感染食物中毒可选用氯霉素、四环素或喹诺酮类等;大肠埃希菌感染食物中毒可选用阿米卡星;腹痛剧烈者使用肠道解痉剂,如阿托品 0.5mg 肌内注射;发生酸中毒者可酌情给予 5% 碳酸氢钠等药物纠正。

（四）重金属中毒解救

重金属误入体内会引起机体中毒。此时需要立马进行解毒抢救。铅中毒时,可使用依地酸钙钠、二巯丁二钠，与金属离子结合形成稳定而可溶的络合物，后经尿液排出。依地酸钙钠对铅中毒有良好疗效。

汞中毒时，二巯丙磺钠对急性汞中毒效果较好，可与汞离子结合，促进其排泄；二巯丁二酸能有效驱汞，减轻汞中毒症状。砷中毒时，使用二巯丙醇，含有活性巯基，可与砷离子结合形成无毒的、难以解离的环状化合物而排出体外；二巯基丙磺酸钠对砷中毒有特效解毒作用；镉中毒时，依地酸钙钠对镉有一定的促排作用；铜中毒时，青霉胺可与铜离子结合形成络合物，从尿中排出，用于治疗肝豆状核变性等铜代谢障碍性疾病引起的铜中毒。

在使用解毒药时，应严格遵循医生的建议，根据中毒的具体情况选择合适的解毒药物，并注意药物的不良反应和禁忌证。

三、任务实施

【用药准备】根据任务内容和相关知识，请完成下面的用药实施清单。

用药前	评估 准备	评估患者病史、用药史、各种检查结果等：
		准备药物和药物相关知识：
		调整自己工作状态，思考护士应具备的职业素养：
用药中	沟通 观察 实施	观察点：
		与患者进行一般性沟通和专业性沟通：
		实施用药过程：
用药后	观察 宣教	观察患者的用药疗效和不良反应，以及病情变化：
		健康宣教：

【用药护理过程】学生分组，用角色扮演方式，实施对"患者"的用药护理过程。
【用药评价】由"患者"进行评价。

序号	内容	评价
1	是否介绍药物名称（1～10分）	
2	是否说明用药目的（1～10分）	
3	是否说明用法用量（1～10分）	
4	是否说明用药注意事项（1～10分）	
5	是否能熟练实施用药护理过程（1～15分）	
6	是否与患者进行有效沟通（1～15分）	
7	是否进行药物、疾病的健康宣教（1～15分）	
8	是否体现护士良好的职业素养（1～15分）	
总分		

四、课后习题

习题

（一）单项选择题（每题只有一个最佳答案）

1.氰化物中毒是因为CN与体内的何种酶结合而引起（　　）

    A.胆碱酯酶　　　　　　　　B.含巯基酶　　　　　　　　C.细胞色素氧化酶

    D.酰胺酶　　　　　　　　　E.乌头酸酶

2.解救砷中毒首选（　　）

    A.二巯丙磺酸钠　　　　　　B.二巯丁二钠　　　　　　　C.青霉胺

    D.去铁胺　　　　　　　　　E.硫代硫酸钠

3.解救亚硝酸钠导致的高铁血红蛋白症可选用（　　）

    A.大剂量亚甲蓝　　　　　　B.小剂量亚甲蓝　　　　　　C.硫代硫酸钠

    D.青霉胺　　　　　　　　　E.二巯丙磺钠

4.对汞中毒无解毒作用的药物是（　　）

    A.青霉胺　　　　　　　　　B.二巯丙磺钠　　　　　　　C.二巯丁二钠

    D.依地酸钙钠　　　　　　　E.硫代硫酸钠

5.不可用于氰化物中毒解救的是（　　）

    A.小剂量亚甲蓝　　　　　　B.大剂量亚甲蓝　　　　　　C.亚硝酸钠

    D.硫代硫酸钠　　　　　　　E.亚硝酸异戊酯

6.关于氯解磷定描述，错误的是（　　）

    A.用药要早　　　　　　　　B.剂量要足　　　　　　　　C.不可重复使用

    D.禁与碱性药物配伍　　　　E.对乐果中毒基本无效

7.主要用于治疗遗传性铜代谢障碍性疾病的药物是（　　）

    A.亚硝酸钠　　　　　　　　B.青霉胺　　　　　　　　　C.二巯丁二钠

    D.依地酸钙钠　　　　　　　E.乙酰胺

8.下列可以使胆碱酯酶恢复活性的是（　　）

A.亚甲蓝   B.乙酰胺   C.氯解磷定

D.阿托品   E.二巯丙磺钠

(二)配伍选择题(从共用选项中选择一个最佳答案)

(9~11题共用答案)

A.瞳孔缩小、视力模糊、流涎   B.肌肉震颤、抽搐

C.躁动、谵妄、循环衰竭   D.皮疹

E.急性腹痛

9.有机磷农药中毒的中枢神经系统症状为( )

10.有机磷农药中毒的外周M样症状为( )

11.有机磷农药中毒的外周N样症状为( )

(12~16题共用答案)

A.青霉胺   B.乙酰胺   C.去铁胺

D.依地酸钙钠   E.硫代硫酸钠

12.金属铁中毒的解毒药物是( )

13.金属铜中毒的解毒药物是( )

14.有机氟中毒的解毒药物是( )

15.硝普钠中毒的解毒药物是( )

16.金属铅中毒的解毒药物是( )

书网融合……

微课

项目十一 麻醉术药物基础及用药护理

任务 局部麻醉术药物基础及用药护理

教案 PPT

📖 知识目标

1. 理解并解释利多卡因、普鲁卡因的药理作用、临床应用、不良反应和用药护理。
2. 对比分析并整理全麻药的常用药物及临床应用。
3. 说出局麻药的给药方法。

📖 能力目标

1. 学会观察麻醉药的疗效和不良反应，能够熟练进行用药护理，正确指导患者合理、安全用药，具备熟练的用药护理能力。
2. 具备与患者进行用药沟通的能力、及时处理药物不良反应的能力、准确监测用药后各项检查的护理能力、安抚患者并让其积极配合治疗的能力。

📖 素养目标

培养关爱手术患者医者仁心的职业情怀、积极的工作态度、关注和尊重患者的人文关怀素养及甘于奉献的护理敬业精神；养成高尚的护士职业道德。

一、任务描述

患者，女，53岁，因"右肩部有可触及肿块"到医院就诊，经触诊及X光检查，拟行手术切除，切除后再做进一步检查。在患者同意的情况下，准备手术，手术前需要进行局部麻醉。术前评估如下。

病史采集：详细询问患者的病史、用药史、过敏史、禁忌史，包括高血压的控制情况、用药情况，以及是否有其他慢性疾病。患者自述除高血压外，身体状况良好。

体格检查：体温36.5℃，脉搏75次/分，呼吸18次/分，血压130/85mmHg。右肩部可触及一约3cm×2cm大小肿物，质地中等，活动度可，无明显压痛。

实验室检查：血常规、凝血功能、肝肾功能等检查均在正常范围内。

【相关麻醉药物】

利多卡因：起效快，作用时间为1～2小时。广泛用于各种浅表手术的局部浸润麻醉、神经阻滞麻醉等，如拔牙、清创缝合、小肿物切除等。局部浸润麻醉，浓度为0.5%～1%，一次最大用量为400mg；神经阻滞麻醉，浓度为1%～2%，一次最大用量为400mg。

普鲁卡因：起效较慢，作用时间为30~60分钟。可用于局部浸润麻醉、神经阻滞麻醉等，由于其过敏反应发生率相对较高，目前使用逐渐减少。局部浸润麻醉，浓度为0.25%~0.5%，一次最大用量为1000mg；神经阻滞麻醉，浓度为1%~2%，一次最大用量为1000mg。

布比卡因：起效较慢，但作用时间长，可达5~7小时。常用于神经阻滞麻醉、硬膜外麻醉等，如剖宫产手术、下肢手术等。神经阻滞麻醉，浓度为0.25%~0.5%，一次最大用量为150mg。

罗哌卡因：对心脏和神经系统的毒性相对较低。广泛用于神经阻滞麻醉、硬膜外麻醉等，尤其适用于术后镇痛。神经阻滞麻醉，浓度为0.5%~1%，一次最大用量为200mg。

【任务】

为了能正确地根据医嘱实施用药护理，护士应该熟悉局麻药物相关知识，具备扎实理论基础。请通过角色扮演的方式，向需要麻醉的"患者"实施用药过程。

1.向患者说明利多卡因药物的用药剂量、用药方法、用药目的及注意事项。

2.对患者实施利多卡因的用药护理。

3.在用药过程中充分体现关爱手术患者的医者仁心职业情怀，护士对患者的人文关怀。

二、相关知识

麻醉药是一类能使机体或机体局部，暂时失去痛觉、感觉、触觉、压觉、反射及意识的药物。临床上，主要用于手术、诊断性检查或其他医疗操作过程中，减轻患者的疼痛和不适感，使患者能够在无痛或无感的状态下接受手术及治疗，提高患者的依从性，保证手术的顺利进行。

根据药物作用范围，麻醉药可分为全身麻醉药和局部麻醉药，全身麻醉药又分为吸入性麻醉药和静脉麻醉药。吸入麻醉药通过呼吸道吸入进入人体，作用于中枢神经系统，产生全身麻醉作用，如七氟烷、异氟烷等。静脉麻醉药通过静脉注射进入人体，迅速作用于中枢神经系统，产生麻醉效果，如丙泊酚、咪达唑仑、依托咪酯等。局部麻醉药作用于局部神经组织，阻断神经传导，产生局部麻醉作用，包括酯类局麻药，如普鲁卡因、丁卡因等；酰胺类局麻药，如利多卡因、布比卡因、罗哌卡因等。

为了增强麻醉效果、减轻患者的紧张情绪等，临床上在使用麻醉药时，可以进行辅助用药。例如，可以利用肌肉松弛药，如琥珀胆碱、罗库溴铵等，松弛肌肉，便于手术操作；利用镇痛药，如吗啡、芬太尼、舒芬太尼等，缓解疼痛，增强麻醉效果；利用镇静药，如地西泮、氯硝西泮等，减轻患者的焦虑和紧张情绪；利用胆碱受体阻断药，如阿托品等，抑制腺体分泌，解除平滑肌痉挛。

麻醉效果的产生是一个复杂的过程，涉及对中枢神经系统和周围神经系统的多种作用机制。不同类型的麻醉药通过不同的途径发挥作用，但其共同目标都是使患者在手术或其他医疗操作过程中处于无痛、无意识及肌肉松弛的状态。

利多卡因 ⓔ微课

利多卡因属于中效酰胺类局麻药，其碳酸盐的阻滞作用强、起效快、肌肉松弛好，麻醉强度大。

【药理作用】

1.局部麻醉作用　阻断神经细胞膜上的钠通道，阻止神经冲动的产生和传导，从而产生局部麻醉效果。对感觉神经、运动神经均有阻滞作用，且起效快、作用强而持久。

2.稳定性高　与其他局麻药相比，利多卡因的化学结构较为稳定，不易被水解，因此作用时间较长。

【临床应用】

1.浸润麻醉　常用于浅表手术，如皮肤清创、缝合等，将局麻药溶液注入手术部位周围组织，以阻滞神经末梢。

2.表面麻醉　用于眼、鼻、口腔等部位的手术，将局麻药溶液涂抹或喷雾在黏膜表面，使黏膜下神经末梢麻醉。

3.传导麻醉　将局麻药注射到神经干附近，阻滞神经干传导，适用于四肢手术等。

4.硬膜外麻醉　将局麻药注入硬膜外腔，阻滞脊神经根，用于腹部、下肢等手术。

【禁忌证】对局部麻醉药过敏者、阿-斯综合征、预激综合征、严重心脏传导阻滞患者禁用。

【不良反应】

1.毒性反应

（1）中枢神经系统　表现为头晕、嗜睡、视物模糊、抽搐、昏迷等。一旦出现，应立即停止用药，给予吸氧、镇静等处理。

（2）心血管系统　可引起心动过缓、血压下降、心律失常等，严重时可导致心搏骤停。一旦出现，应立即进行心肺复苏，并给予相应的药物治疗。

2.过敏反应　少见，表现为皮疹、瘙痒、呼吸困难、过敏性休克等。

布比卡因

布比卡因为长效酰胺类局麻药，麻醉作用时间比利多卡因长2～3倍。毒性比利多卡因大4倍。对组织无刺激性，对循环和呼吸系统的影响较小。不产生高铁血红蛋白。临床中，用于局部浸润麻醉、外周神经阻滞和椎管内麻醉。对本品过敏者禁用。少数患者用药之后出现头痛、恶心、呕吐、尿潴留及心率减慢。用药过程中误入血管会产生严重的毒性反应，一旦发生心肌毒性复苏困难，因此，在注射时必须回抽，确保不是血管内注射。12岁以下儿童慎用。布比卡因与碱性药物配伍会产生沉淀，失去作用。

罗哌卡因

罗哌卡因有麻醉和镇痛双重效应，大剂量可产生外科麻醉，小剂量使患者产生感觉阻滞。罗哌卡因通过阻断钠离子进入神经纤维细胞膜内，对沿神经纤维的冲动传导产生可逆性的阻滞。临床上用于外科手术麻醉，包括硬膜外麻醉、区域阻滞、蛛网膜下隙麻醉；还可用于急性疼痛控制，持续硬膜外输注、间歇性单次用药、区域阻滞。对本品过敏者禁用。

不应用于12岁以下儿童。用药过程中，少见过敏反应，会出现神经并发症及急性全身性中毒。

常用麻醉药物相关知识见表11-1-1至表11-1-3。

表11-1-1　麻醉药物分类、作用特点、临床应用及用药护理

药物分类		常用药物	麻醉作用特点	临床应用	不良反应、注意事项及用药护理
局麻药	酯类	普鲁卡因	穿透力弱	适用于浸润麻醉、传导麻醉、蛛网膜下隙麻醉、硬膜外麻醉，局部封闭	（1）酯类局麻药易出现过敏反应，用药前询问过敏史并做过敏试验，阳性禁用，一旦过敏，停药、给氧、补液，应用肾上腺皮质激素、肾上腺素、抗组胺药抢救（2）严格控制浓度和剂量，注射前反复回抽，无气、无血、无脑脊液方可注射（3）蛛网膜下隙麻醉患者头低脚高卧位12小时（4）可与肾上腺素1∶200000联合用药，指、趾末端手术禁用防止局部组织缺血坏死
		丁卡因	麻醉效力强（10倍），毒性大，穿透力弱，作用快，维持时间长	眼科、耳鼻喉科、口腔科传导麻醉、手术表面麻醉，蛛网膜下隙麻醉，硬膜外麻醉	
	酰胺类	利多卡因	起效快，作用强而持久，穿透力强，安全范围大，扩散力强	各种形式的局部麻醉，有全能麻醉药之称，蛛网膜下隙麻醉慎重、产科慎用	
		布比卡因	麻醉效力强，毒性大（5~8倍），持久，穿透力弱	浸润麻醉、传导麻醉、硬膜外麻醉，不适用于表面麻醉	
		罗哌卡因	心肌毒性小	硬膜外麻醉、浸润麻醉，布比卡因的理想替代药	
全麻药	吸入	麻醉乙醚	缓慢，易控制，较安全，肝肾毒性小，苏醒缓慢	现已少用	（1）全麻术后密切观察患者瞳孔、呼吸、血压、脉搏等生命体征，发生异常及时报告医生（2）吸入麻醉药在麻醉前12小时内禁食禁水（3）氯胺酮麻醉苏醒期患者有幻觉等精神症状，术后24小时内应搀扶，防跌倒。严重高血压、脑出血、青光眼、颅内压增高者禁用（4）硫喷妥钠呈碱性，不宜与酸性药物配伍，新生儿、婴幼支气管哮喘、休克未纠正前、心力衰竭者禁用
		氟烷	快而强，诱导短、苏醒快，对呼吸道无刺激性，安全性小，镇痛肌松作用弱	用于浅麻醉和诱导麻醉	
		恩氟烷	诱导平稳、迅速、舒适，苏醒快，肌松良好，术后恶心呕吐、癫痫样脑电波	复合全身麻醉	
		氧化亚氮	对呼吸道无刺激，诱导期短、苏醒快，镇痛强，麻醉力弱，骨骼肌松弛作用差，对心肌略有抑制	诱导麻醉，与其他全身麻醉药配伍使用，现已少用	
	静脉	硫喷妥钠	作用迅速、无兴奋期，维持时间短。镇痛效果差，肌松不完全，浅麻醉时可引起支气管痉挛，抑制呼吸及循环功能。	短时间小手术时的全麻、诱导麻醉、基础麻醉等	
		氯胺酮	安全性大，维持时间短，骨骼肌力增强，颅内压升高，苏醒慢、噩梦多	短时间小手术、烧伤换药和复合麻醉	

表11-1-2局麻药的给药方法及适用范围

给药方法	适用范围	常用药物
表面麻醉	口、眼、鼻、喉、气道、尿道手术	丁卡因、利多卡因
浸润麻醉	浅表小手术	利多卡因、普鲁卡因
传导麻醉	四肢、面部、口腔手术	利多卡因、普鲁卡因、布比卡因
蛛网膜下隙麻醉	下腹部、下肢手术	利多卡因、普鲁卡因、罗哌卡因
硬膜外麻醉	胸腹部手术	利多卡因、普鲁卡因、罗哌卡因

表11-1-3麻醉前给药

药物类型	常用药物	给药时间	给药目的
镇静催眠药	巴比妥类、地西泮等	手术前夜	消除患者紧张、焦虑的情绪
镇痛药	吗啡、哌替啶等	手术时	增强麻醉药镇痛效果
抗胆碱药	阿托品、东莨菪碱等	手术前	抑制唾液腺和呼吸道腺体的分泌，解除平滑肌痉挛和迷走神经兴奋

三、任务实施

【用药准备】根据任务内容和相关知识，请完成下面的用药实施清单。

用药前	评估 准备	评估患者病史、用药史、各种检查结果等：
		准备药物和药物相关知识：
		调整自己工作状态，思考护士应具备的职业素养：
用药中	沟通 观察 实施	观察点：
		与患者进行一般性沟通和专业性沟通：
		实施用药过程：
用药后	观察 宣教	观察患者的用药疗效和不良反应，以及病情变化：
		健康宣教：

【用药护理过程】学生分组，用角色扮演方式，实施对"患者"的用药护理过程。

【用药评价】由"患者"进行评价。

序号	内容	评价
1	是否介绍药物名称（1～10分）	
2	是否说明用药目的（1～10分）	
3	是否说明用法用量（1～10分）	
4	是否说明用药注意事项（1～10分）	
5	是否能熟练实施用药护理过程（1～15分）	
6	是否与患者进行有效沟通（1～15分）	
7	是否进行药物、疾病的健康宣教（1～15分）	
8	是否体现护士良好的职业素养（1～15分）	
总分		

四、课后习题

习题

（一）单项选择题（每题只有一个最佳答案）

1.局麻药产生局麻作用的机制是（　　）

    A.阻断 Na^+ 内流   B.阻断 Ca^{2+} 内流   C.阻断 K^+ 外流

    D.阻止 Cl^- 内流   E.阻断 K^+ 内流

2.利多卡因作为局麻药使用时，下列哪个不是它的禁忌证（　　）

    A.局部麻醉药过敏者   B.阿-斯综合征   C.预激综合征

    D.严重心脏传导阻滞患者   E.低血压患者

3.具有麻醉和镇痛双重效应的局麻药物是（　　）

    A.利多卡因   B.普鲁卡因   C.布比卡因

    D.罗哌卡因   E.硫喷妥钠

4.在局麻药使用过程中，能增强麻醉效果的的辅助麻醉用药是（　　）

    A.乙醚   B.吗啡   C.芬太尼

    D.舒芬太尼   E.哌替啶

5.在乙醚麻醉前，使用地西泮的主要目的是（　　）

    A.消除患者麻醉前情绪紧张   B.减少窒息的发生

    C.增强麻醉时间   D.缩短乙醚的诱导期

    E.解除手术前后胃肠平滑肌痉挛

6.下列说法错误的是（　　）

    A.口、眼、鼻、喉和气道的手术可以用布比卡因做表面麻醉

    B.浅表小手术可以用利多卡因做浸润麻醉

    C.面部、口腔手术可以用利多卡因做传导麻醉

　　D.下腹部、下肢手术可以用罗哌卡因做蛛网膜下隙麻醉

　　E.胸腹部手术可以用罗哌卡因做硬膜外麻醉

7.以下情况局麻药液中禁止加入少量肾上腺素的是（　　）

　　A.面部手术　　　　　　　　B.胸部手术　　　　　　　　C.下腹部手术

　　D.指、趾末端手术　　　　　E.颈部手术

8.应做皮试的局麻药是（　　）

　　A.丁卡因　　　　　　　　　B.利多卡因　　　　　　　　C.普鲁卡因

　　D.布比卡因　　　　　　　　E.酯类局麻药

9.可用于局部封闭疗法的局麻药物是（　　）

　　A.丁卡因　　　　　　　　　B.利多卡因　　　　　　　　C.普鲁卡因

　　D.布比卡因　　　　　　　　E.酯类局麻药

（二）配伍选择题（从共用选项中选择一个最佳答案）

（10～15题共用答案）

　　A.恩氟烷　　　　　　　　　B.利多卡因　　　　　　　　C.丁卡因

　　D.硫喷妥钠　　　　　　　　E.氯胺酮

10.毒性作用强度最大的局麻药是（　　）

11.属于全麻药的是（　　）

12.属于全能局麻药的是（　　）

13.能用于治疗心律失常，又能作为局麻药使用的药物是（　　）

14.属于吸入性全麻药的是（　　）

15.能作为静脉全麻药，又是镇静催眠药的是（　　）

书网融合……

微课

附录 《药物学基础》课程标准

一、课程性质与任务

对于护理专业，《药物学基础》是中等卫生职业教育护理专业一门重要的专业基础课程，本课程首先介绍了药物与机体之间的相互作用规律及其机制，为护理专业学生打下扎实理论基础，为合理用药提供理论和技能支撑。然后，深入剖析各种疾病治疗药物的机制、药理作用、临床应用、不良反应、用药护理等，为护理类专业学生提供了坚实的药物学理论基础。护理工作中，护士是患者用药的实施者，包括用药前的评估、用药中的实施、用药后的观察等。通过本课程的学习，旨在使学生掌握药理学、药效学、药效学等的基本理论知识，掌握常用药物的药理作用、临床应用、不良反应、禁忌证，具备用药护理能力，了解常见疾病的药物治疗方案。本课程的先修课程包括《人体解剖学基础》《生理学基础》等，同步和后续课程包括《护理学基础》《内科护理学》《外科护理学》《儿科护理学》《妇产科护理学》等。

二、课程目标与要求

1.知识目标

（1）掌握药理学、药效学、药动学、药物与机体相互影响等基本概念和基本理论。

（2）掌握常用药物的药理作用、临床应用、不良反应和用药护理。

（3）了解常用药物的体内过程特点，临床治疗原则和基本方案。

2.能力目标

（1）具备开展合理用药及其宣教、指导的能力。

（2）通过模拟护理场景和实施用药护理任务，在模拟护理中掌握知识和技能，提高运用药物学基础知识实施用药护理过程的能力。

（3）具备良好的用药沟通技能，能针对不同的用药对象，使用不同的沟通方式和不一样的沟通语言，并达到良好的沟通效果，同时还需具备与医生之间的良好沟通能力。

（4）根据病例及用药情况，具备用药实施过程中的观察能力，包括对患者的病情、心理等的观察，对药物疗效、不良反应的观察，对各项监测指标的观察。

3.素质目标

（1）热爱祖国，拥护党的领导，努力践行救死扶伤的护理精神，成为甘于奉献的护理人。

（2）具有健康的人格和体魄，养成良好的护理品质，形成热爱岗位、忠于职责、勇于担当、善于创新、严谨细致的护理专业精神。

（3）用药护理过程中，以患者为中心，关爱患者，具有人文关怀素养。

（4）实施用药护理时，形成良好的法律意识、医疗安全意识及自我保护意识。

三、教学内容和学时安排

注：本学时安排表依据周课时数3节，共18周进行编写。

教学内容		参考学时	
		理论学时	模拟用药护理实践学时
总　论		3	0
项目一　传出神经系统药物基础及用药护理	任务一　治疗重症肌无力药物基础及用药护理	4	2
	任务二　治疗腹部痉挛性疼痛药物基础及用药护理		
	任务三　抢救青霉素过敏药物基础及用药护理		
	任务四　治疗高血压合并冠心病药物基础及用药护理		
项目二　中枢神经系统药物基础及用药护理	任务一　治疗失眠障碍药物基础及用药护理	4	2
	任务二　治疗癫痫大发作药物基础及用药护理		
	任务三　治疗帕金森病、阿尔茨海默病药物基础及用药护理		
	任务四　治疗精神分裂症药物基础及用药护理		
	任务五　缓解疼痛药物基础及用药护理		
	任务六　治疗风湿性关节炎药物基础及用药护理		
	任务七　抢救呼吸深度抑制药物基础及用药护理		
项目三　心血管系统疾病药物基础及用药护理	任务一　治疗急性肺水肿药物基础及用药护理	6	2
	任务二　治疗高血压药物基础及用药护理		
	任务三　治疗快速型室性心律失常药物基础及用药护理		
	任务四　治疗慢性心功能不全药物基础及用药护理		
	任务五　治疗心肌缺血药物基础及用药护理		
	任务六　治疗血脂异常药物基础及用药护理		
项目四　血液系统疾病药物基础及用药护理	任务一　治疗贫血药物基础及用药护理	2	1
	任务二　治疗肺血栓栓塞症药物基础及用药护理		
项目五　呼吸系统疾病药物基础及用药护理	任务　治疗慢性支气管炎急性加重药物基础及用药护理	2	1
项目六　消化系统疾病药物基础及用药护理	任务　治疗急性胃炎药物基础及用药护理	2	1

续表

教学内容		参考学时	
		理论学时	模拟用药护理实践学时
项目七　内分泌系统疾病药物基础及用药护理	任务一　治疗系统性红斑狼疮药物基础及用药护理	4	2
	任务二　治疗糖尿病药物基础及用药护理		
	任务三　治疗甲状腺疾病药物基础及用药护理		
	任务四　治疗异常子宫出血药物基础及用药护理		
项目八　感染性疾病药物基础及用药护理	任务一　治疗流行性脑脊髓膜炎药物基础及用药护理	8	2
	任务二　治疗百日咳药物基础及用药护理		
	任务三　治疗细菌性痢疾药物基础及用药护理		
	任务四　治疗结核病药物基础及用药护理		
	任务五　治疗带状疱疹药物基础及用药护理		
	任务六　治疗外阴阴道假丝酵母菌病药物基础及用药护理		
	任务七　治疗疟疾药物基础及用药护理		
项目九　恶性肿瘤药物基础及用药护理	任务　治疗白血病药物基础及用药护理	1	1
项目十　急性中毒解救药物基础及用药护理	任务　有机磷中毒解救药物基础及用药护理	1	1
项目十一　麻醉术药物基础及用药护理	任务　局部麻醉术药物基础及用药护理	1	1
总　计		38	16
		54	

参考文献

［1］国家基本药物临床应用指南和处方集编委会.国家基本药物临床应用指南（化学药品和生物制品）2018版［M］.北京：人民卫生出版社，2019.

［2］国家基本药物临床应用指南和处方集编委会.国家基本药物处方集（化学药品和生物制品）2018版［M］.北京：人民卫生出版社，2019.

［3］朱依谆，殷明.药理学［M］.8版.北京：人民卫生出版社，2016.

［4］徐红，张庆.护理药理学实践指导及习题集［M］.北京：人民卫生出版社，2011.

［5］刘世晴.护理院工作制度与岗位职责［M］.南京：东南大学出版社，2018.

［6］张庆，符秀华.药物学基础［M］.4版.北京：人民卫生出版社，2023.

［7］姜大源.职业教育要义［M］.北京：北京师范大学出版社，2017.

［8］〔德〕海尔伯特·罗什.职业教育行动导向的教学［M］.赵志群主译.北京：清华大学出版社，2016.

［9］赵志群.职业教育学习新概念［M］.北京：北京师范大学出版社，2021.